yoga grossesse

Le yoga n'est pas une manière de faire,
c'est une manière d'être.

Clara Truchot

ISBN : 978-2-7029-0972-0

MAQUETTE ET MISE EN PAGES > AGENCE TWAPIMOA (PARIS)

Adeline Blondieau
Clara Truchot & Mariana Roth

Yoga grossesse

Prénatal
Postnatal
Avec bébé

LE COURRIER DU LIVRE

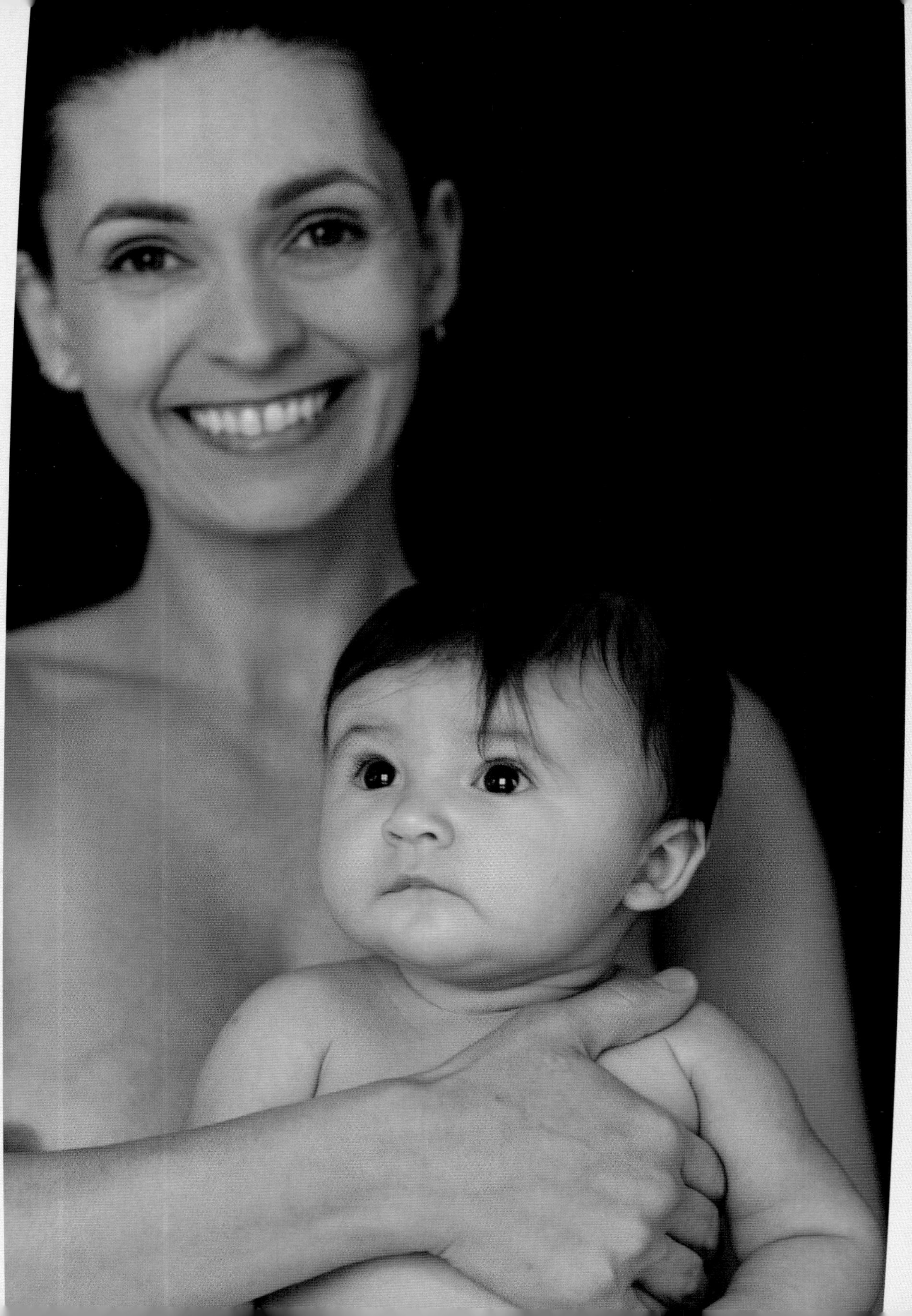

SOMMAIRE

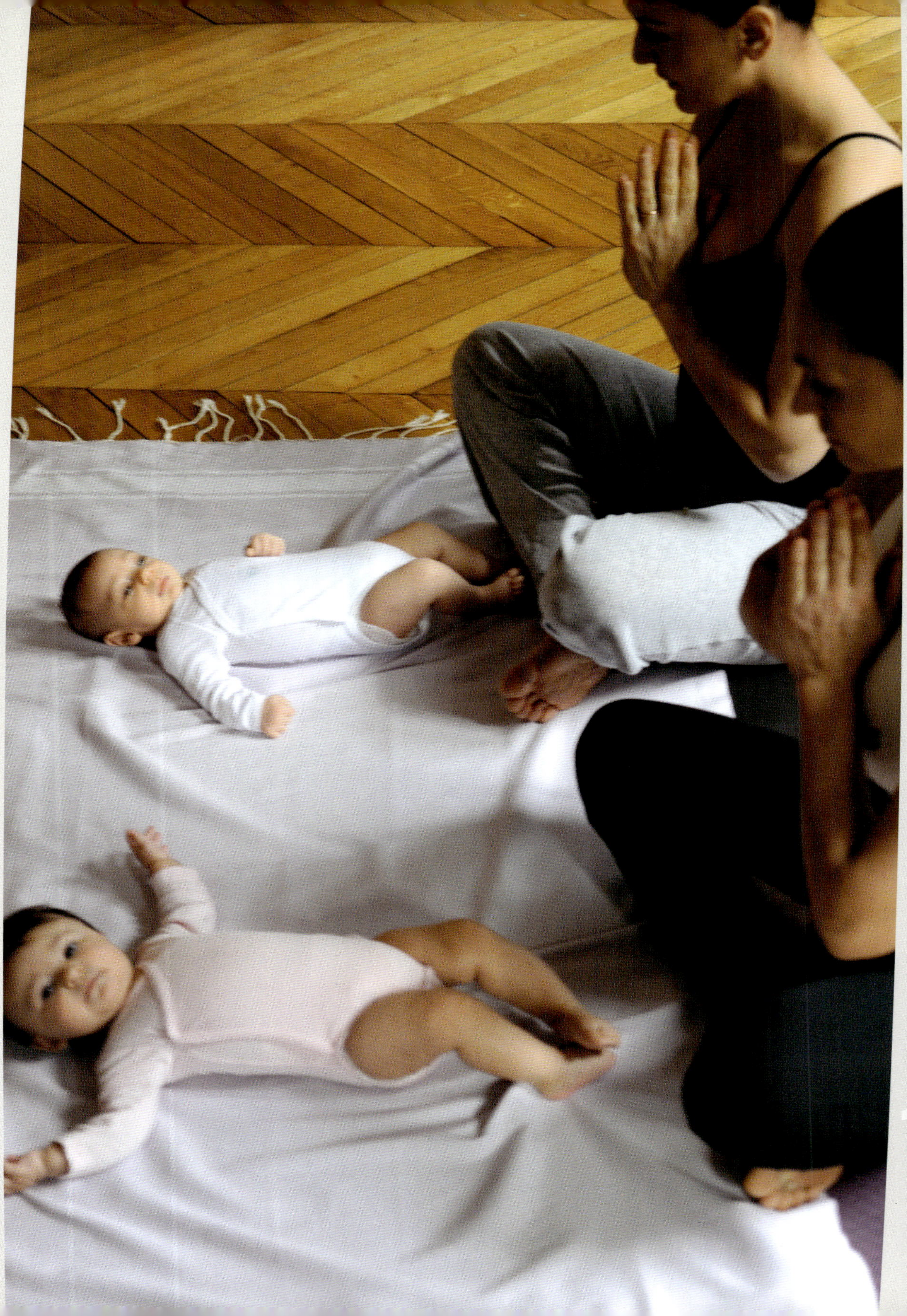

PRÉFACE

Nombreux sont les petits maux qui jalonnent la grossesse. Ils vont de la nervosité accompagnée d'anxiété, aux douleurs lombaires, troubles ligamentaires dus au bassin qui se transforme, troubles veineux et bien d'autres. La sérénité reste aussi un élément fondamental garant du bon déroulement de la grossesse.

Si la péridurale a révolutionné les méthodes de l'accouchement, il importe aussi d'accompagner les femmes enceintes à chaque mois de la grossesse. Le yoga, technique à la fois ancestrale et empreinte de modernité, s'inscrit dans la parfaite lignée des méthodes d'accompagnement.

Cet ouvrage réalisé par des femmes d'expérience, mères de famille, adeptes du yoga et professionnelles, est intéressant par le côté technique, mais surtout pratique, de cette méthode. Les images en donnent une idée très concrète, qui permettra aux lectrices une meilleure prise de conscience de ce qu'est le yoga. La période du post-partum si importante et pourtant si souvent délaissée par le corps médical y est également très bien développée et en fait un intérêt supplémentaire.

Ce livre très complet motivera les femmes enceintes à la pratique du yoga en contribuant avec beaucoup d'efficacité à l'épanouissement de leur grossesse.

Docteur Gérard Salama
Gynécologue accoucheur

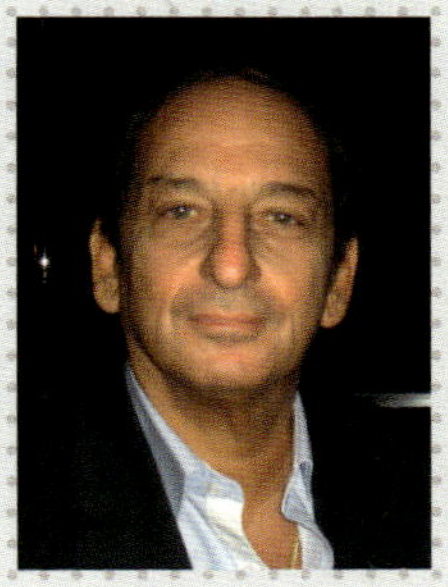

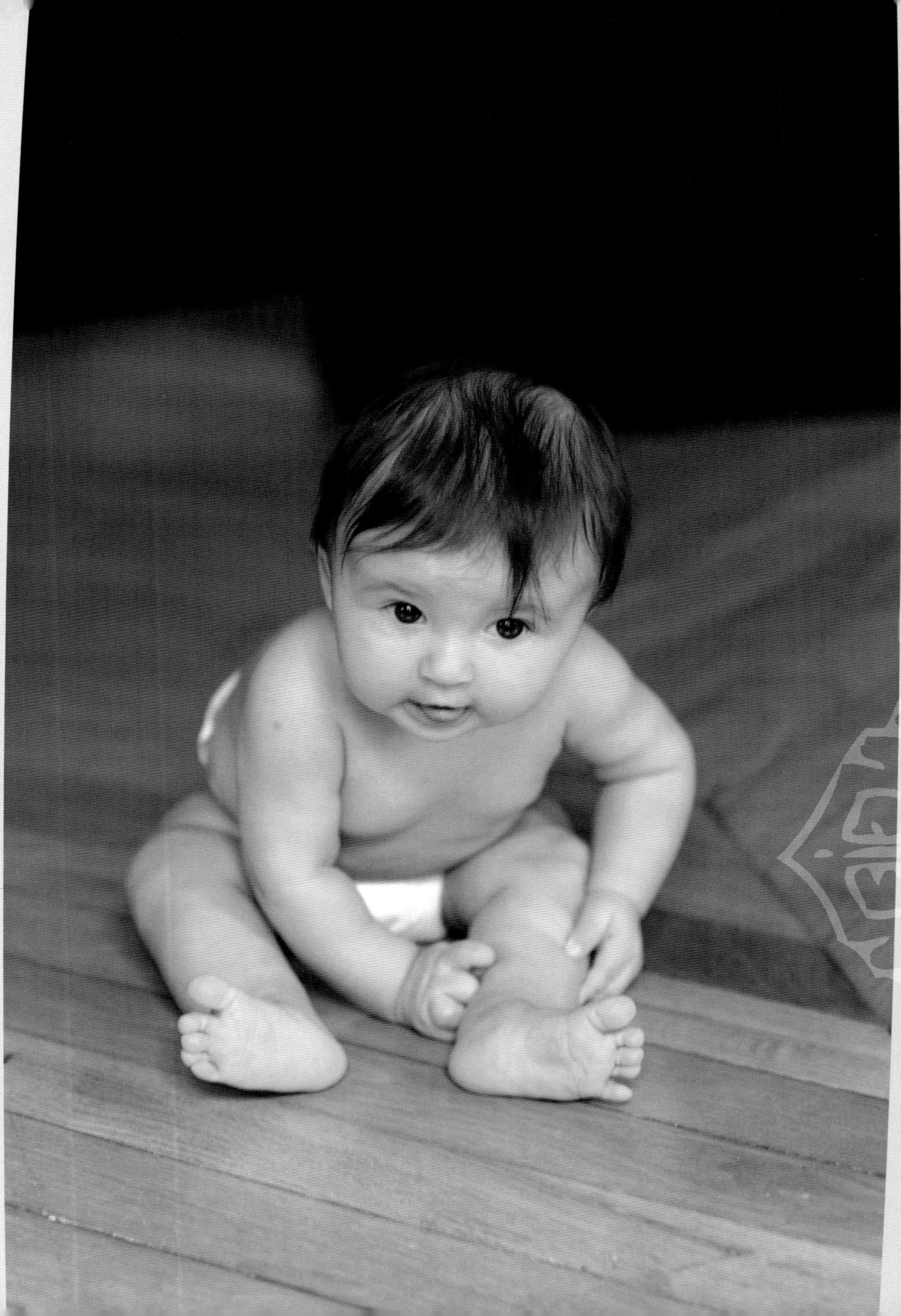

INTRODUCTION

J'ai vécu ma première grossesse comme un état de grâce ! Durant neuf mois, j'ai suivi le rythme de mon ventre et de son habitant. Concrètement, cela signifiait que mon hygiène de vie, alimentaire et physique, leur était dédiée. Je voulais mettre toutes les chances de mon côté pour vivre une grossesse épanouie, tonique et passionnante ! Mon alimentation équilibrée m'a permis de ne pas prendre trop de poids et de perdre les kilos superflus rapidement.
Physiquement, il me semblait inimaginable de renoncer au sport durant neuf mois. Je ne voulais pas abandonner mon corps ! Après tout, il abritait mon enfant ! Je me suis renseignée sur ce qu'il était possible de faire... C'était il y a seulement treize ans et en France (!), mais on était plutôt réticent à faire « bouger » les femmes enceintes.
Mon prof de yoga était une femme formidable et très ouverte. Elle m'a naturellement proposé de m'accompagner durant ma grossesse, me prévenant que j'allais être surprise des possibilités de mon corps et de celles du fœtus. Je l'ai été ! En fonction des postures, je sentais mon bébé se lover différemment à l'intérieur de moi, il participait aux séances. Quelle sensation incroyable !
Mon corps m'a étonnée par sa disponibilité. Une pratique régulière m'a permis de garder des muscles toniques et fermes, d'avoir un corps souple. Je l'ai trouvé vivant, beau, émouvant et me suis sentie en forme et bien dans ma peau jusqu'à l'accouchement : c'est important durant cette période particulière ! Ajoutez à cela les exercices de relaxation et le travail sur la respiration, j'ai mis toutes les chances de mon côté pour vivre ma grossesse sereinement.
Ce lien construit durant la grossesse s'est prolongé grâce aux massages que je prodiguais quotidiennement à Aïtor. Assez tôt, je lui ai proposé des postures simplifiées de yoga. Du coup, il s'est rapidement mis à attraper ses pieds tout seul.
Lorsqu'il était malade, fatigué ou tendu, les massages lui apportaient calme et soulagement. C'était une façon de communiquer sans paroles : un moment doux dans une bulle de bienveillance. Encore aujourd'hui, les massages sont importants dans notre vie, même s'il est plus grand que moi ! Le yoga intra-utérin et le yoga du bébé ne l'ont pas rendu particulièrement sportif, mais très calme et posé. Et il a une facilité déconcertante à entrer dans les postures de yoga, comme si elles étaient inscrites en lui.

Grâce à mon excellente condition physique, ma seconde grossesse, celle de la quarantaine, s'est impeccablement déroulée sur le plan physiologique. Le yoga pratiqué depuis l'adolescence a préservé mon corps, tout comme une bonne hygiène de vie. Ce n'est pas seulement le hasard génétique qui en est responsable, même s'il influe forcément.
Forte de ma première expérience de « grossesse yogique », j'ai, dès le début, pratiqué le yoga prénatal, notamment en suivant les cours de Mariana qui était, elle aussi, enceinte.

J'ai été heureuse de retrouver les sensations éprouvées lors de ma première grossesse, douze ans plus tôt, à la seule différence que je n'étais plus la seule femme enceinte du cours puisqu'il s'agissait d'un cours spécial de yoga prénatal ! C'était un plaisir de voir que les autres, quel que soit leur âge, n'avaient pas de surcharge pondérale et qu'elles avaient établi un lien particulier avec leur bébé durant la pratique. Les témoignages fusaient, drôles ou touchants.
Ce qui m'épate le plus, c'est qu'après la naissance, quand le caractère du bébé commence à se dessiner, on reconnaît les traits déjà pressentis *in utero* durant les séances de yoga ! La personnalité était déjà là, évidemment ! Quel privilège que d'avoir ce genre de souvenirs prénatals.

J'ai attendu le lendemain de la naissance de Wilona pour la masser. C'est une belle façon de faire connaissance avec son enfant et de sentir son énergie. Le rituel a été installé très vite, puis partagé avec son père… et le reste de la famille que j'ai facilement initié. Il est même déconseillé d'oublier le massage et la séance de postures après le bain !

On m'a demandé si j'avais suivi des cours d'haptonomie pour avoir pu communiquer ainsi avec mes enfants lors de mes grossesses… Non. Le yoga est une autre approche, différente, sans doute, mais tout aussi forte !

J'ai pratiqué avec eux en moi et avec eux face à moi. C'était un cadeau que l'on se faisait mutuellement. J'espère leur avoir montré le chemin vers une pratique ancestrale. Si j'ai pu leur donner cela en héritage, je sais qu'un jour ou l'autre, cela leur sera bénéfique. Même s'ils sont très différents, ils sont calmes et posés tous les deux. Une force tranquille est ancrée en eux, et je ne crois pas que cela soit dû au hasard.

Forte de cette merveilleuse expérience, j'ai voulu réaliser ce livre afin de partager ce lien si particulier et le rendre accessible au plus grand nombre de femmes et de bébés ! Je n'hésite d'ailleurs jamais à pratiquer avec les bébés de mes amies quand ils sont d'accord. C'est un vrai partage et leur sourire est la plus belle des récompenses.

Ne perdez pas une miette de votre grossesse ! Ne passez pas à côté des liens à tisser avec votre bébé à travers le massage et le yoga bébé.

Pour écrire ce livre, je me suis entourée d'une équipe merveilleuse :

> **Clara Truchot**, grande figure du yoga, qui nous transmet ici ses connaissances en matière de yoga prénatal.

> **Mariana Roth**, dont j'ai suivi l'enseignement durant ma grossesse dans la sérénité et la bonne humeur (j'ai adoré le fait qu'elle soit enceinte elle-même pour donner des cours !). Puis, Mariana m'a guidée dans l'approfondissement du yoga bébé et le massage du bébé.

> **L'équipe « bébés yoga » zen et toniques** à la fois :
- **Léo**, fils de Mariana.
- **Wilona**, ma fille.

À noter que la photographe **Anne-Sophie Granjon**, tout comme **Cyril Fricaud**, le coiffeur maquilleur, sont des adeptes du yoga !

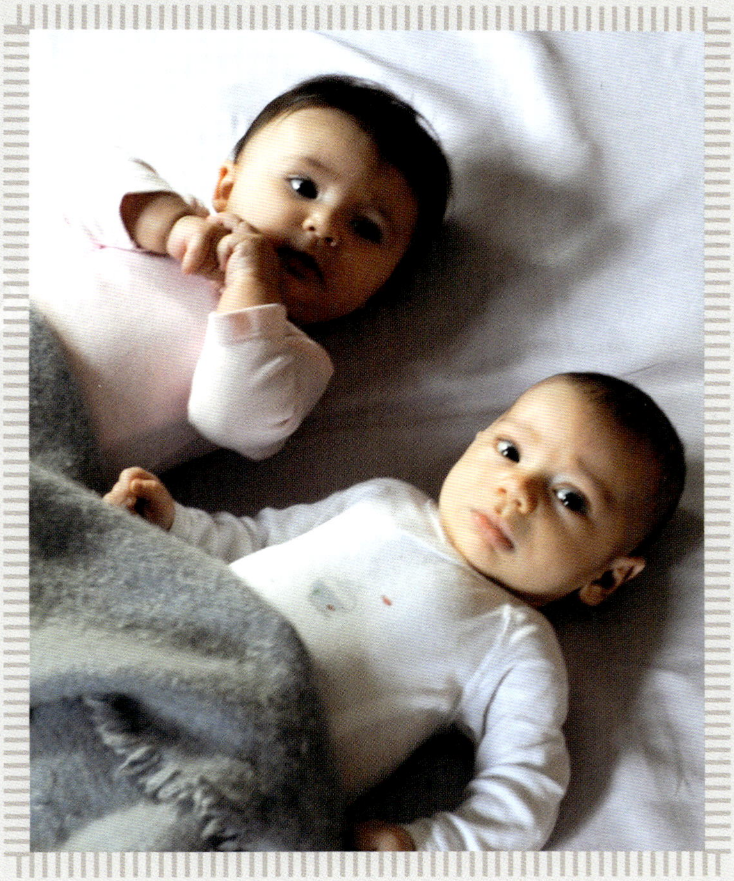

NOTE D'INTENTION

de Clara Truchot

Il ne faut pas croire que le yoga soit une contre-indication de la grossesse. On peut même dire que c'est tout le contraire ! Non seulement il favorise une bonne gestation pour la maman, mais aussi la naissance d'un beau bébé.

La grossesse est la seule étape de la vie où… l'on donne la Vie. Et donner la vie est une expérience « particulièrement » enrichissante ! C'est pourquoi la future maman doit être très attentive aux changements qui s'opèrent pendant cette période féconde en découvertes. Les mois de grossesse apportent chaque jour une expérience très précieuse, aussi bien physique qu'émotionnelle… du fait de porter en soi un petit être humain qui se développe jour après jour jusqu'à faire sa merveilleuse apparition…

Il va de soi que les postures de yoga doivent être adaptées aux mois de grossesse – de la conception à l'accouchement – avec respiration consciente, concentration et… relaxation. De plus, une pratique régulière du yoga aide la future maman à trouver en elle-même le tonus nécessaire pour être au mieux de sa forme tout au long de sa grossesse.

Dans son ouvrage, Adeline Blondieau, adepte du yoga, présente des asanas (postures) qui conviennent aux différentes étapes de la maternité, et maintiennent la souplesse et la vitalité physique pendant toute la grossesse. Et – qui sait ? – préparent le bébé à devenir un adepte du yoga et donc à vivre en bonne santé !

Bravo, Adeline, pour cette précieuse démonstration !

YOGA ET MATERNITÉ

De Mariana Roth

Le mot yoga veut dire « union ». Union du yin et du yang, de l'humain avec le cosmos, de l'ombre et de la lumière. La maternité est elle-même le résultat d'une « union », union entre deux êtres, entre un ovule et un spermatozoïde. Aussi, dans le ventre de la maman, le fœtus vit en union perpétuelle avec elle, et après la naissance, le bébé reste uni à la maman jusqu'à ce qu'il commence à se déplacer tout seul, vers l'âge de neuf mois. C'est donc cette union, cette relation maman-bébé, que le yoga peut harmoniser, améliorer, développer.

Dans ma vie, le yoga et la maternité sont inséparables. Le yoga m'a permis de mieux me préparer au rôle de maman. En travaillant mon corps, mais aussi mes émotions et mon mental, j'ai pu m'ouvrir d'une manière plus vraie à l'expérience de la maternité. Le souffle fluide, la force et la souplesse physique et émotionnelle, la capacité à rester calme et concentrée, tout ce que j'avais travaillé dans le yoga me permettait maintenant de vivre plus en harmonie la relation avec mon bébé.

De son côté, la maternité m'a permis de découvrir une nouvelle vocation dans mon métier d'enseignante de yoga : aider les autres femmes et leur bébé à être plus heureux ensemble. Dans le yoga pré et postnatal, j'ai trouvé une voie d'épanouissement, un chemin initiatique.

Le partager est mon leitmotiv !

COMMENT UTILISER CE LIVRE ?

Ce livre est un guide pratique à la portée de toutes celles qui désirent découvrir ou se perfectionner dans la pratique du yoga prénatal, postnatal et du yoga du bébé.

- Les **trois premiers chapitres** concernent exclusivement **le yoga prénatal**.
  - Vous trouverez, dans le **chapitre 1**, des postures plus simples et accessibles adaptées au premier trimestre de la grossesse, plus délicat. C'est le trimestre qui comporte le plus de risques, c'est pour cela que nous y proposons des postures de confort et de repos, en plus des autres postures.
  - Les postures du **chapitre 1** peuvent être pratiquées à tous les stades de la grossesse, ainsi qu'en postnatal.
  - Les postures des **chapitres 2 et 3** peuvent être pratiquées à partir du deuxième trimestre et en postnatal, à votre convenance, selon vos besoins spécifiques.
- Le **chapitre 4** concerne **le postnatal**, le retour au yoga après la naissance.
- Le **chapitre 5** est consacré à **la respiration, la relaxation et les postures de confort** qui peuvent être pratiquées en fin de séance, comme refroidissement et relaxation, mais aussi isolément et ponctuellement pour se détendre en pleine conscience et soulager des douleurs.
- Le **chapitre 6** présente **le yoga du bébé et le massage** (qui fait partie intégrante de la pratique avec bébé).

> L'INTENSITÉ DE LA PRATIQUE

La pratique se fait bien entendu en douceur. À chacune de l'intensifier selon son envie. Pour augmenter la difficulté d'un asana, renforcez la posture, sollicitez en plus des muscles nécessaires à sa réalisation ceux qui ne le sont pas. Pensez à chaque partie de votre corps et à ce que vous décidez d'en faire ; verrouillez ou contractez.
Mulabanda ! N'oubliez pas votre périnée*, pensez à le contracter sur l'expiration, dès qu'une posture le permet, ce qui sera rappelé à chaque fois.

*Périnée : groupe de muscles situés entre l'anus et la vulve, il soutient les organes génitaux, tel un hamac.

> Le temps de pratique

Chaque minute compte !
À chacune de décider de combien de temps elle dispose. Même si vous n'avez que dix ou quinze minutes à consacrer au yoga, pratiquez ! La régularité est très payante. Mieux vaut des séances courtes et régulières qu'une longue séance de temps en temps. Votre corps a de la mémoire et vous en sera reconnaissant !

> Le corps qui change

Oui, c'est presque un pléonasme, cependant, il est important de savoir que lors de la grossesse, les ligaments bougent, certains os – comme ceux du bassin – s'élargissent et que l'on devient bien plus souple qu'habituellement.
En postnatal, toute la période d'allaitement est aussi particulière pour le corps : la souplesse de la grossesse est toujours là et les muscles sont hypotoniques. Alors ne vous étonnez pas si, retrouvant votre poids, vous ne retrouvez pas encore votre corps « habituel ». Pour cela, il faudra attendre la fin de l'allaitement et le retour de couches. On considère que le corps de la femme a pris sa « forme » définitive après sa première grossesse.

> Remercier

Après chaque séance, remerciez-vous d'avoir pris le temps d'honorer votre corps à travers la pratique. La bienveillance à l'égard de soi-même est importante !

N'oubliez pas :
une posture n'a pas besoin d'être parfaite pour être juste !

Bonne pratique !

QUELQUES NOTIONS UTILES

Nous utiliserons certains mots et notions qui ne vous sont peut-être pas familiers. Nous avons choisi de vous les expliquer ici.

> Les postures de base

Ce sont les positions de départ des postures.

La Montagne

Pour la majorité des asanas se pratiquant debout, nous partons de la Montagne, debout entre la terre et le ciel. Les pieds sont écartés en général de la largeur des hanches et parallèles, bien ancrés dans le sol ; la tête haute comme tirée par son sommet vers le ciel. Presque tout le reste du corps doit se mobiliser. Les jambes sont toniques, les genoux roulés vers le haut, les fesses contractées, le ventre rentré, donc tonique, les épaules basses, les bras toniques le long du corps, la ligne du menton doit être parallèle au sol pour que le haut du dos soit bien placé.
Debout dans la Montagne, votre corps est alors plein d'énergie et disponible à la pratique, il est aligné.

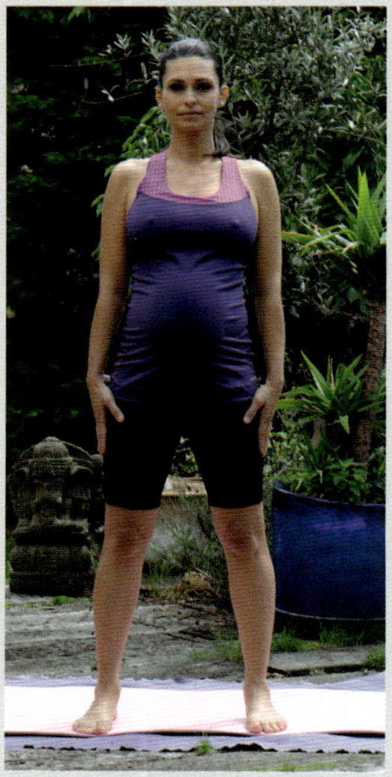

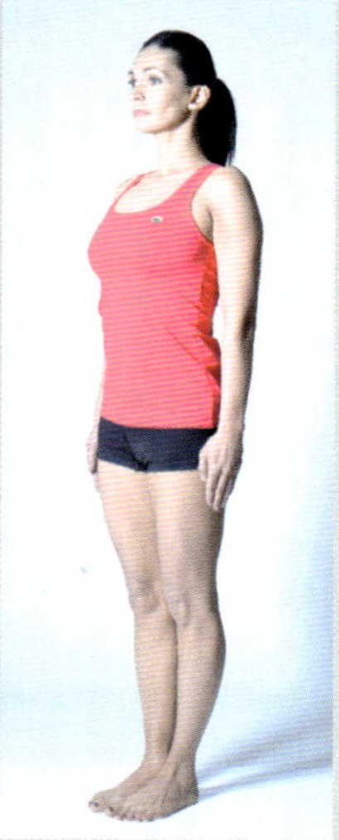

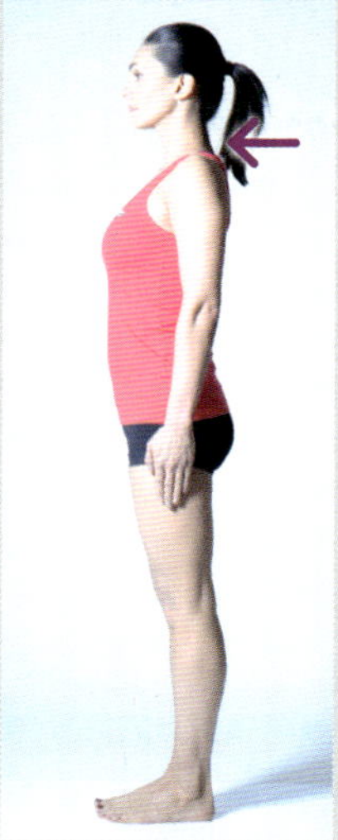

Astuce !

Regardez-vous de profil dans un jeu de miroir, le petit os en bas de la nuque ressort souvent de façon disgracieuse, il doit s'effacer : pour cela prenez-en conscience, reculez la tête, étirez le cou vers le haut, replacez le buste. C'est peu mais ça change tout, vous y gagnez un beau port de tête et une meilleure allure générale.

Postures assises de stabilité

Toutes les postures assises demandent de la stabilité, à vous de choisir celle dans laquelle vous êtes le plus confortable. Vous pouvez aussi vous asseoir sur un petit coussin ferme, ou zafu, pour remonter vos fesses et soulager votre dos.

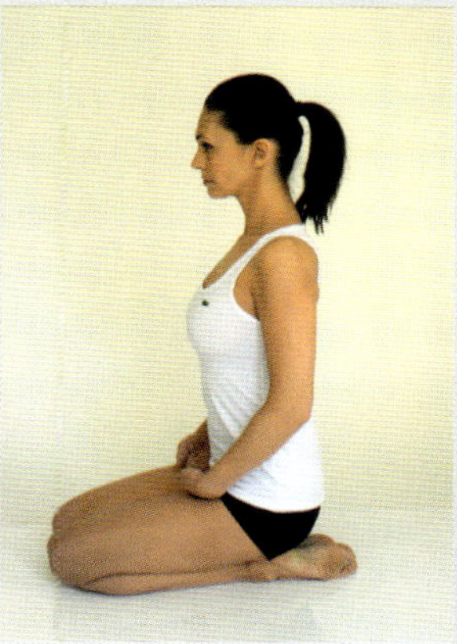
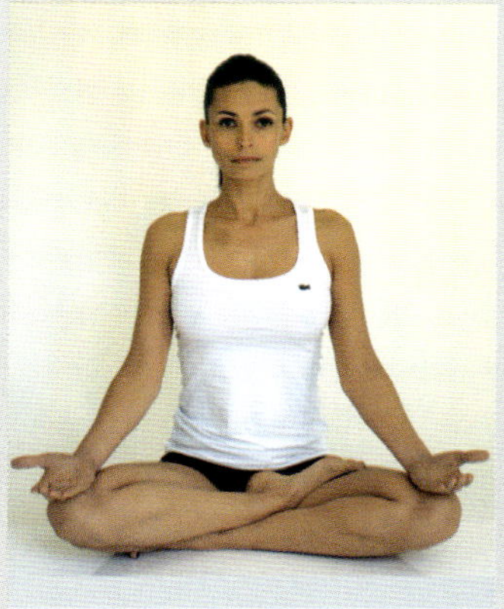
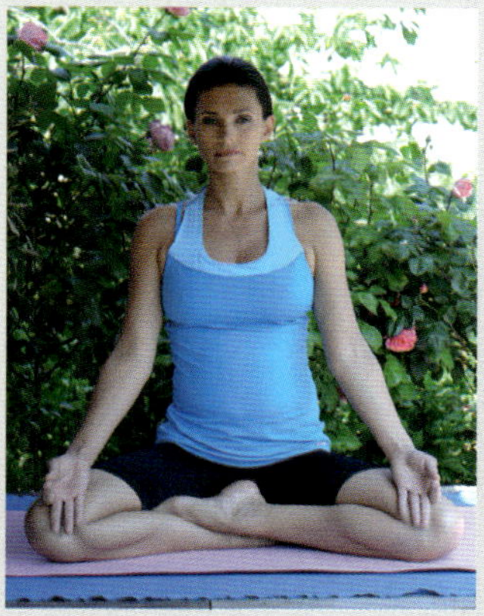

Postures couchées

Allongée au sol, la tête correctement posée (voir « Apprendre à poser la tête », p. 50), la ligne du menton doit être perpendiculaire au sol, le ventre rentré, le bassin bien collé au sol, les jambes pliées, les pieds bien stables. Les bras sont de part et d'autre du buste, les paumes vers le ciel.

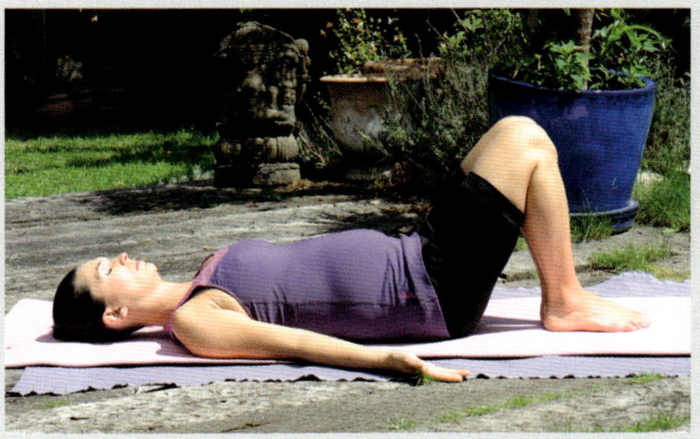

> Termes

***Asana* :** mot hindou qui désigne la posture.

Muscles toniques : contractés, bandés, sollicités : des muscles qui travaillent selon leurs possibilités, mais qui ne sont pas laissés à l'abandon… Là où on met de l'attention, on met de l'énergie.

Ressentir la posture : prenez conscience de votre corps, des endroits sollicités par la postures, sentez s'il est possible d'aller plus loin, toujours en douceur. Voyez comment la respiration vous aide à approfondir un mouvement. Prenez conscience des parties du corps qui ne sont pas sollicitées pour savoir ce que vous pouvez ou voulez en faire… Est-il possible de les tonifier ? De les contracter ?

Ventre tonique/ventre rentré : rentrer son ventre quand on est enceinte, c'est surtout avoir la conscience de ne pas le laisser « tomber » vers l'avant. Il suffit pour cela d'avoir la sensation de rentrer le ventre à l'expiration et maintenir cette légère « tension » le plus longtemps possible. Ponctuellement, au cours de la journée, vérifiez comment est votre ventre. Ainsi, vous tonifierez les muscles qui le maintiennent et soulagerez le bas du dos. En postnatal, cela vous aidera à regainer vos abdominaux qui ont été mis à rude épreuve ! Une habitude simple à adopter et qui change tout quant au maintien et à l'allure générale.

Respiration ventrale, dans le ventre ou abdominale : c'est la respiration de l'enfant et celle du sommeil. Posez la main sur le ventre, sentez-le se gonfler à l'inspiration et rentrer en se vidant sur l'expiration. Les côtes bougent peu.

Respiration dans les côtes : les mains sur les côtes, vous sentez qu'elles s'écartent lorsque vous inspirez et se rapprochent à l'expiration. Cette respiration est utile lorsque l'on étire le buste et les flancs, comme le mouvement d'un accordéon. Elle favorise l'ouverture de la poitrine et de la cage thoracique. Le buste s'élargit, on sent la poitrine monter, créant ainsi un espace plus grand pour bébé.

Respiration dans le dos : c'est l'arrière de la cage thoracique qu'il faut sentir se gonfler. C'est une variante plus difficile d'accès, laissez-vous le temps d'y parvenir.

Respiration complète : à l'inspiration, c'est d'abord le ventre qui se gonfle, puis la cage thoracique. À l'expiration, c'est le ventre qui rentre et les côtes qui se referment.

***Mulabanda* :** signifie racine-tendue, qui fait référence au chakra racine se trouvant au niveau du plancher pelvien. *Mulabanda* signifie ici prendre conscience de son plancher pelvien (donc du périnée) et le contracter à l'expiration quand cela est possible dans les postures.

Périnée : groupe de muscles situés entre l'anus et la vulve, il soutient les organes génitaux, tel un hamac. Celui de la femme, par sa physiologie, est plus fragile que celui de l'homme. Il est indispensable d'y prêter une grande attention.

Pieds flex/pieds pointés : les pieds, quand ils sont flex (la pointe remontée vers le tibia), étirent la plante des pieds, l'arrière de la jambe et tonifient le tibia. Les pieds pointés facilitent la plupart du temps la posture. Mais passer de l'un à l'autre est aussi une bonne gymnastique.

> Astuce pour les pieds

Selon Clara, le pied est une « merveille d'architecture et de sensibilité ayant une grande incidence énergétique. Marcher pieds nus est une nécessité, cela aide au retour veineux », et détend grâce à l'automassage ainsi prodigué sans efforts (marchez sur des revêtements différents). Le fait de se mettre sur la pointe des pieds stimule d'autres zones de réflexologie : foie et vésicule biliaire pour aider le corps à éliminer les toxines, plexus solaire pour soulager du stress et apaiser. Certaines postures debout peuvent être intensifiées en montant sur la pointe des pieds.

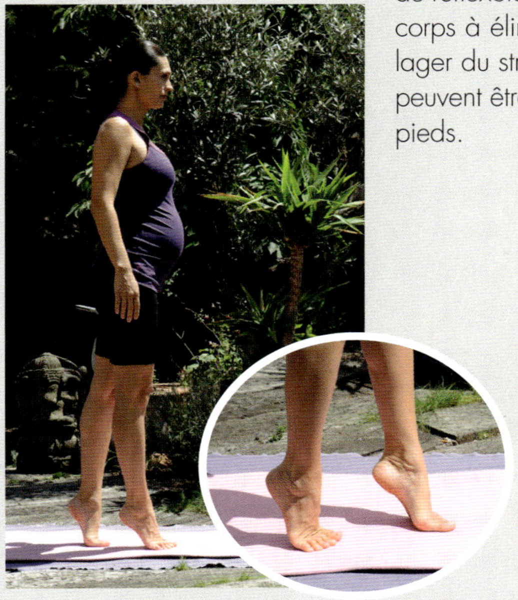

Bienfaits

- En se baladant sur la pointe des pieds, on effectue un massage du pied.
- De plus, cela tonifie la jambe entière jusqu'aux fessiers.
- Muscle les mollets et la base du pied.

> Visualisation

L'idée est de faire appel à des images pour aider à pratiquer certains mouvements. Le chat est une bonne référence en matière de yoga…

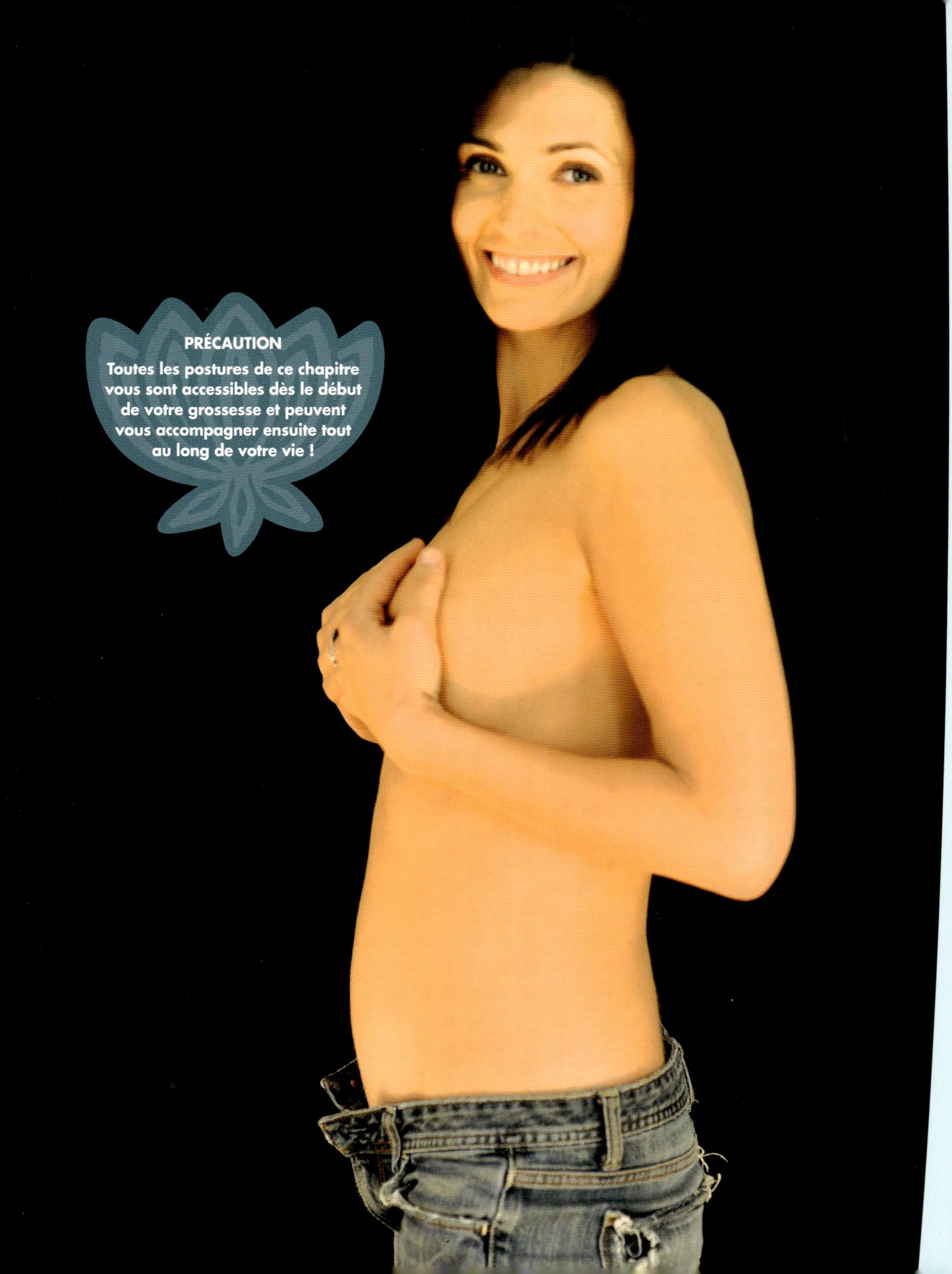

PRÉCAUTION

Toutes les postures de ce chapitre vous sont accessibles dès le début de votre grossesse et peuvent vous accompagner ensuite tout au long de votre vie !

CHAPITRE 1

Premier trimestre de grossesse

17 postures

Le premier trimestre de la grossesse – ce n'est un secret pour personne – est le plus délicat, le plus fragile. C'est pour cette raison que, quel que soit votre niveau, nous vous conseillons des postures simples, non contraignantes, ainsi que des postures de confort et de repos. Si certaines vous semblent compliquées ou douloureuses, n'insistez pas, vous aurez tout loisir d'y revenir à partir du deuxième trimestre. Ne forcez surtout pas.

Toutes les postures du premier trimestre peuvent être pratiquées tout au long de la grossesse, ainsi qu'en postnatal.

Bonne pratique !

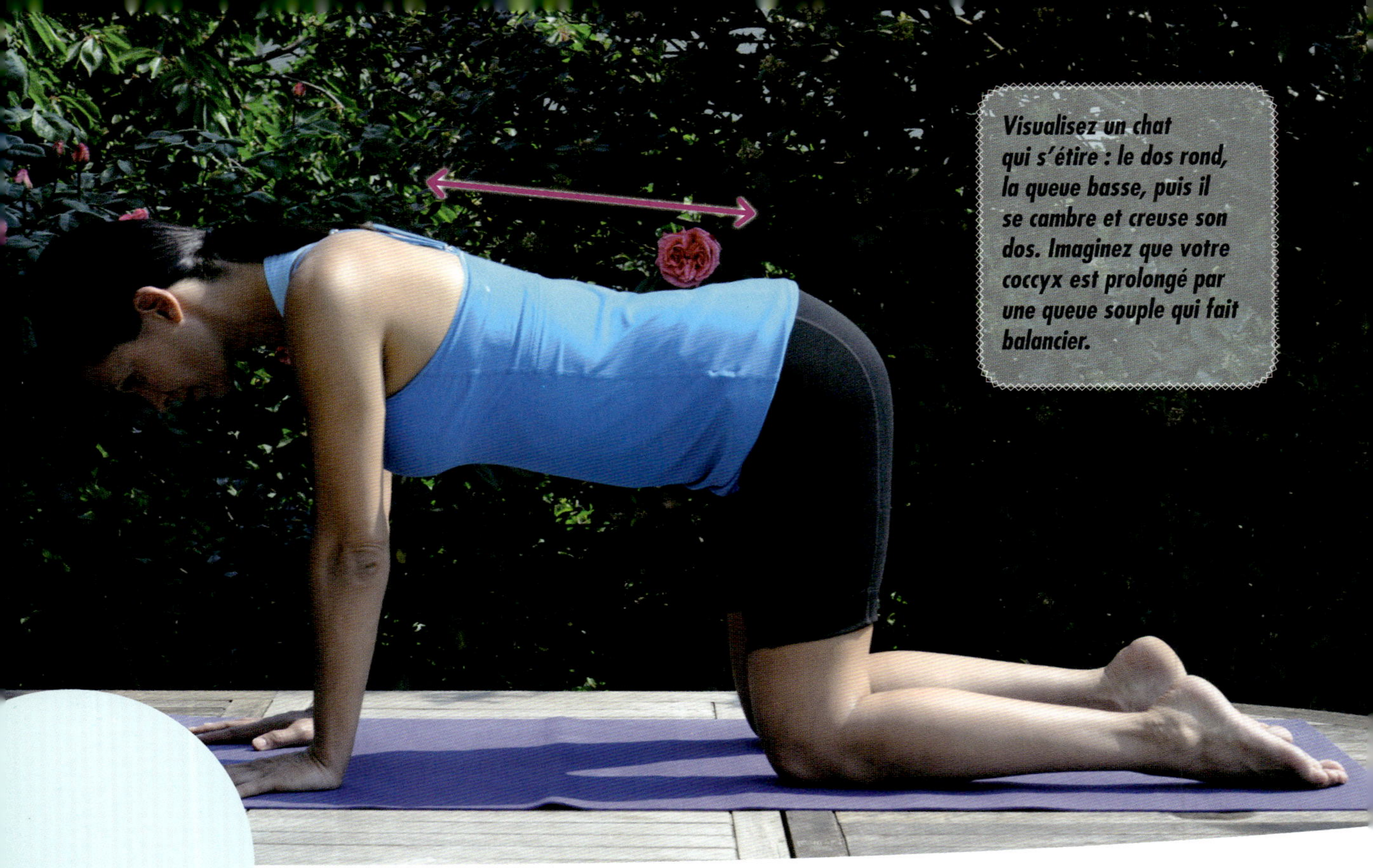
Visualisez un chat qui s'étire : le dos rond, la queue basse, puis il se cambre et creuse son dos. Imaginez que votre coccyx est prolongé par une queue souple qui fait balancier.

LE CHAT *Marjaryasana ou Viralasana*

échauffement • refroidissement

Entrer dans la posture

À quatre pattes. Les mains écartées de la largeur des épaules et à l'aplomb des épaules. Les genoux écartés de la largeur du bassin. Les coups de pieds au sol, les doigts écartés. À l'inspiration, la tête et le coccyx se relèvent, le dos se creuse, se cambre, la cage thoracique s'ouvre, les omoplates se rapprochent, les épaules sont loin de la tête, le regard devant. À l'expiration, baissez la tête et rentrez le ventre comme si le nombril devait coller à la colonne vertébrale. Le dos s'arrondit en montant, le bassin bascule.

Sortir de la posture

Soit on se remet sur les genoux et on enchaîne avec une autre posture à genoux.
Soit on opte pour un temps de repos en poursuivant par la posture de l'Enfant : en se mettant à genoux, puis en allongeant le haut du corps au sol, le front en appui, les bras le long du corps, le temps de quelques respirations (voir « Posture de l'Enfant », p. 194).

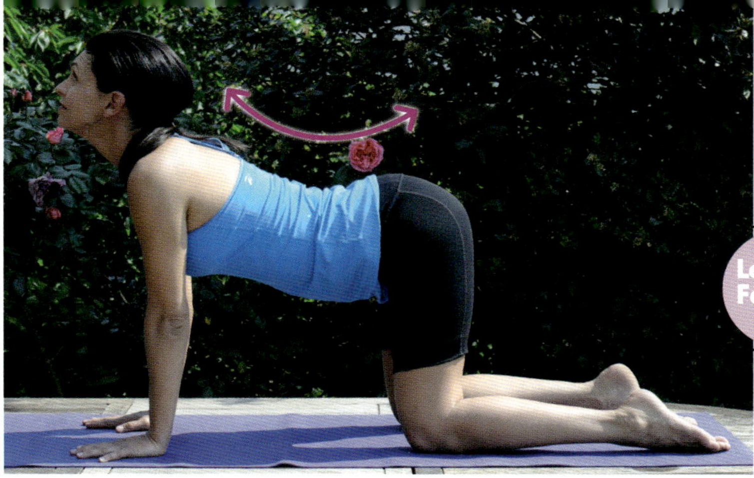

Le + Féminin

Cette posture commence à partir du périnée, donc pensez à le contracter dès le départ, et à en garder la conscience tout au long de l'exercice.

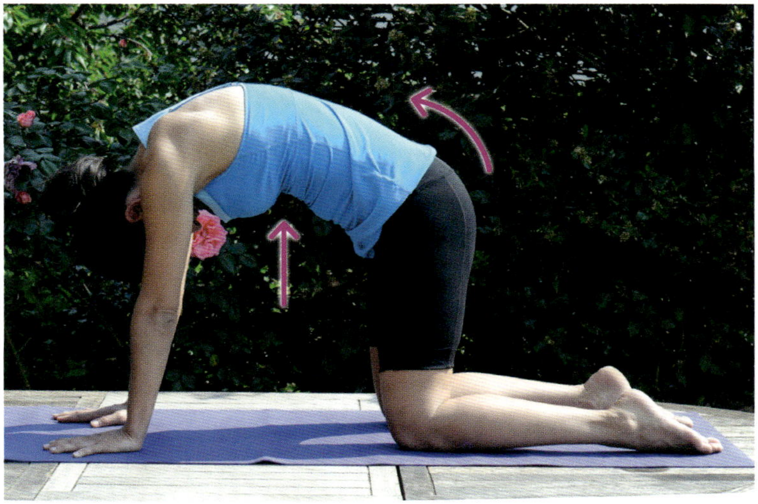

Respiration et répétition

Cette posture permet de caler sa respiration sur le mouvement du corps. Deux fois au minimum.

Points importants

Ne vous fiez pas à l'apparente facilité de cette posture !

Contre-indications

Problèmes aux genoux.

Bienfaits

- Étire les épaules, la poitrine, le cou, la colonne vertébrale, les espaces intervertébraux.
- Apaise et déstresse.
- Massage abdominal et cardiaque.
- Ventilation pulmonaire.
- Aide les disques lombaires à se « détasser ».

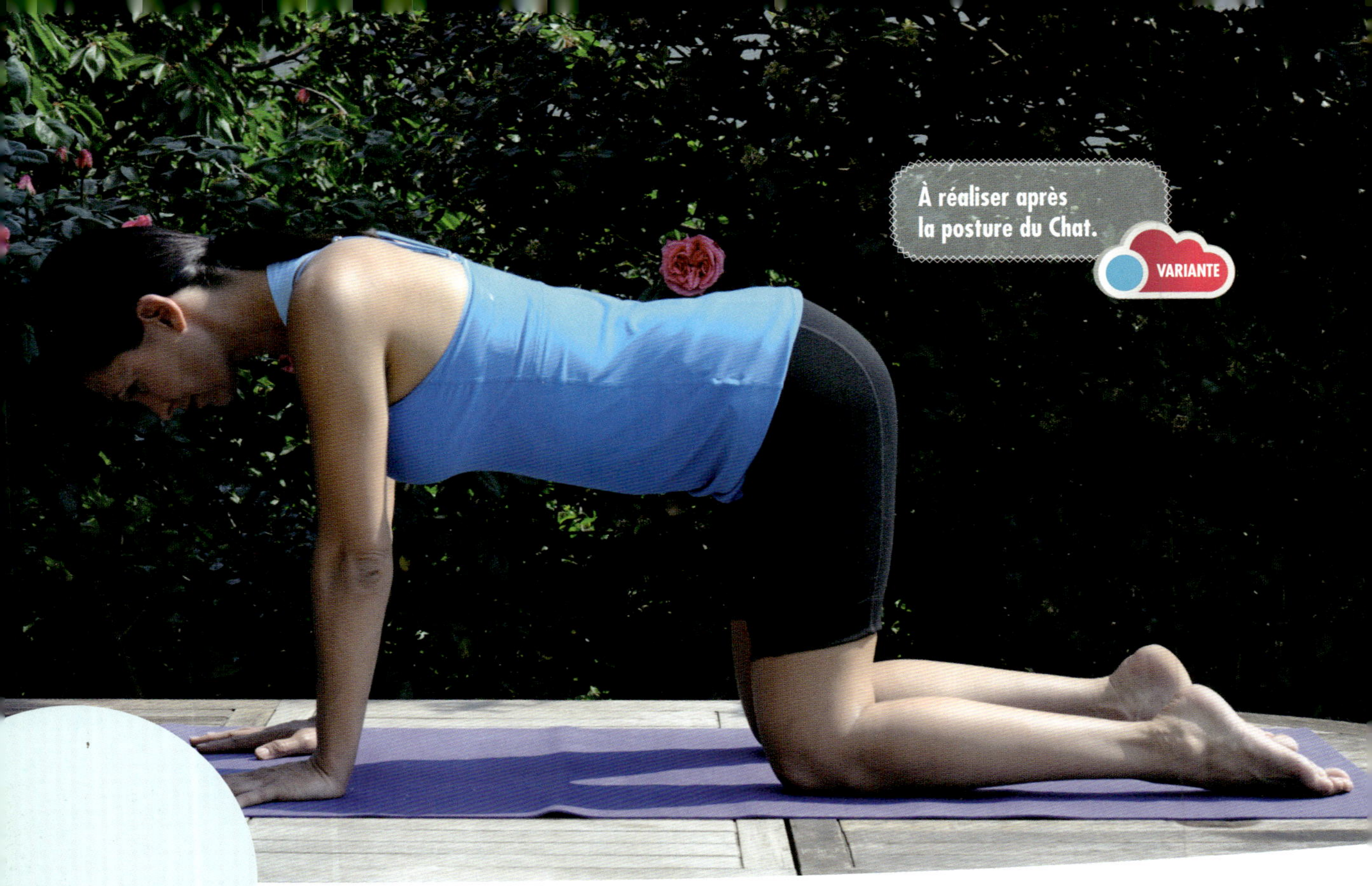

ÉQUILIBRE À QUATRE PATTES

cœur de séance

Entrer dans la posture

À quatre pattes, coups de pieds au sol, les bras écartés de la largeur des épaules, les épaules à l'aplomb des mains. Levez un bras, puis tendez la jambe du côté opposé. La main étire le bras vers l'avant, tandis que le pied flex étire la jambe vers l'arrière.
Changez de côté.

Sortir de la posture

Soit on se remet sur les genoux et on enchaîne avec une autre posture à genoux.
Soit on opte pour un temps de repos en poursuivant avec la posture de l'Enfant.

Bienfaits

- Tonifie le dos, la nuque, les épaules, les jambes, les fessiers, les abdominaux.
- Développe l'équilibre.

Respiration et répétition

Respiration naturelle.
Quatre fois de chaque côté.

Points importants

Accrochez votre regard à un point pour conserver l'équilibre le plus longtemps possible.

Contre-indications

Problèmes aux poignets ou aux genoux.

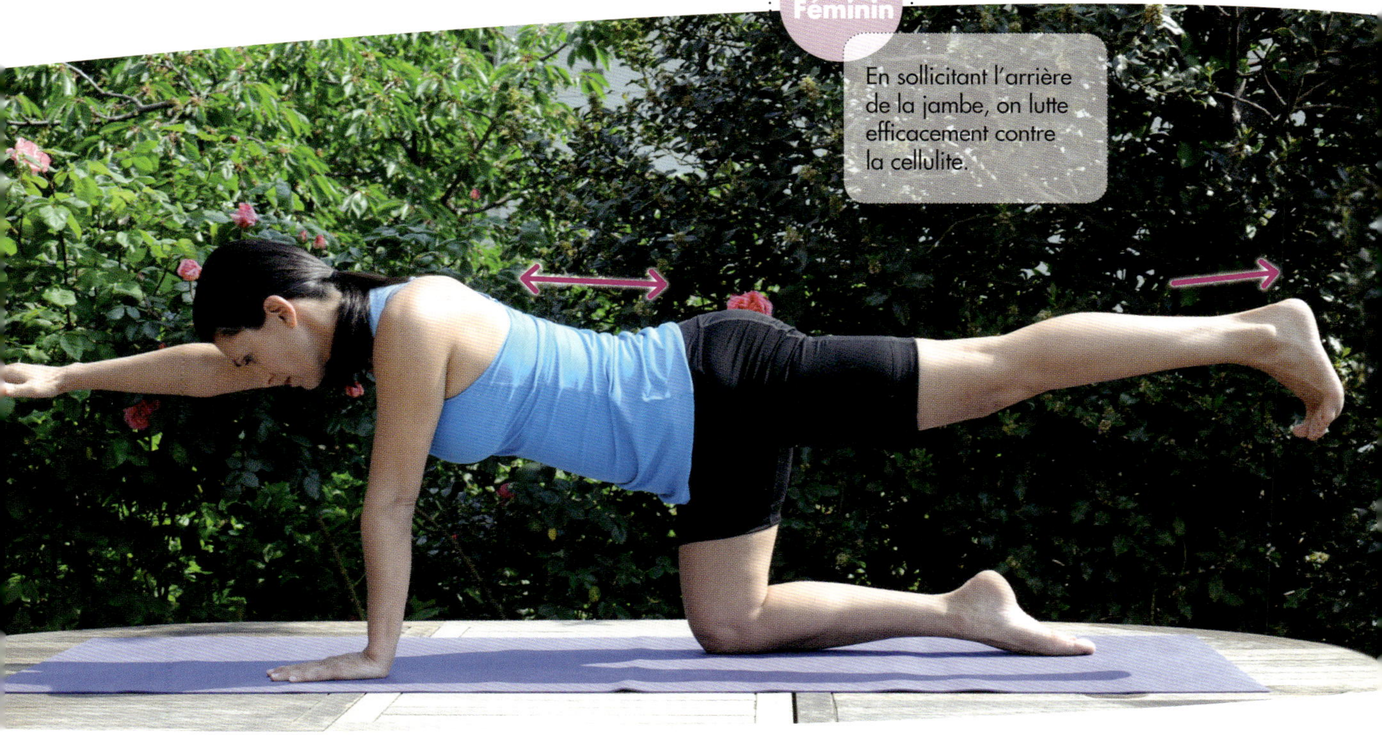

Le + Féminin

En sollicitant l'arrière de la jambe, on lutte efficacement contre la cellulite.

DEBOUT BRAS EN L'AIR *ou Utthita tadasana*

échauffement • refroidissement

Entrer dans la posture

En partant de la posture de la Montagne, votre corps est aligné. Inspirez, montez les bras en l'air tout en gardant les épaules basses. Ouvrez la cage thoracique. Crochetez les doigts, les mains vers le ciel, les pieds solidement ancrés dans le sol. Tous les muscles des jambes sont toniques. Le ventre est rentré, les fesses sont contractées, pour ne pas cambrer. Vous pouvez monter sur la pointe des pieds pour aller plus loin dans l'étirement.

Respiration et répétition

Bloquez la respiration lorsque les bras sont en haut, poumons pleins, durant quelques secondes. Expirez lentement en redescendant les bras. Recommencez une ou deux fois.

Points importants

Étirez la tête vers le ciel. Ne montez pas les épaules, éloignez-les des oreilles.

Contre-indications

Ne tirez pas trop sur les bras pour éviter de déclencher des douleurs au niveau du ventre qui varient selon le niveau et la tolérance de chacune. Étirez l'espace entre les côtes et les hanches. Ayez la sensation d'ouvrir les côtes et les aisselles.

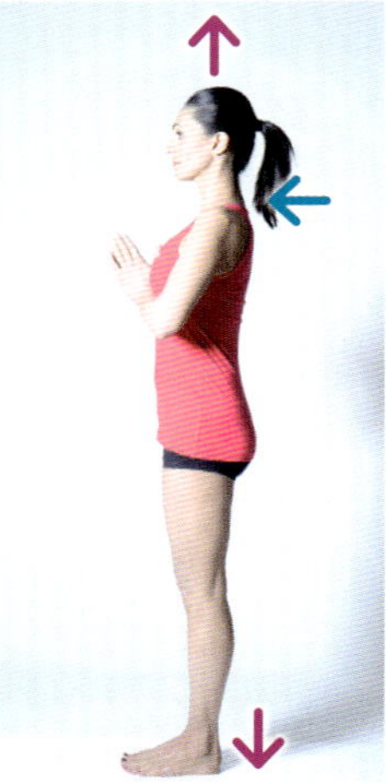

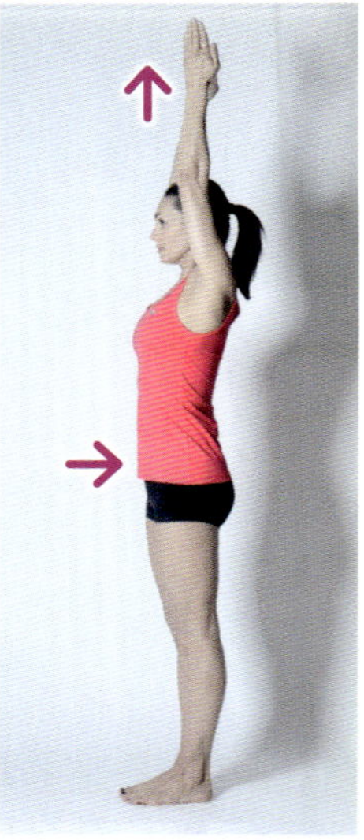

→ Le petit os en bas de la nuque doit « s'effacer » de profil, c'est la preuve que vous êtes bien alignée.

Bienfaits

- Étirement de la colonne vertébrale.
- Équilibre.
- Étirement de l'espace entre les os des hanches et les côtes : sollicitation du transverse (qui maintient les organes).

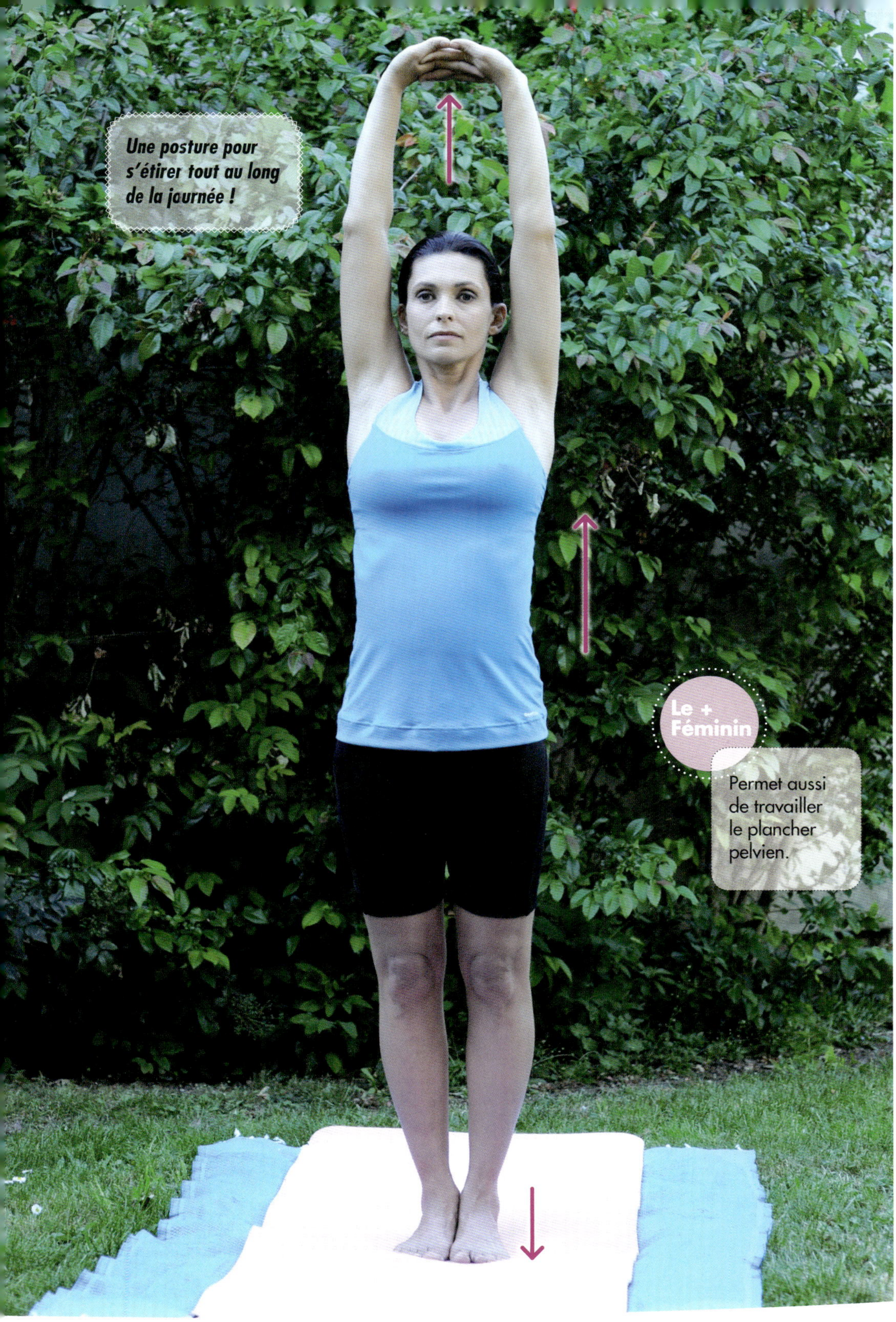

Une posture pour s'étirer tout au long de la journée !

Le + Féminin

Permet aussi de travailler le plancher pelvien.

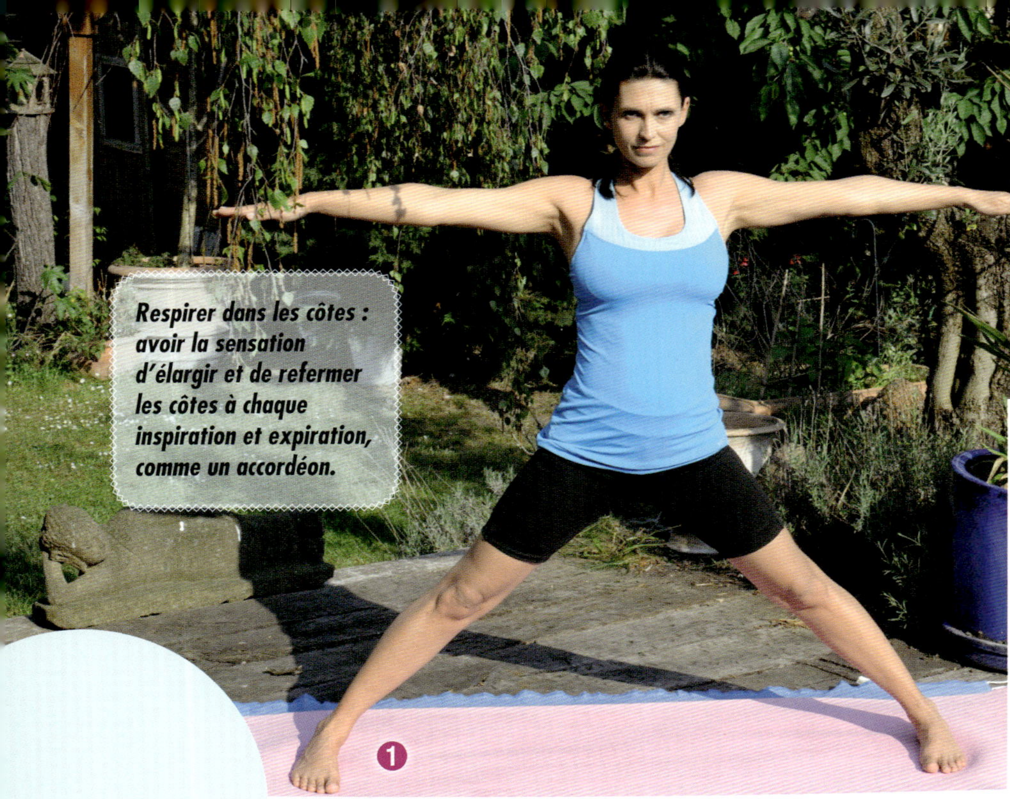

Respirer dans les côtes : avoir la sensation d'élargir et de refermer les côtes à chaque inspiration et expiration, comme un accordéon.

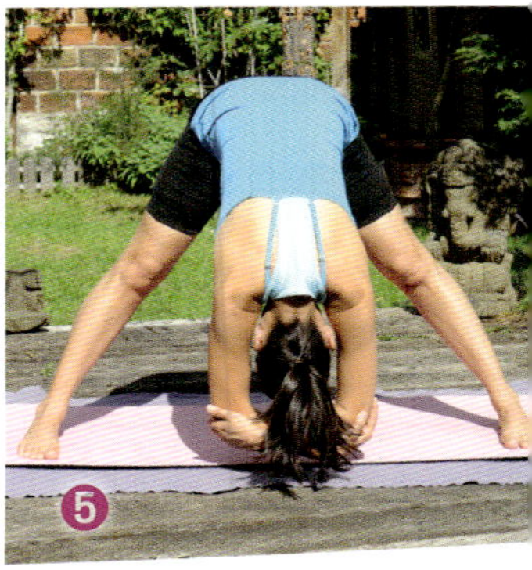

FLEXION AVANT, JAMBES ÉCARTÉES

ou *Prasarita padottanasana*

coeur de séance

Entrer dans la posture

Debout, les jambes écartées, les muscles toniques, les genoux roulés vers le haut, les bras à l'horizontal, tendus de chaque côté, les épaules basses. Ouvrez la poitrine, inspirez, rentrez le ventre, serrez les fesses, restez une ou deux respirations **(1)**. Détendez les bras **(2)**. Crochetez les mains dans le dos, ce qui redresse tout le buste **(3)**. À partir de l'articulation des hanches, le haut du corps descend lentement vers l'avant, le dos droit, poitrine ouverte, jusqu'à être parallèle au sol. Restez quelques respirations en étirant le dos et l'arrière des jambes, le devant de la jambe reste contracté, les pieds solides **(4)**. Baissez le buste en avant, servez-vous de votre poids pour étirer davantage l'arrière du corps, les bras viennent se croiser au-dessus de la tête. Les fesses poussent vers l'arrière **(5)**. Posez la tête si vous le pouvez, les mains viennent se poser au sol, les bras à angle droit, restez quelques respirations **(6)**.

Sortir de la posture

Pour remonter, aidez-vous des bras, revenez le dos droit **(7)** ou arrondissez le dos et remontez doucement vertèbre par vertèbre à partir de la base des lombaires **(6)**.

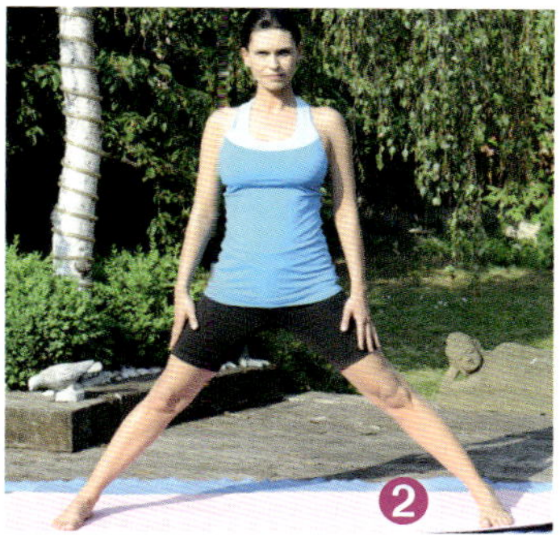

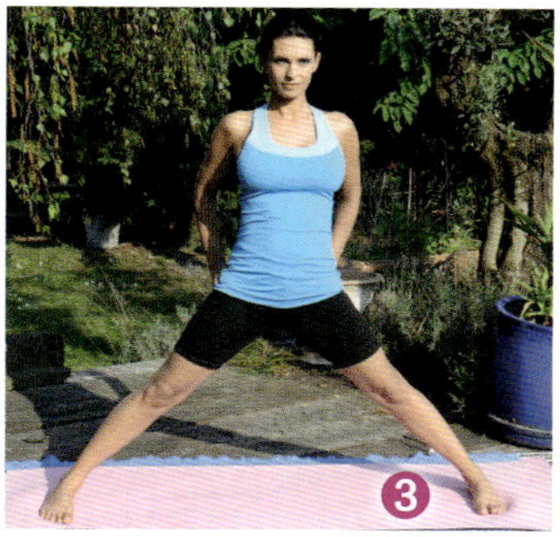

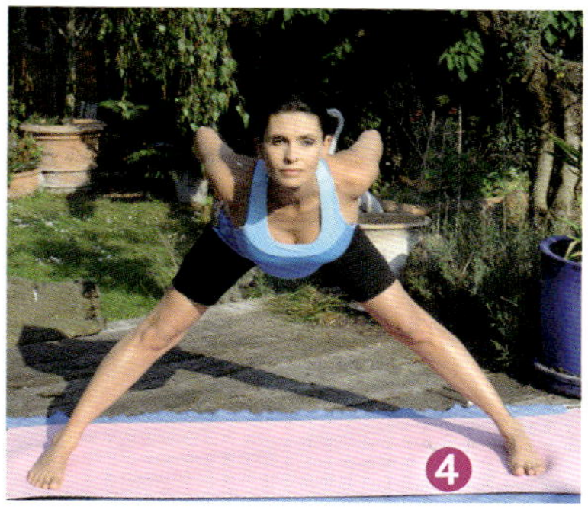

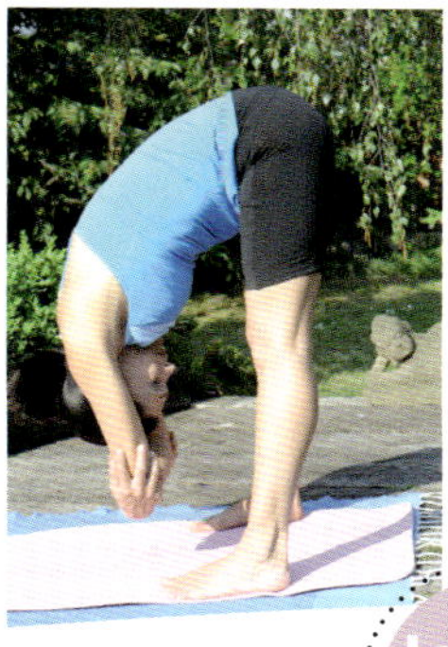

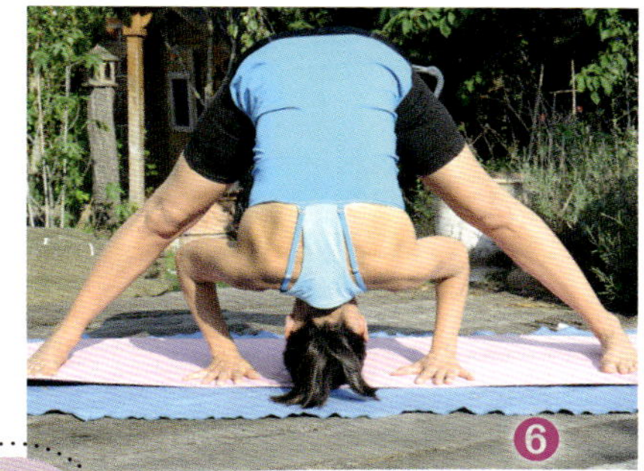

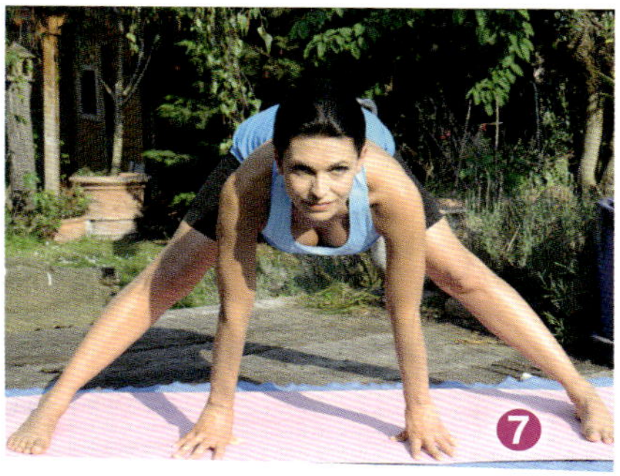

Le + Féminin

Toutes les postures debout contribuent à la perte de poids.

Bienfaits

- Renforce les chevilles, les ischio-jambiers, les muscles des cuisses et de l'avant de la jambe.
- Affine la taille.
- Étire la colonne vertébrale et donc les muscles du dos, l'arrière des genoux, les mollets : les muscles du derrière de la jambe, les abducteurs.
- Aide à la digestion, stimule les fonctions hépatiques, rénales et pancréatiques.
- Fait affluer le sang vers le haut du corps et donc tonifie.

Respiration et répétition

Prenez le temps de respirer dans les côtes en **3, 4, 5, 6**. Puisque la posture est lente, nul besoin de la répéter.

Points importants

Contractez les muscles des jambes, gardez le dos plat le plus longtemps possible quand vous descendez. La descente se fait à partir des hanches. Le poids du corps repose sur les jambes et le bassin. Possibilité de plier les jambes pour faciliter la posture ou de varier l'écart des jambes. Les postures debout sont très importantes pour les débutantes, car elles aident à travailler la souplesse.

Contre-indications

Problèmes au niveau du dos.

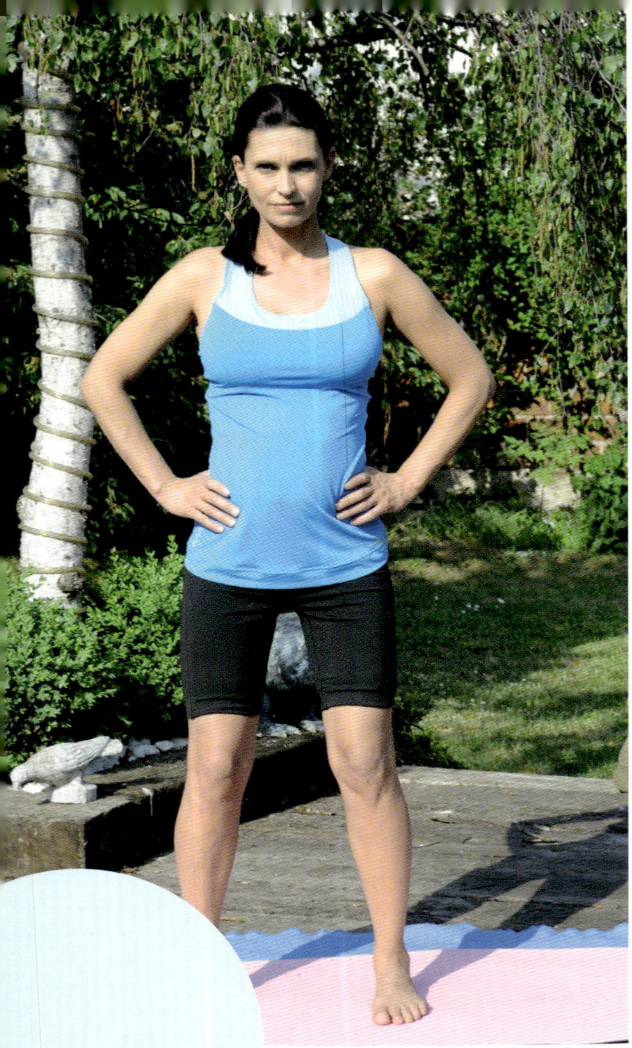

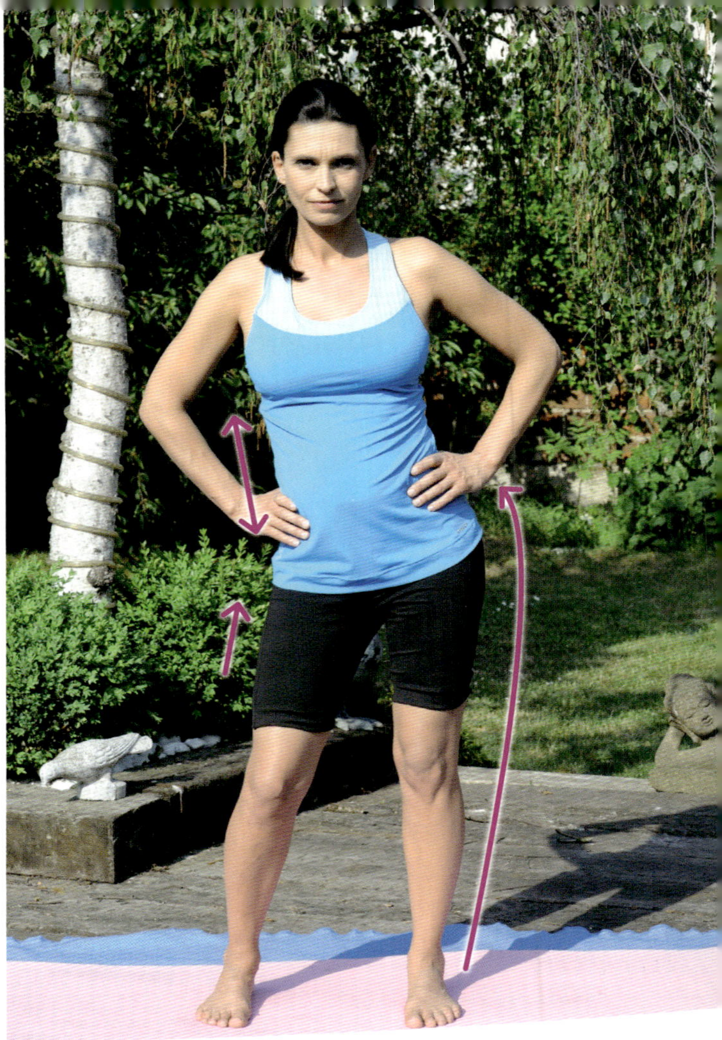

BASCULE DU BASSIN

échauffement • refroidissement

Entrer dans la posture

Debout, les pieds écartés de la largeur du bassin, les mains sur les hanches, le poids également réparti sur les deux pieds, les jambes toniques, le ventre rentré. Basculez le bassin à droite en pliant le genou opposé, étirez le flanc droit, puis revenez au centre, basculez le bassin à gauche en pliant le genou opposé.

Sortir de la posture

Réalignez doucement le corps.

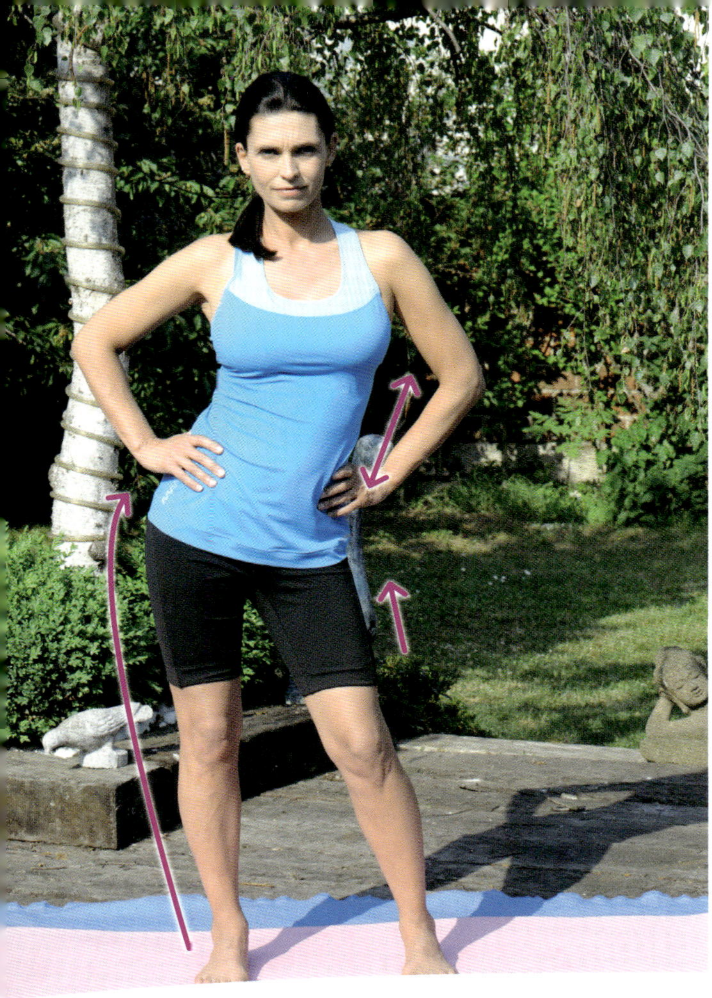

Le + Féminin

Cette posture de « confort » permet de détendre le bas du ventre et ainsi de libérer de la place pour bébé.
En postnatal : permet de travailler le plancher pelvien et les abdominaux.

Bienfaits

- Assouplit le bassin, soulage les tensions dans le bas-ventre et le bas du dos.
- Renforce les abdominaux et les cuisses.

Respiration et répétition

Conservez une respiration normale.
Effectuez cinq bascules de chaque côté.

Points importants

Effectuez les mouvements avec le plus de fluidité possible.

Contre-indications

Aucune.

VARIANTE

Faire des huit avec le bassin, ou des cercles, d'un côté puis de l'autre, en pliant les genoux.

LE GUERRIER *ou Virabhadrasansa*

Entrer dans la posture

Debout, effectuez une fente avant sur la jambe gauche. Le talon de la jambe droite est perpendiculaire au gauche, ils sont alignés sur la même ligne. Le buste est à l'aplomb du bassin. Conservez les épaules basses, puis levez les bras afin qu'ils soient parallèles au sol, et s'étirent de chaque côté. Regardez loin devant, au-dessus de votre main. Tous les muscles sont tendus, le ventre rentré.

Sortir de la posture

Le poids du corps sur la jambe avant, ramenez la jambe arrière.

Respiration et répétition

Expirez en fléchissant le genou, si possible à 90°.
Restez peu à peu de 30 secondes à 1 minute. Inspirez pour quitter la posture.

Points importants

Accrochez votre regard à un point pour vous aider à maintenir l'équilibre. L'alignement des talons est indispensable à la stabilité de la posture.

Contre-indications

Problèmes de tension ou de cou.

Bienfaits

- **Renforce les jambes, l'équilibre, les abdominaux.**
- **Étire les jambes, les adducteurs, les abducteurs, la poitrine, les épaules.**
- **Renforce les mollets, les cuisses, les hanches et l'endurance.**
- **Agit sur la digestion.**
- **Soulage les douleurs de dos et la sciatique.**

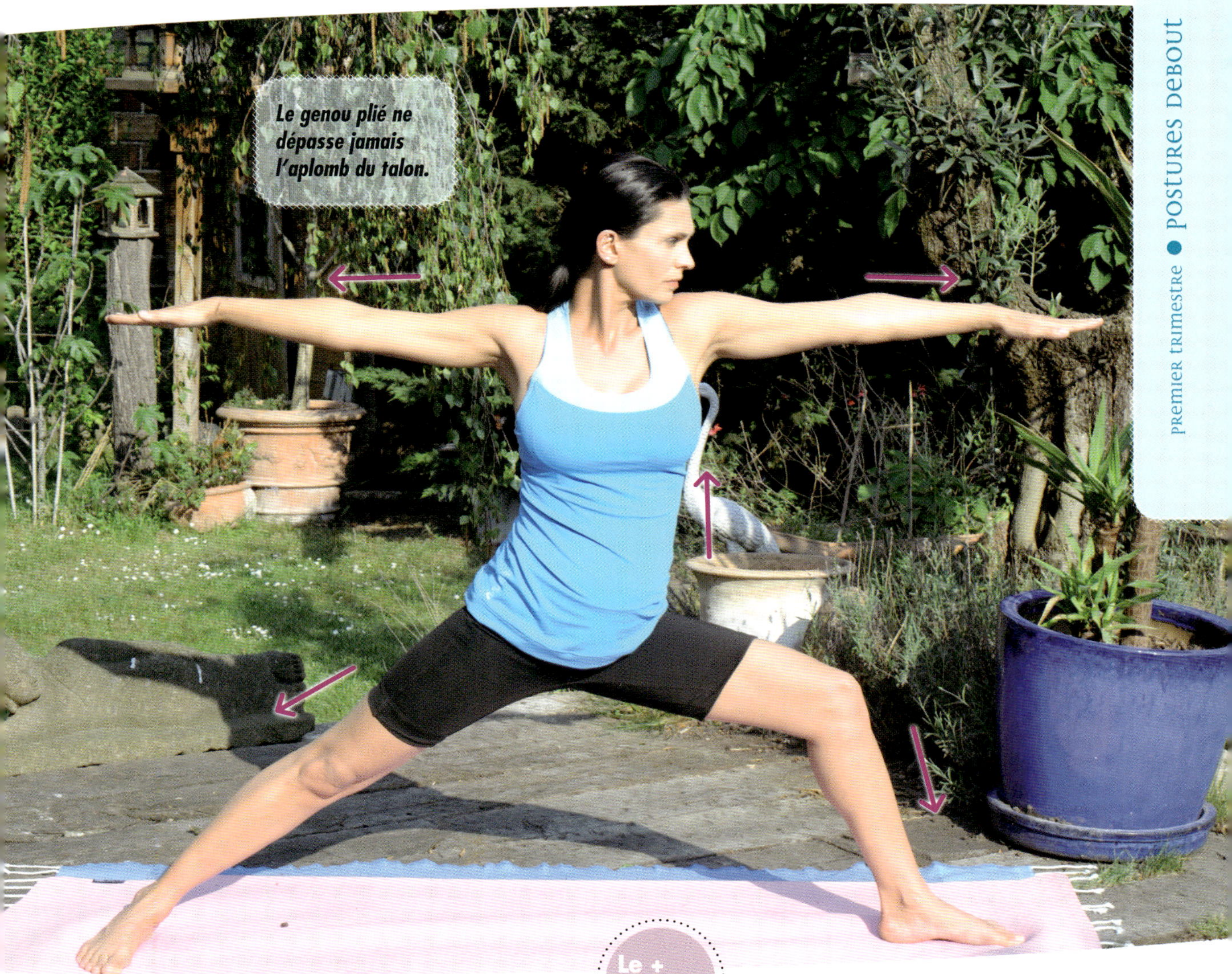

Le + Féminin

Les postures debout sont importantes pour les débutantes, elles font travailler l'équilibre et le maintien.

ANGLE LATÉRAL FACILE *ou Virabhadrasansa 2*

Entrer dans la posture

Commencez par une fente, la jambe gauche en avant. Le poids est majoritairement réparti sur la jambe avant ; le pied arrière bien planté dans le sol, le haut du corps repose sur la cuisse gauche. La main gauche se place à plat sur le sol devant le pied. Le bras droit est étendu dans l'alignement du corps ou vers le haut. La tête et le regard sont tournés vers le ciel.

Sortir de la posture

Remontez le haut du corps en posture du Guerrier, les bras étirés. Le poids du corps sur la jambe avant, ramenez la jambe arrière.

Respiration et répétition

Expirez en fléchissant le genou, si possible à 45°.
Maintenez la position de 30 secondes à 1 minute.

Points importants

Veillez à ce que l'alignement des talons forme une ligne droite.

Contre-indications

Problèmes de tension, de maux de tête ou d'insomnie.

Bienfaits

- Renforce les jambes, les genoux, les chevilles, l'équilibre, les abdominaux, les cuisses, les fessiers.
- Étire les jambes, les adducteurs, les abducteurs, la poitrine, les épaules, les genoux, la colonne vertébrale, les poumons.
- Action digestive par la stimulation abdominale.

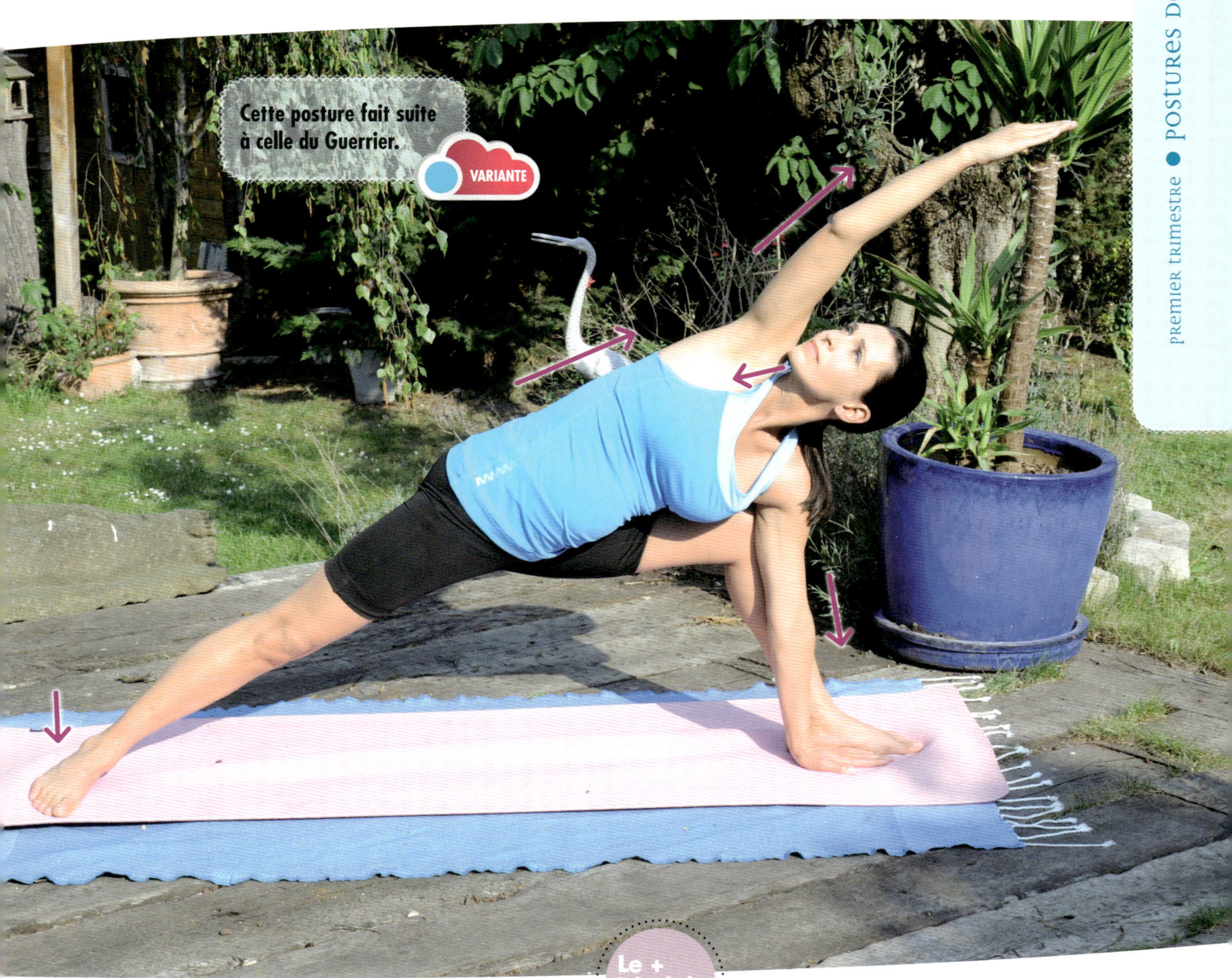

Le + Féminin

Toute posture ouvrant la cage thoracique donne de l'espace au bébé.

L'AIGLE *ou Garudasana*

Entrer dans la posture

Debout, basculez le poids du corps sur une jambe et pliez-la légèrement. Crochetez l'autre à la hauteur de la cheville, les bras écartés pour maintenir l'équilibre. Vous pouvez aussi les crocheter devant votre visage. Le bassin est rétroversé. Si vous êtes confortable, vous pouvez monter sur la pointe du pied. Effectuez ensuite la posture de l'autre côté. Accrochez votre regard à un point fixe pour vous aider à maintenir l'équilibre.

Sortir de la posture

Décrochez la jambe et revenez en posture de la Montagne.

Respiration et répétition

La respiration se fait dans le dos.
Au début, il sera difficile de rester en équilibre, mais peu à peu, vous tiendrez une poignée de secondes, puis 5, puis 20 et plus…

Bienfaits

- Renforce les chevilles, les mollets, l'équilibre, le haut du dos, et la concentration.
- Assouplit les chevilles, les épaules.
- Renforce les mollets, les cuisses, les hanches, le dos, les fesses.

Points importants

Entre chaque changement de côté, revenez à la posture de la Montagne le temps d'une respiration ou plus. Le pied qui est en l'air doit pointer vers le sol. Le bassin ne doit pas bouger. Concentrez-vous sur votre respiration et accrochez votre regard sur un point pour vous aider à maintenir l'équilibre.

Contre-indications

Problèmes de dos, de bassin, de bras, d'épaules ou de genoux.

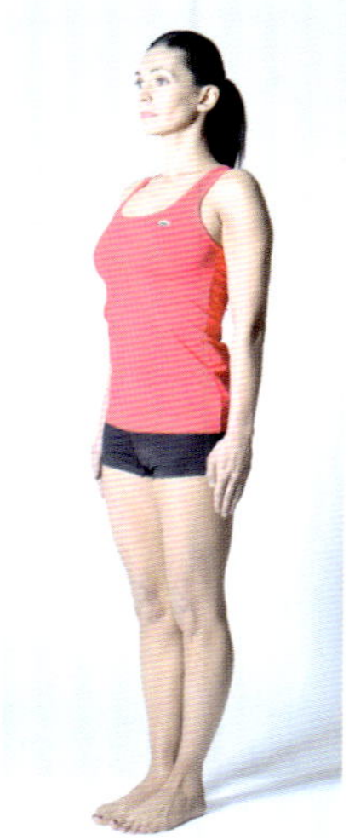

Posture de départ : la Montagne

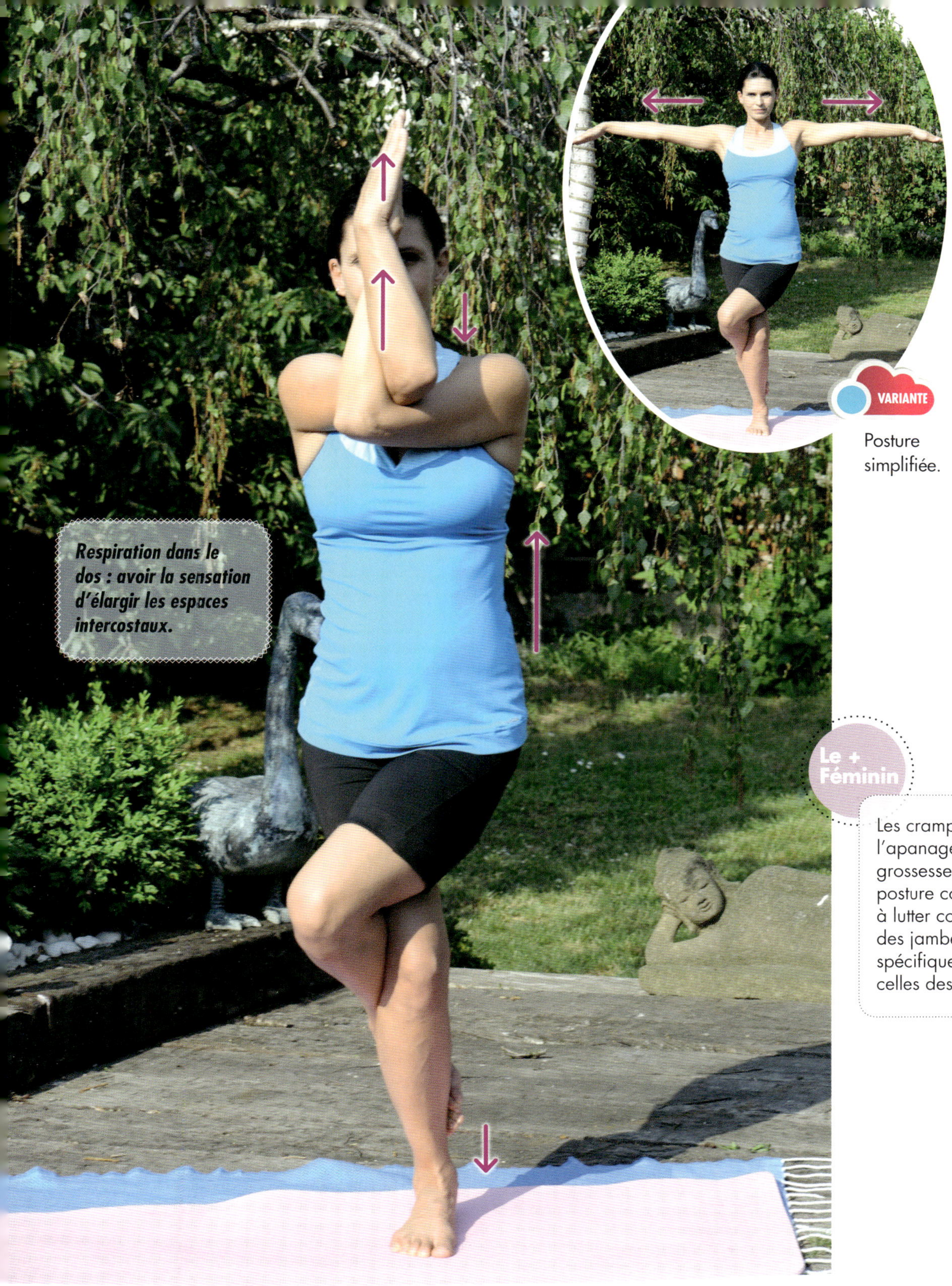
Respiration dans le dos : avoir la sensation d'élargir les espaces intercostaux.
VARIANTE

Posture simplifiée.

Le + Féminin

Les crampes sont l'apanage de la grossesse : cette posture contribue à lutter contre celles des jambes, et plus spécifiquement celles des mollets.

L'ARBRE *ou Vrksasana*

Entrer dans la posture

Partez de la posture de la Montagne **(1)**. Le ventre rentré, déplacez le poids du corps sur la jambe gauche qui doit être tonique. À l'aide de la main, montez le pied droit à l'intérieur de la cuisse opposée. Calez le talon au plus près du pubis. Il s'exerce une contre-pression entre la plante du pied et l'intérieur de la cuisse pour maintenir la posture. Joignez les mains en *namaste*, bras toniques pour renforcer la poitrine. Accrochez votre regard à un point fixe pour maintenir l'équilibre **(2)**. Respirez dans cette posture, puis si vous le voulez, montez les bras tendus en l'air, épaules basses **(3)**. On peut monter sur la pointe du pied…

1 VARIANTE — Plus facile avec les mains en posture de prière. En cas de vrai problème d'équilibre, il est possible, au début, de s'adosser à un mur ou de s'y appuyer d'une main (voir « L'Arbre contre le mur », p. 136).

2 VARIANTE — L'Arbre couché : si vous avez du mal à rester en équilibre ou qu'une douleur vous empêche de rester debout, cette posture peut se faire au sol : allongez-vous, le pied remontant à l'intérieur de la jambe opposée jusqu'au périnée. La jambe est pliée et ouverte au sol, tout comme le genou et les coudes sont posés eux aussi. La posture étant moins physique en position couchée, maintenez la position durant 20 respirations de chaque côté.

Bienfaits

- Renforce les chevilles, les mollets, l'équilibre, la colonne vertébrale, les abdominaux, la poitrine, l'équilibre, la stabilité et la concentration.
- Étire la face intérieure des cuisses, la poitrine et les épaules.
- Soulage la sciatique.
- Évite les crampes.

Sortir de la posture

Relâchez la tension entre l'intérieur de la cuisse et la plante du pied. Faites glisser le pied le long de la jambe jusqu'au sol.

Respiration et répétition

Posture à maintenir 30 secondes au début puis allongez le temps. Pas de répétition, sauf si vous perdez l'équilibre.
La respiration se fait dans les côtes.

Points importants

Visualisez-vous comme un arbre qui s'enracine dans la terre, s'étire vers le ciel et résiste aux éléments.

Contre-indications

Problèmes de tension élevée ou trop basse, d'insomnie, de maux de tête.

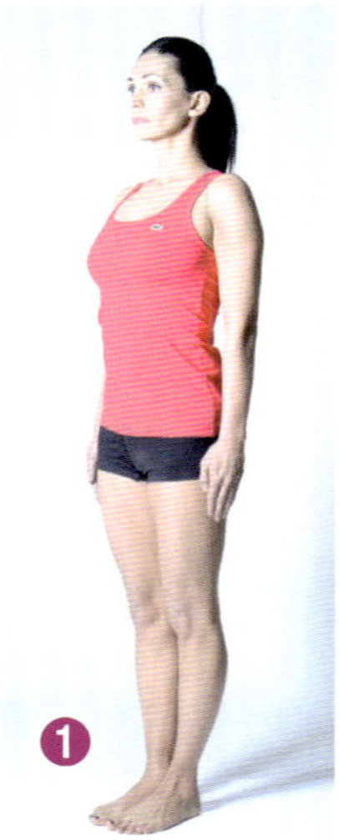
1

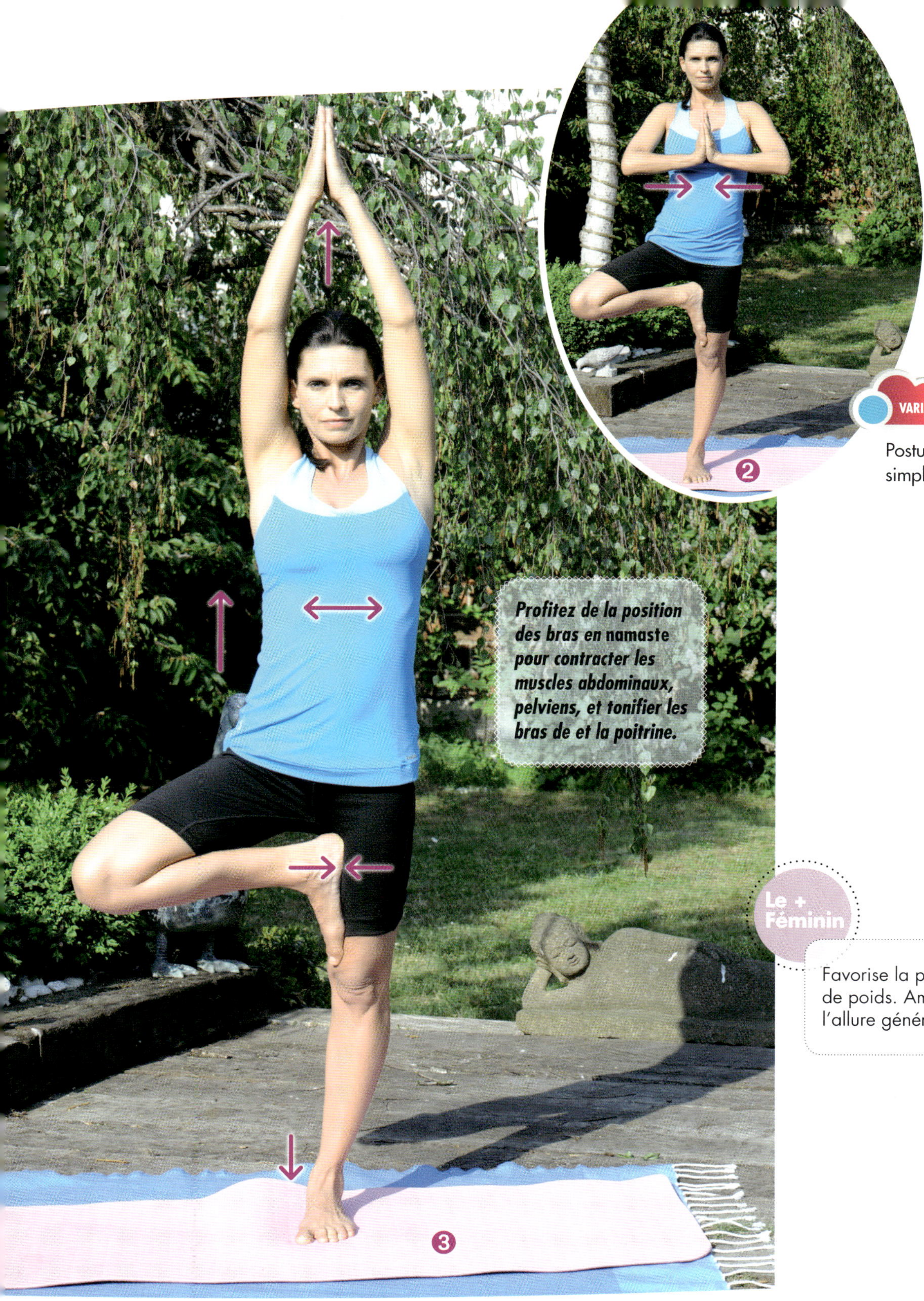

VARIANTE

Posture simplifiée.

Profitez de la position des bras en namaste pour contracter les muscles abdominaux, pelviens, et tonifier les bras de et la poitrine.

Le + Féminin

Favorise la perte de poids. Améliore l'allure générale.

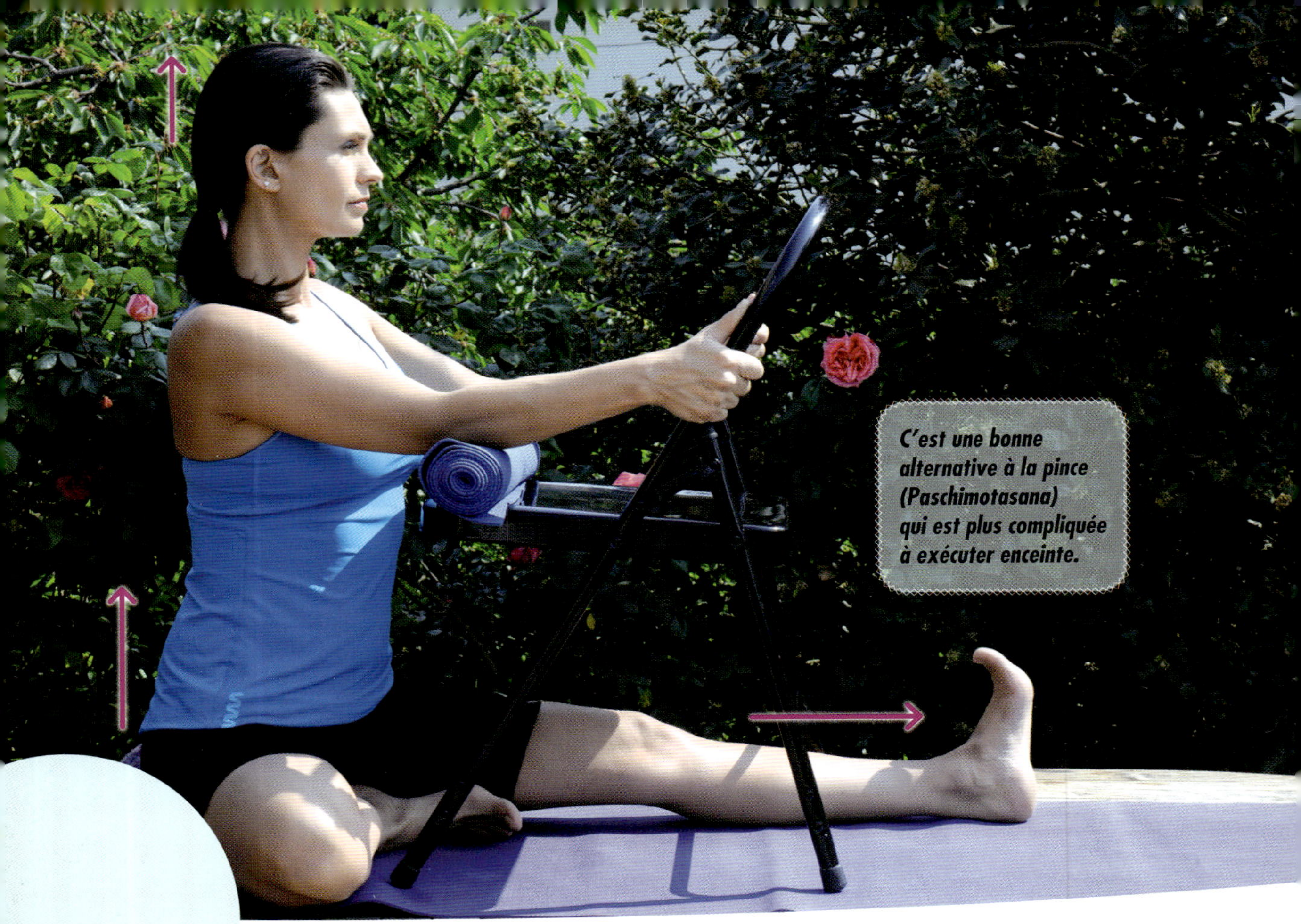
C'est une bonne alternative à la pince (Paschimotasana) qui est plus compliquée à exécuter enceinte.

DEMI-PINCE FACILE AVEC UNE CHAISE

ou Janu sirsasana

cœur de séance

Entrer dans la posture

Assise, le dos droit, pliez une jambe en la rapprochant de la poitrine, abaissez-la à partir de l'articulation de la hanche, la cuisse contre le sol, la plante du pied contre l'intérieur de votre cuisse, le talon au pubis. L'autre jambe est tendue, pied flex. Servez-vous d'une chaise, en la tenant fermement, les bras toniques, pour maintenir le dos droit et le bassin ferme. Respirez dans les côtes. Les épaules sont basses, le menton parallèle au sol.

Respiration et répétition

Respiration lente qui permet au corps de se calmer et de se débarrasser des toxines. L'effort de s'étirer se fait sur l'inspiration, et sur l'expiration, on marque une pause, tout en maintenant les avancées.

Points importants

Étirez les côtes le plus loin des hanches. Les pieds flex aident au retour veineux et étirent tout l'arrière de la jambe.

Contre-indications

Hernie discale.

Bienfaits

- Assouplit la taille et les membres inférieurs.
- Étire tout l'arrière du corps, du talon jusqu'à la nuque.
- Tonifie la rate, le foie, les reins, aide à la digestion.
- Cette posture réchauffe le corps et le calme.

Le + Féminin

Stimule la région pelvienne. Parce que l'abdomen est contracté, cette posture aide à remonter les organes, et fait perdre le gras du ventre. Élimine les désordres sexuels.

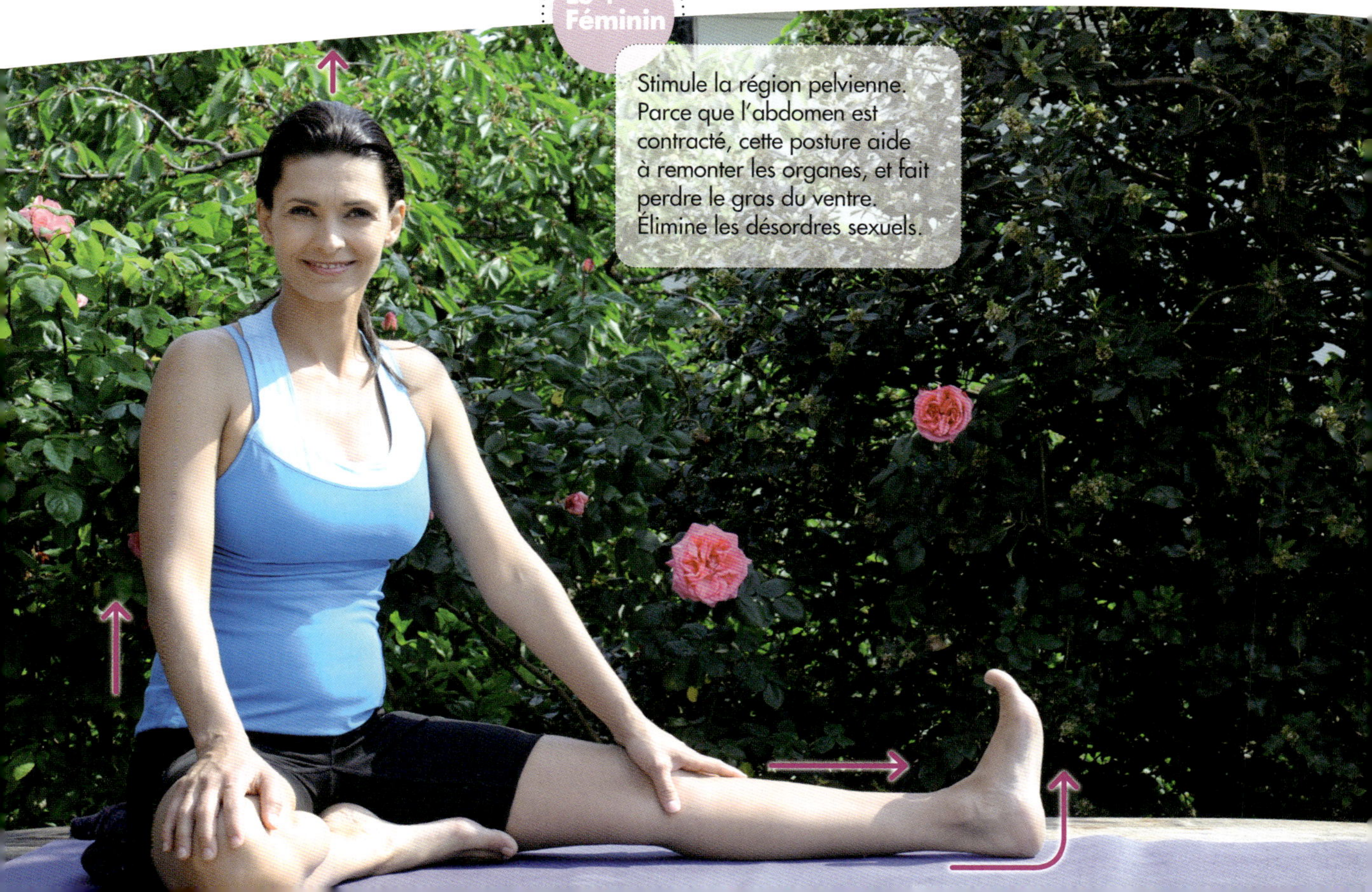

TORSION ASSISE *ou Marichyasana 3 simplifiée*

cœur de séance

Entrer dans la posture

Assise au sol, le dos droit, la tête vers le ciel. Repliez une jambe, le genou à la poitrine, enveloppez-la avec le bras opposé et effectuez une torsion avec le haut du corps. L'autre main est posée au sol, le bras tendu, la tête suit le mouvement et le regard est au-dessus de l'épaule. Les épaules sont basses.

Sortir de la posture

Allongez les jambes, remuez-les en pliant les genoux, puis revenez debout.

Respiration et répétition

Respirez dans le dos de 30 secondes à 1 minute. Une à deux fois de chaque côté.

Points importants

Pensez à bien descendre les épaules loin des oreilles et à garder le dos droit. Écoutez votre corps et respectez le volume de votre ventre.

Contre-indications

Blessures au dos.

Bienfaits

- Stimule la digestion, les intestins ; tonifie la rate et le foie.
- Renforce et étire la colonne vertébrale, les abdominaux, les épaules, le cou.
- Étire les fessiers et les épaules.
- Apaise les maux de dos, les articulations douloureuses des épaules.

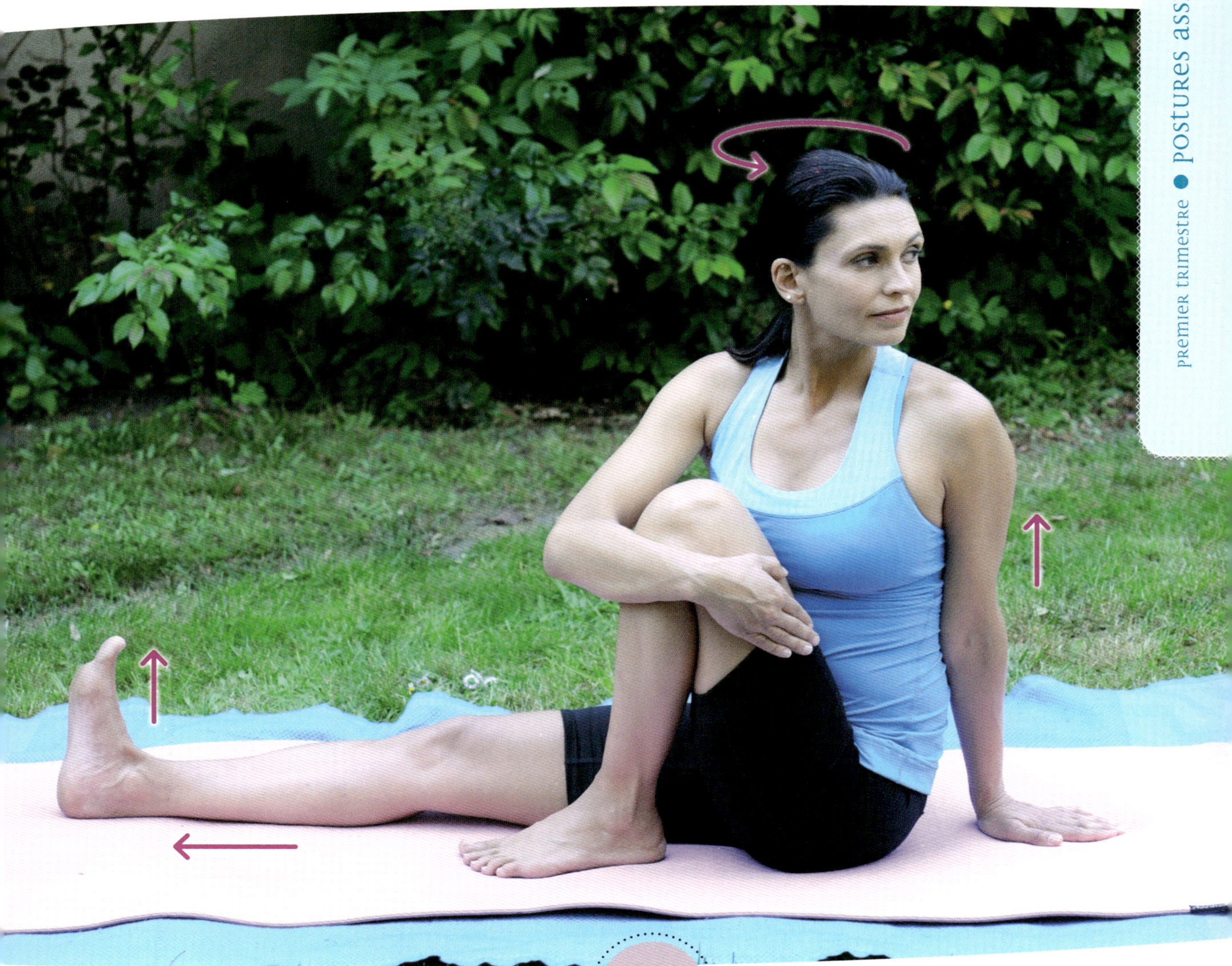

Le + Féminin

En postnatal, cette posture est recommandée pour perdre du ventre. Grands bienfaits sur les soucis menstruels.

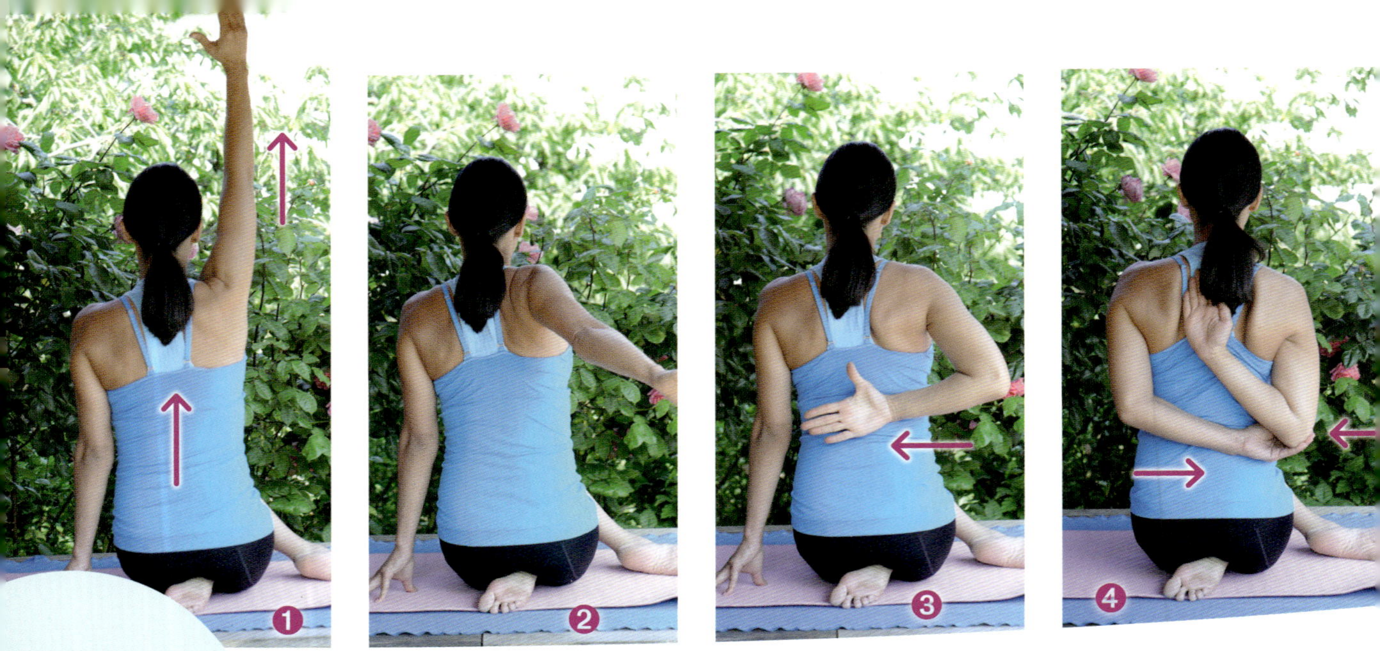

LA TÊTE DE VACHE *ou Gomukhasana*

cœur de séance

Entrer dans la posture

À quatre pattes, croisez un genou devant l'autre et asseyez-vous sur le talon. Vous pouvez aussi rester à genoux ou assise… Tendez le bras droit en l'air, gardez les épaules basses, la tête bien droite, l'autre main est en coupe inversée pour maintenir l'équilibre **(1)**. Le bras droit effectue un grand cercle en arrière **(2)**. Une fois derrière le dos, le bras se plie et le plat de la main vient se poser sur le milieu du dos **(3)**. Aidez-vous du bras gauche pour remonter la main droite entre les omoplates **(4)**. Une fois la main droite calée, le bras gauche se tend à son tour **(5)**. L'avant-bras se plie vers l'arrière, pour que la main gauche vienne toucher la droite **(6)**. Crochetez vos mains, selon vos possibilités **(7)**. C'est une posture très efficace, mais qui demande de la persévérance !

Sortir de la posture

Décrochetez les mains et reposez-les doucement sur les genoux. Décroisez les genoux.

Bienfaits

- **Étire les doigts, les mains, les épaules, les bras, les hanches et les dernières dorsales.**
- **Ouvre la poitrine, redresse le dos.**
- **Tonifie le dos, les muscles des épaules et assouplit les articulations des mains, des poignets.**

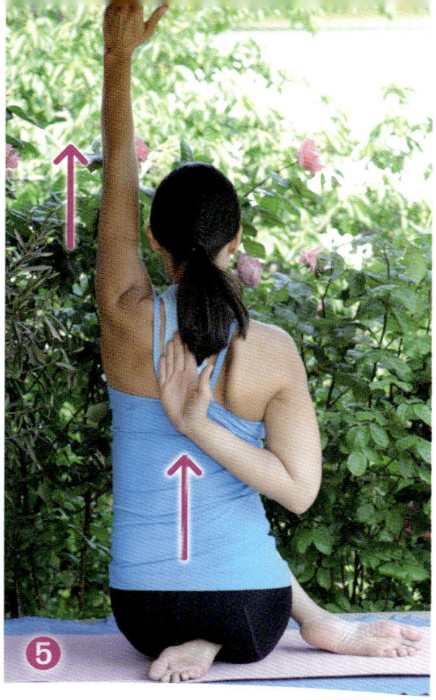
5

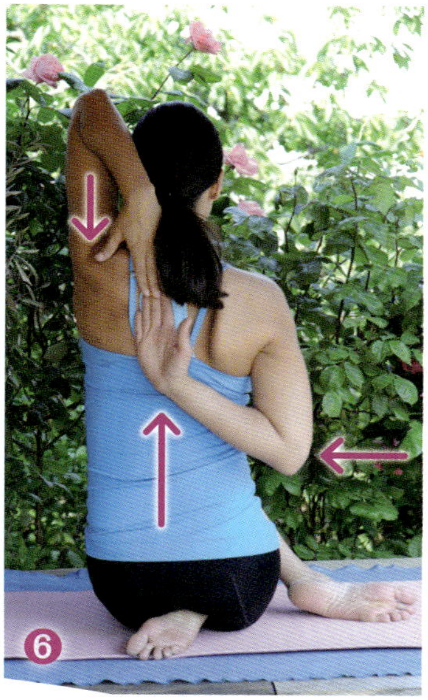
6

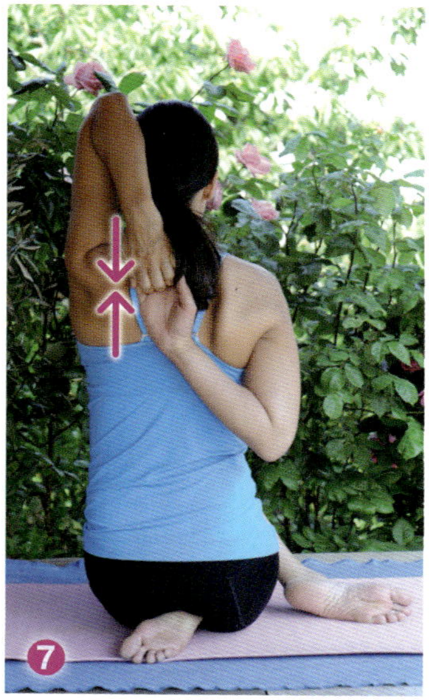
7

Le + Féminin

Cette façon de positionner les jambes les soulage des crampes et permet de travailler le plancher pelvien.

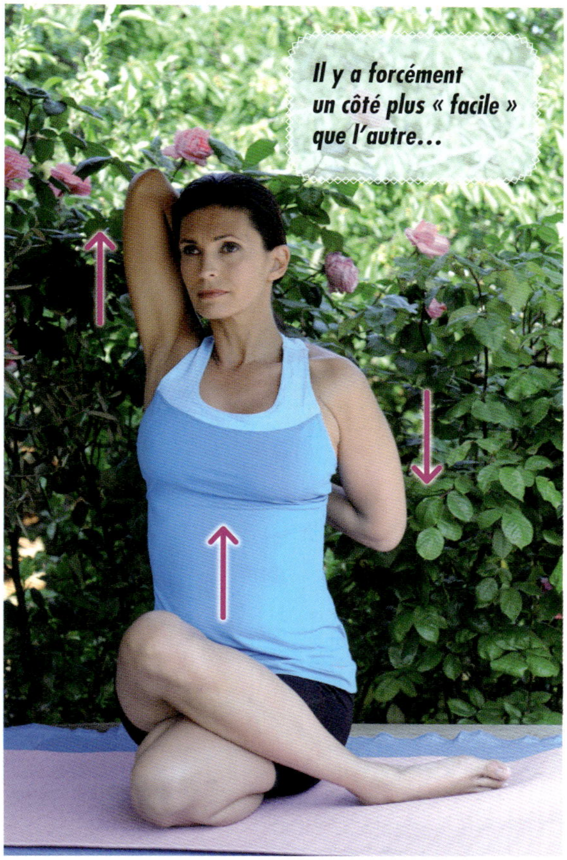
Il y a forcément
un côté plus « facile »
que l'autre...

Respiration et répétition

Respiration complète. Ouvrez la cage thoracique. Maintenez l'étirement de 30 à 60 secondes de chaque côté.

Points importants

Conservez le bassin bien stable.

Contre-indications

Douleurs aux épaules ou aux mains.

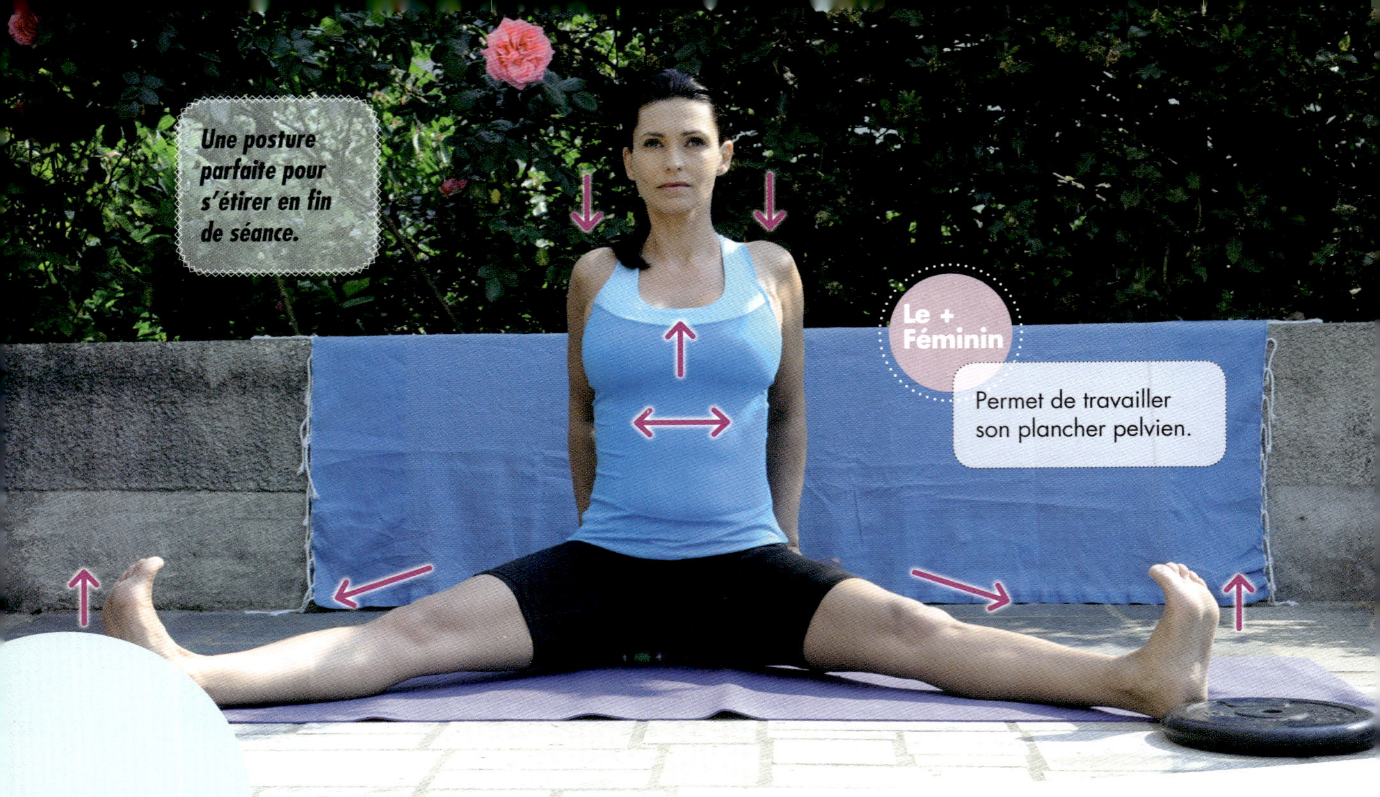
Une posture parfaite pour s'étirer en fin de séance.
Le + Féminin
Permet de travailler son plancher pelvien.

POSTURE DU BÂTON SIMPLIFIÉE

cœur de séance

Entrer dans la posture

Le but de cette posture est d'avoir le dos le plus droit possible. Pour ce faire, asseyez-vous au sol (avec ou sans couverture sous les fesses), jambes tendues et aussi écartées que vous le pouvez. Le buste forme un angle droit avec les jambes. Les pieds sont flex, retenus par des poids. Les bras sont positionnés de part et d'autre des fesses, les épaules basses et en arrière. Vous pouvez mettre des couvertures ou des cales sous les mains pour adapter la hauteur afin d'optimiser l'ouverture de la poitrine.

Sortir de la posture

Détendez les épaules en les faisant rouler en arrière puis en avant, effectuez des rotations de la tête, puis relâchez les jambes.

Respiration et répétition

Respiration naturelle, le ventre toujours souple. Restez 1 minute puis tentez d'allonger le temps. Répétez une à deux fois.

Bienfaits

- Tonifie le dos.
- Renforce la colonne vertébrale.
- Étire la nuque, l'arrière des jambes.
- Améliore la posture.

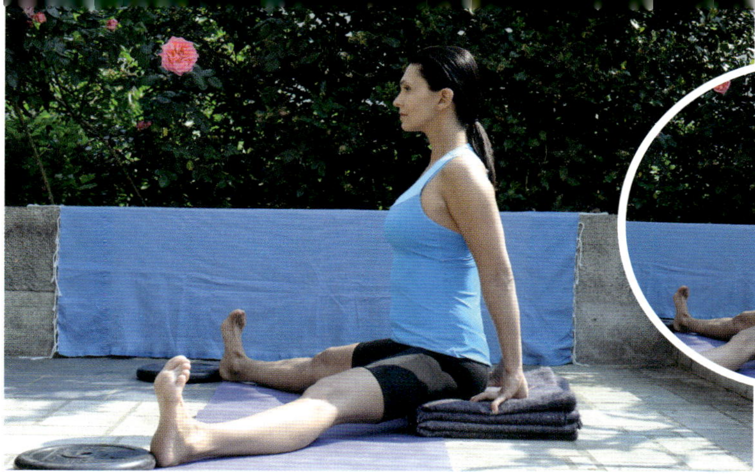

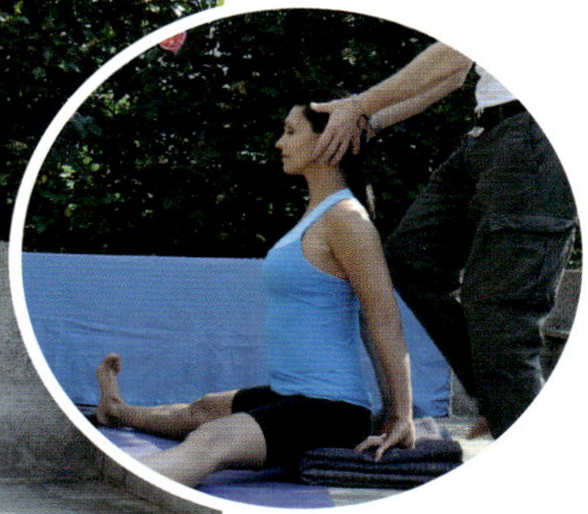

On peut aussi solliciter une aide extérieure et délicate !

Points importants

On adapte la posture en fonction du volume du ventre. Les jambes s'écartent pour laisser passer le ventre. On peut aussi se servir d'une sangle pour travailler le dos. Le dos travaille à partir du bassin. Profitez de la souplesse que vous offre la grossesse.

Contre-indications

Blessures au dos.

Astuce !

Une manière simple d'être sûre d'avoir le dos droit : attrapez le haut de la fesse de chaque côté pour la dégager vers l'arrière.

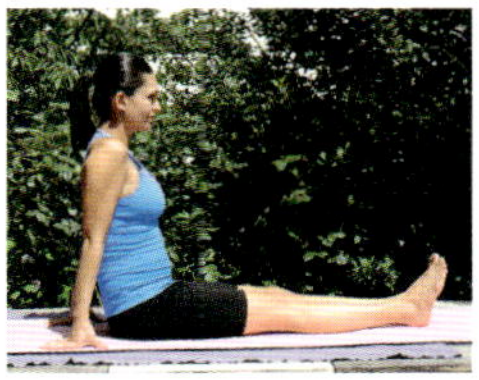

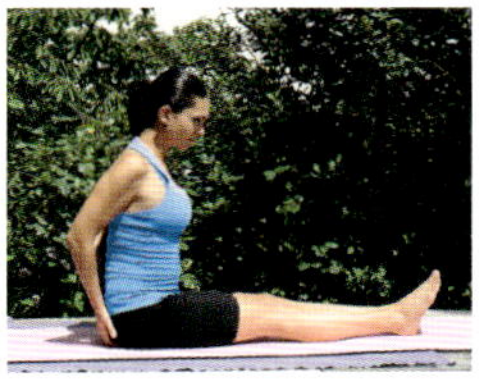

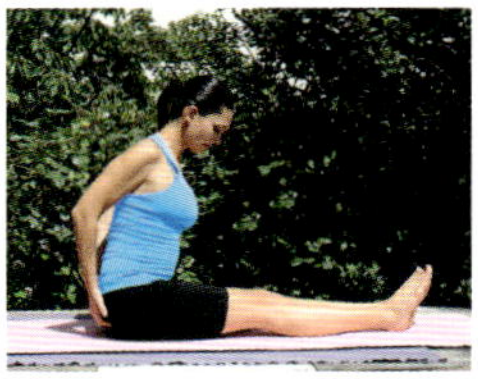

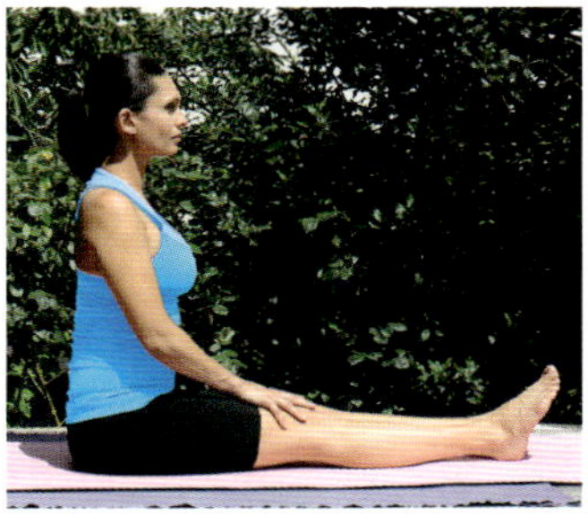

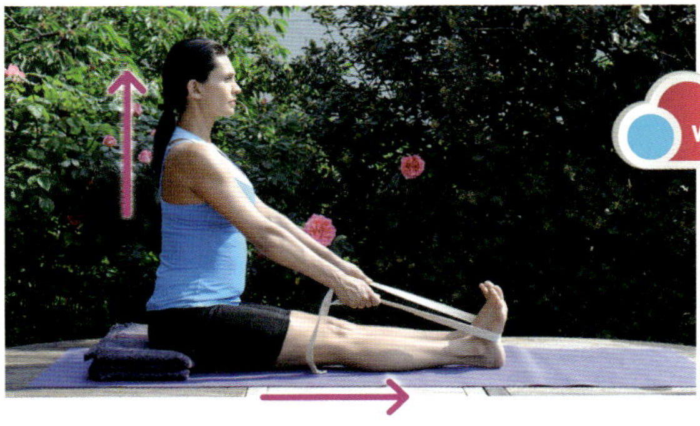

VARIANTE *guidée*

Prenez une sangle ou une ceinture, passez-la derrière les pieds pour maintenir le dos le plus droit possible.

TORSION AVEC UNE CHAISE

Entrer dans la posture

Assise sur une chaise, comme indiqué sur la photo, le dos droit, calez une brique de mousse ou un coussin entre les genoux. Une fois bien positionnée, exercez une torsion en attrapant fermement le dossier de la chaise avec les deux mains. Ce sont les épaules qui entraînent le mouvement, pas la tête. Respirez dans les côtes. Le visage est dirigé vers le côté où l'on se tourne.

Sortir de la posture

Ramenez doucement les épaules dans l'alignement des hanches.

Respiration et répétition

Inspirez dans les côtes, de 30 secondes à 3 minutes, puis expirez en revenant en position initiale. Deux fois de chaque côté.

Points importants

Pratiquée le matin, cette posture met en forme ! La brique entre les jambes soulage les douleurs des hanches… même allongée sur le côté.

Contre-indications

Douleurs aux épaules ou torticolis.

Le + Féminin

Tonifie la poitrine ! Améliore le maintien.

Bienfaits

- Soulage les tensions de la colonne vertébrale.
- Détend les hanches.
- Ouvre la poitrine.
- Tonifie les abdominaux, les bras.
- Stimule la digestion.
- Étire les fessiers, les pectoraux, le cou, le dos.

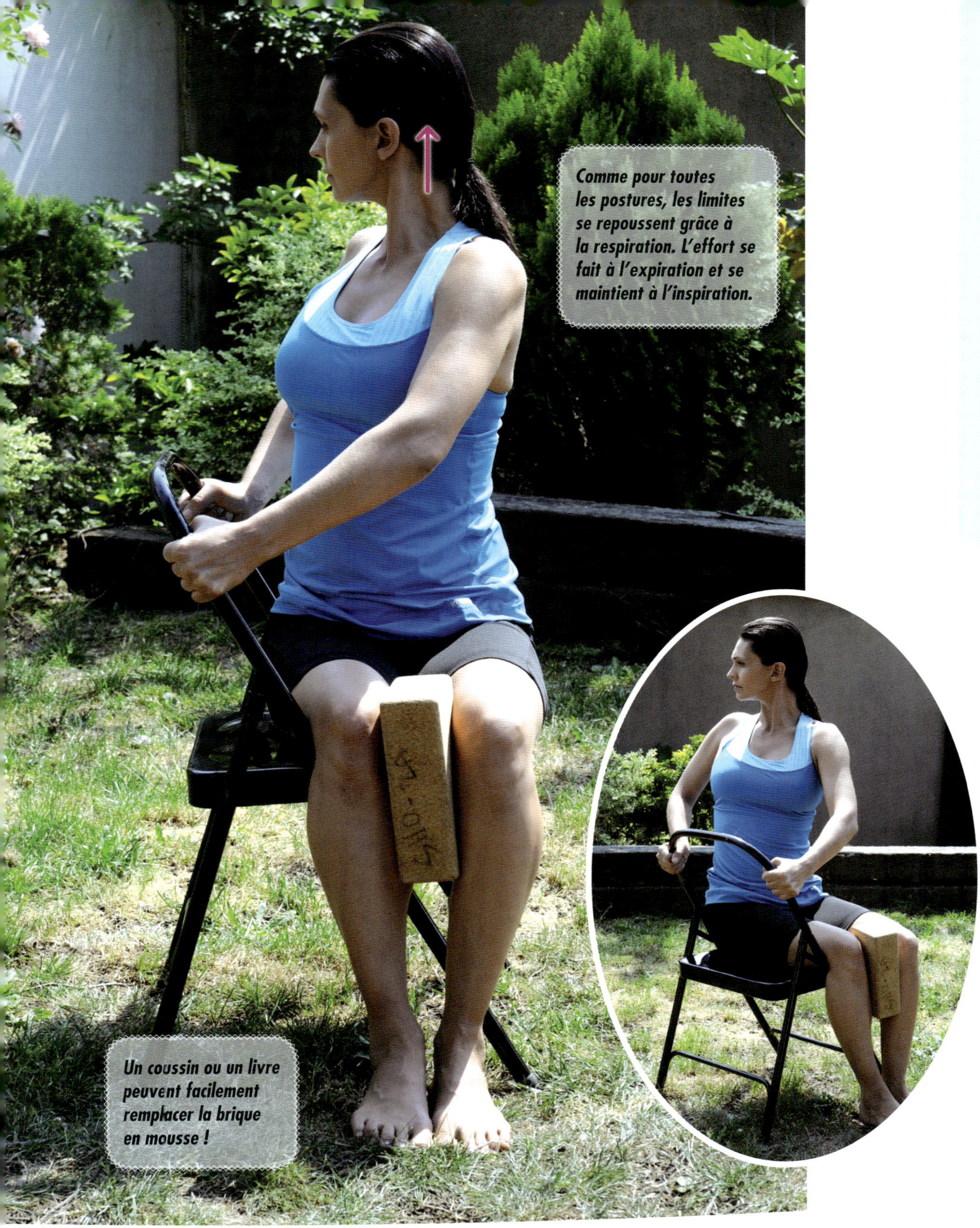

Comme pour toutes les postures, les limites se repoussent grâce à la respiration. L'effort se fait à l'expiration et se maintient à l'inspiration.

Un coussin ou un livre peuvent facilement remplacer la brique en mousse !

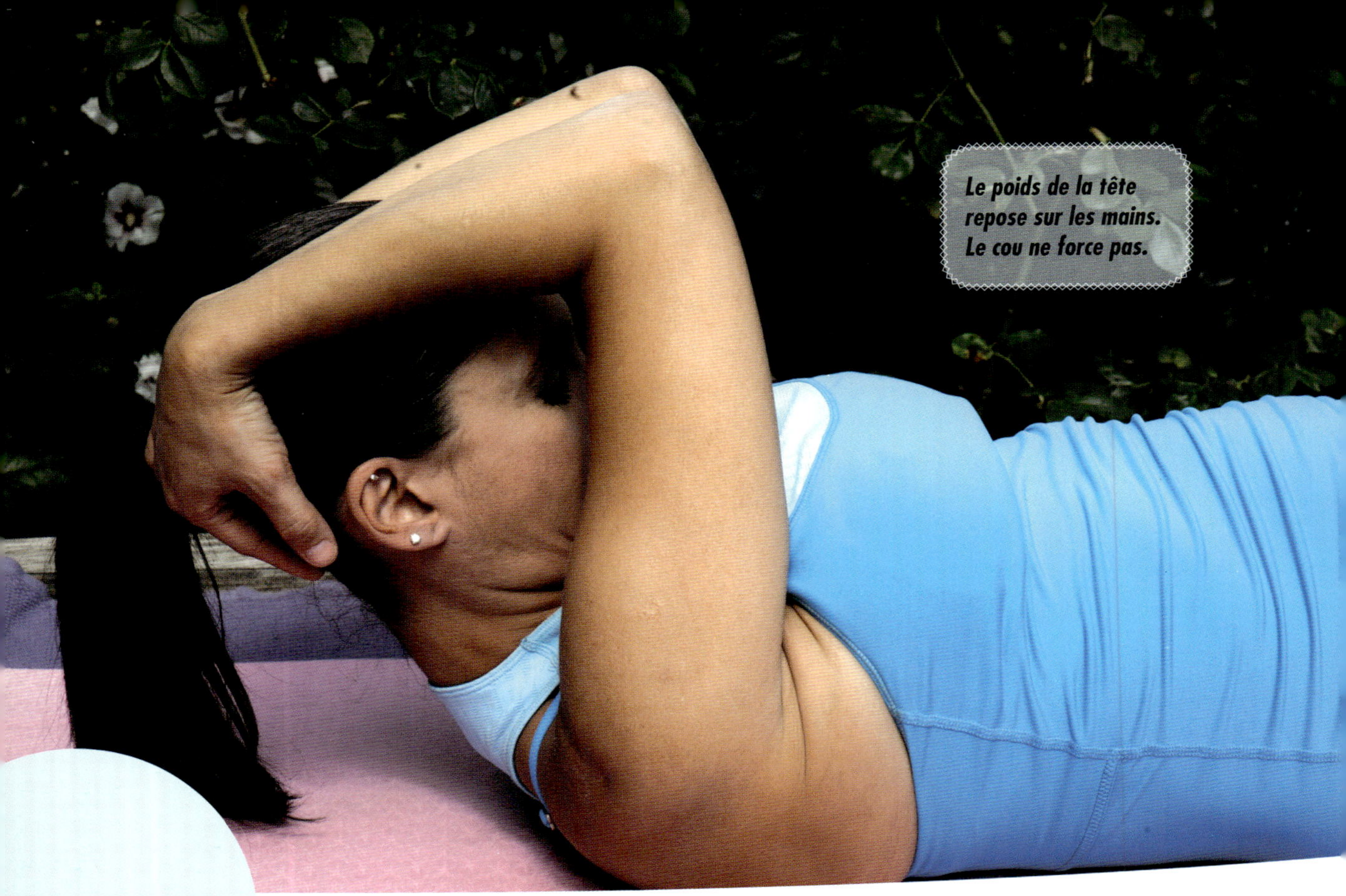
Le poids de la tête
repose sur les mains.
Le cou ne force pas.

APPRENDRE À POSER LA TÊTE

Qu'il s'agisse de poser sa tête pour entrer dans une posture de yoga ou pour s'installer en relaxation, il est important de ne pas se faire mal... Poser sa tête n'importe comment peut tout simplement avoir de douloureuses répercussions...

Voici les étapes à suivre pour préserver les cervicales

Une fois allongée, prendre la tête dans ses mains, s'assurer qu'elle soit bien alignée avec la colonne vertébrale, le menton pointé vers le sternum et la poser délicatement sur le sol.

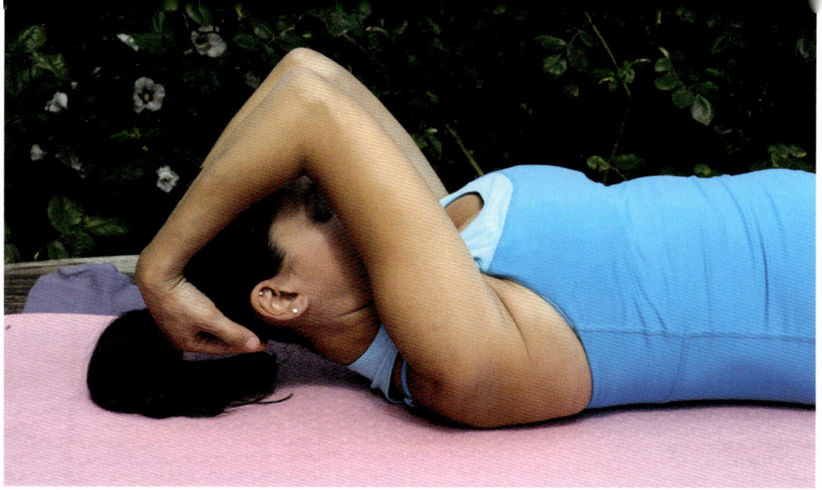

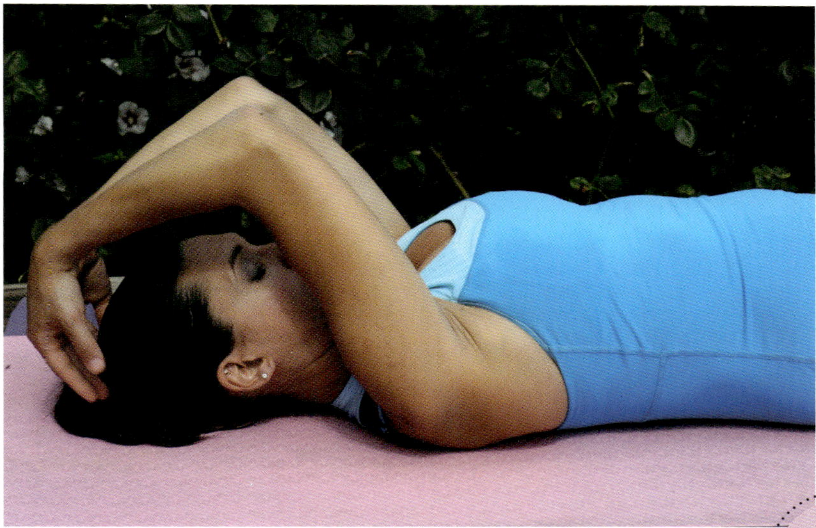

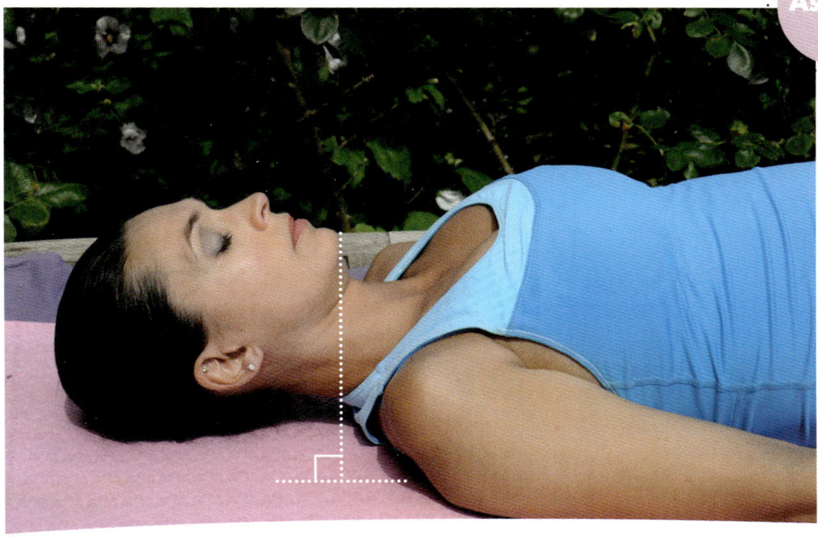

Astuce !

La ligne du menton est perpendiculaire au sol, comme elle doit être parallèle au sol quand on est debout.

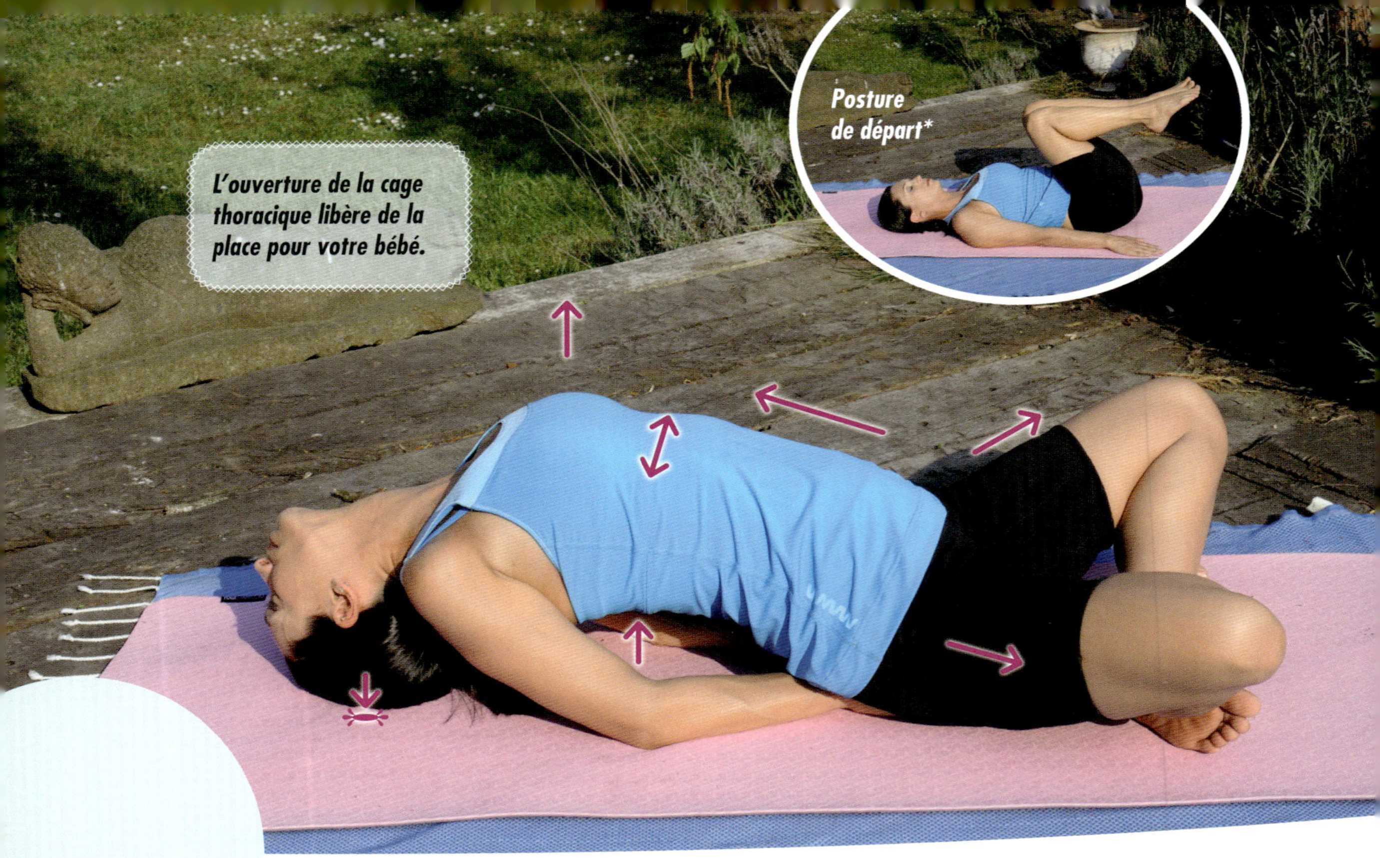

L'ouverture de la cage thoracique libère de la place pour votre bébé.
Posture de départ*

LE POISSON *ou Matsyasana*

cœur de séance

Entrer dans la posture

Allongez-vous, les bras le long du corps, les talons flex. Glissez les mains sous vos fesses, paumes ouvertes. Sur une inspiration, appuyez les avant-bras dans le sol en pliant légèrement les coudes, cambrez-vous pour ouvrir la cage thoracique vers le ciel et placez la tête renversée en arrière. Le poids du haut du corps est essentiellement réparti sur les coudes et le sommet du crâne. Les jambes peuvent rester tendues, se plier en tailleur ou se mettre en papillon, plante de pied contre plante de pied.

Respiration et répétition

Cette posture renforce le système respiratoire. Lors de la pratique, la respiration se fait plus profondément en ouvrant la cage thoracique. Maintenez la posture de 30 à 60 secondes.

* Cette posture de départ peut aussi être la posture de fin, en compensation, en écartant légèrement les jambes et en retenant les genoux ou les tibias avec les mains.

Points importants

Ne pas casser la nuque. Pas de tension dans le cou.

Contre-indications

Douleurs cervicales, problèmes de tension artérielle ou maux de tête.

Le + Féminin

Aide à lutter contre la constipation et les hémorroïdes… (Maux malheureusement courants durant la grossesse et après l'accouchement.)

Bienfaits

- Étire la nuque, la poitrine et la cage thoracique.
- Renforce la nuque, les épaules, la colonne vertébrale, les abdominaux.
- Améliore la posture.
- Assouplit le bassin.
- A une action bénéfique sur la glande thyroïde, l'asthme, la bronchite, les soucis chroniques de gorge, les fonctions rénales.

VARIANTE

Plus facile.

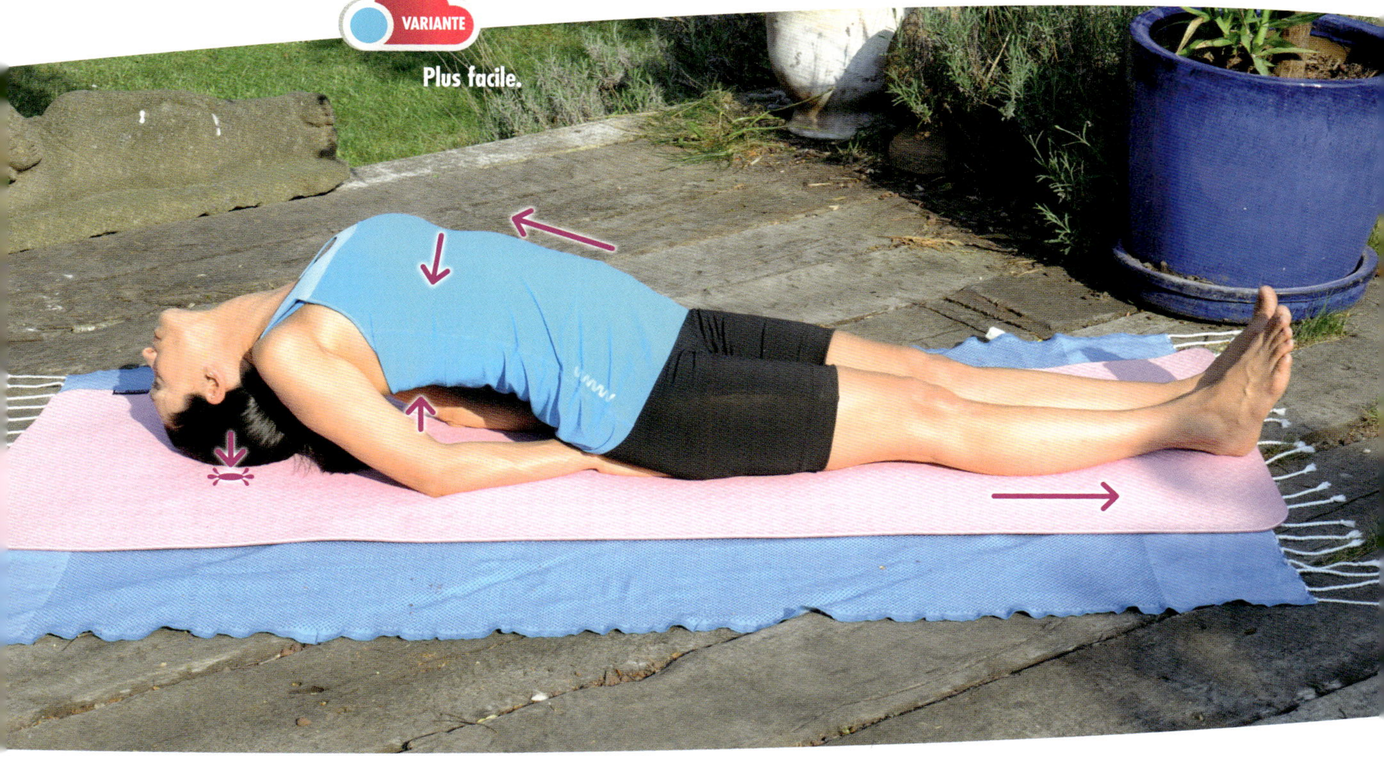

Point d'appui.

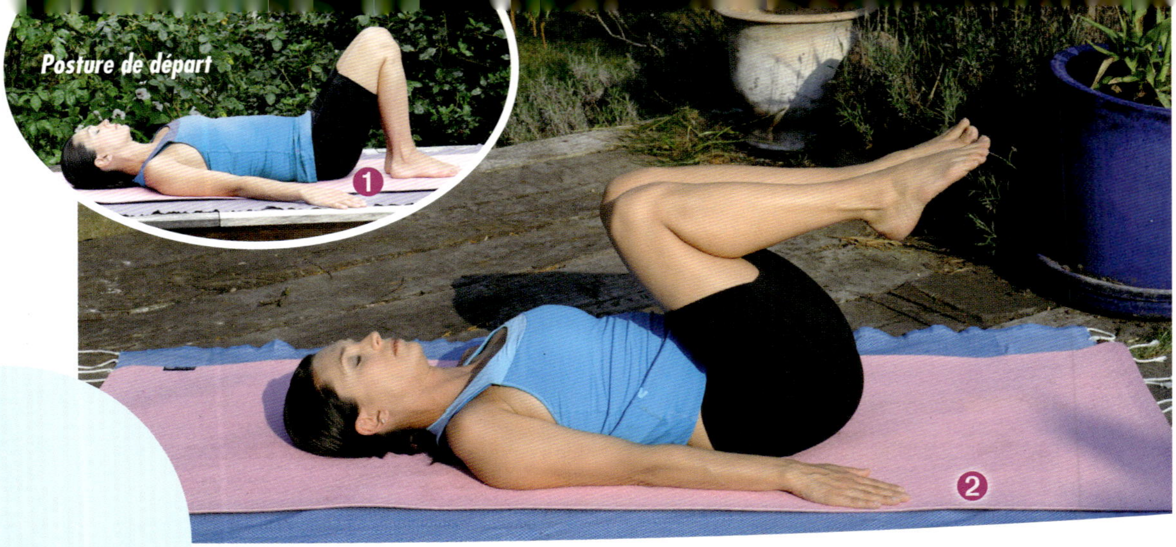

LE CROCODILE SIMPLIFIÉ

cœur de séance

Entrer dans la posture

Posture de départ **(1)**. Allongée au sol, les bras écartés de part et d'autre, repliez les jambes sur l'abdomen **(2)** (posture du vent). Descendez lentement les jambes sur le côté de façon à toucher le sol, la tête se tourne du côté opposé. Le haut du dos reste au sol, les jambes pivotent avec les hanches **(3)**. Remontez les jambes sur le ventre, puis effectuez la posture de l'autre côté **(1)**.

Sortir de la posture

Remontez les genoux à la poitrine, prenez le temps d'une respiration. Puis posez les pieds au sol, allongez les jambes, passez sur le côté gauche et relevez-vous lentement.

Respiration et répétition

Expirez en descendant les jambes sur le côté. Maintenez la posture de 30 secondes à 3 minutes.

Points importants

Gardez les omoplates collées au sol.
Pratiquée le matin, cette posture met en forme !

Contre-indications

Douleurs aux épaules ou torticolis.

Bienfaits

- Tonifie les abdominaux, le dos, le cou, la rate, le foie, le pancréas et les fonctions digestives.
- Soulage la tension dans la colonne vertébrale et les douleurs du bas du dos et des hanches.
- Détend les hanches.
- Assouplit la colonne vertébrale et la nuque.
- Stimule le cœur, les poumons.
- Ouvre la poitrine et donc toute la cage thoracique.

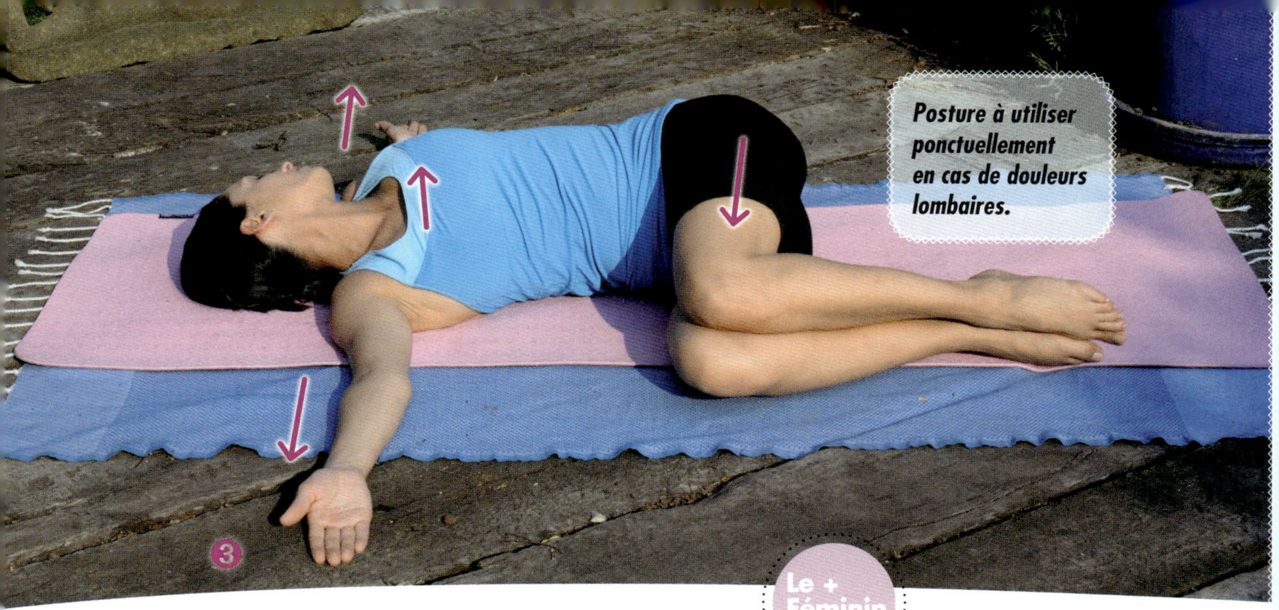

Le + Féminin

Réduit l'embonpoint. Affine la taille après la grossesse.

1 VARIANTE

Une fois en torsion, vous pouvez déplier les jambes qui se trouvent alors en angle droit avec votre buste. Repliez-les pour changer de côté.

2 VARIANTE

À utiliser à la fin de chaque torsion. Ramenez le haut du corps vers le côté où sont les jambes. Les mains se retrouvent paume contre paume. Respirez dans le dos.

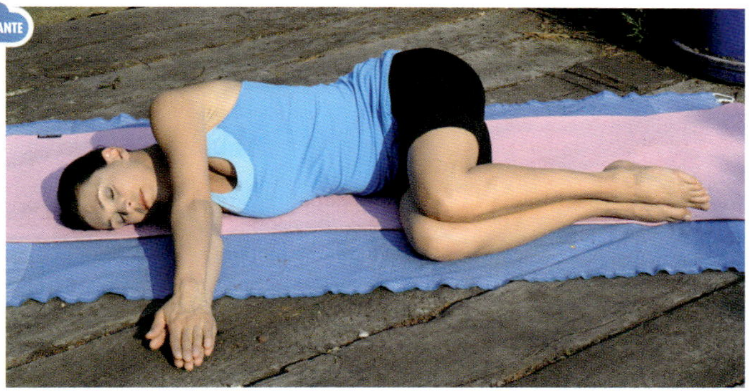

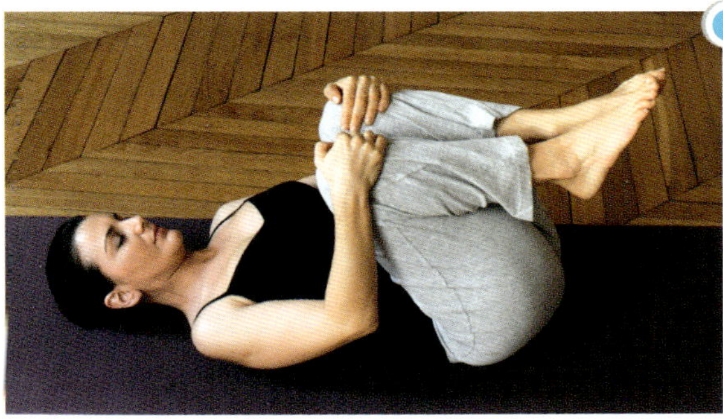

CONTRE POSTURE

Pour étirer la zone lombaire qui vient d'être sollicitée, repliez les genoux sur la poitrine, maintenez-les avec les mains pour exercer des pressions douces, effectuez de petits cercles dans un sens puis dans l'autre.

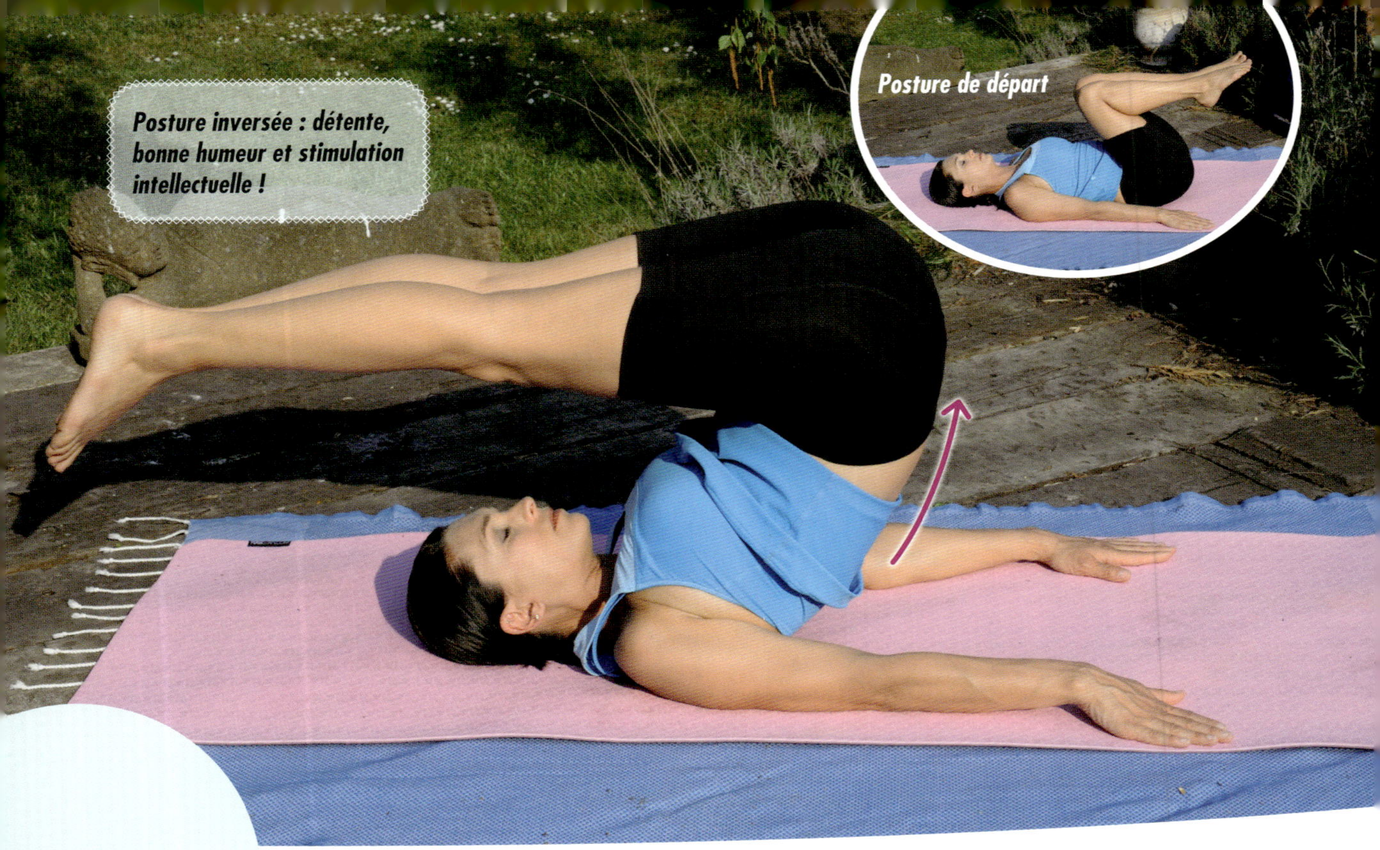
Posture inversée : détente, bonne humeur et stimulation intellectuelle !
Posture de départ

LA CHARRUE *ou Halasana*

cœur de séance

Entrer dans la posture

Allongée, les bras le long du corps, les paumes face au sol, repliez les genoux sur l'abdomen. Sur une expiration, basculez les jambes, tendues ou pliées au-dessus de la tête. Aidez-vous des mains, si vous le voulez, en les plaçant sur les reins. Puis tendez les jambes, de manière à ce qu'elles soient parallèles au sol.

Sortir de la posture

Sur une expiration, déroulez vertèbre par vertèbre en gardant les jambes tendues jusqu'à ce que le bas du dos soit au sol ou pliez les jambes et posez les pieds doucement. Allongez les jambes. Si vous devez vous relever, passez sur le flanc gauche et redressez-vous.

Respiration et répétition

Respirez dans le dos. Maintenez la posture durant 1 à 5 minutes.
Une seule fois suffit, d'autant que vous pouvez peu à peu étirer la posture en longueur.

Bienfaits

- Libère les espaces intervertébraux, tonifie les muscles rachidiens et le dos, les abdominaux, les triceps.
- A une action sur le système digestif.
- Soulage les maux du dos, de tête.
- Si elle est pratiquée régulièrement, cette posture calme et aide à lutter contre l'insomnie, la déprime et les rhumes.
- Cette posture inversée fait affluer le sang, grâce à la pesanteur, vers la région cervicale et la tête : action bénéfique sur la glande thyroïde, les problèmes de gorge, de palpitations, les bronchites.
- Étire les fessiers.

Points importants

Les jambes doivent toujours être tendues. On peut aussi poser les pieds au sol, pointés ou non, en postnatal. La langue, la gorge et le cou doivent être détendus.

Contre-indications

Sciatique, hypertension. À éviter en période de règles ou de saignements (retour de couches) et dès que le ventre devient proéminent.

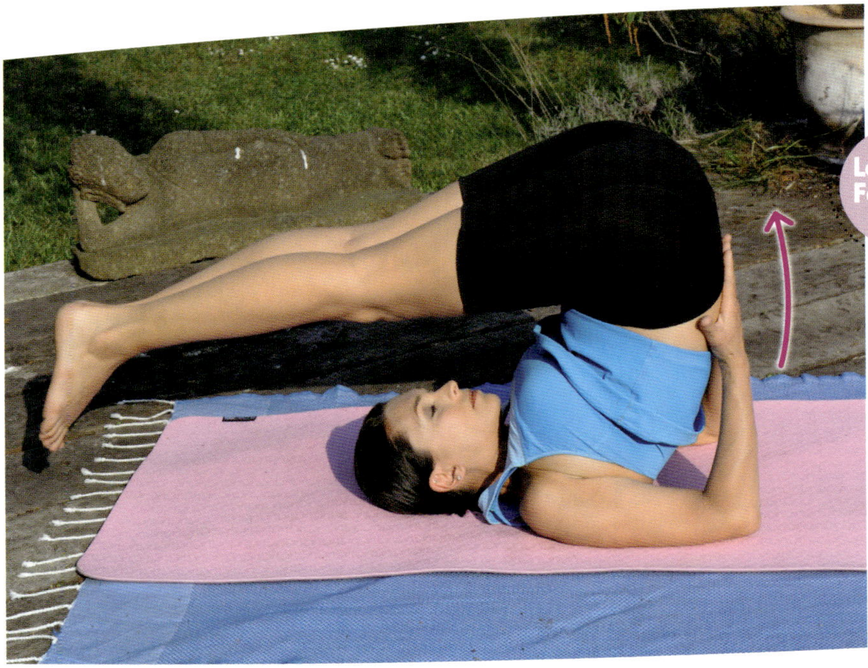

Le + Féminin

Combat les hémorroïdes, les problèmes de menstruations et les troubles urinaires.

LA CHANDELLE *ou Sarvangasana*

Entrer dans la posture

Les bras le long du corps, les paumes face au sol, repliez les genoux sur l'abdomen **(1)**. Sur une expiration, basculez les jambes, tendues ou pliées au-dessus de la tête. Les mains viennent se placer sur les reins **(2)**. Une fois en posture de la Charrue, tendez les jambes, puis remontez-les le plus haut possible, les mains se plaçant sur les côtes. Le bas du corps est perpendiculaire au sol **(3)**.

Bienfaits

- Régularise et irrigue la thyroïde et la parathyroïde, situées dans le cou, ainsi que le métabolisme de base.
- La tête étant en position inversée et le cou bloqué, la circulation du sang afflue et apaise les nerfs, donc déstresse, calme, soulage de l'insomnie et de la déprime. Elle chasse aussi les maux de tête et a une action sur le rhume (si on la pratique régulièrement).
- Libère les espaces intervertébraux.
- Tonifie et étire les muscles rachidiens, en haut de la colonne vertébrale, ainsi que l'ensemble du dos, la nuque, les épaules, les triceps, les abdominaux, les fessiers, les quadriceps.
- Optimise la circulation sanguine cervicale et booste ainsi le cerveau.
- La position étant inversée, la pesanteur favorise la circulation de retour. Elle irrigue donc plus généreusement.
- Favorise la digestion (grâce à l'action de la pesanteur sur les abdominaux).
- Tonifie le diaphragme.

Sortir de la posture

On peut passer par la posture de la Charrue (voir page précédente) ou replier les genoux vers le front, arrondir le dos, mettre les paumes au sol et revenir en déroulant doucement la colonne vertébrale.

Respiration et répétition

Respirez dans le dos, c'est-à-dire sous vos mains, vous devez sentir les côtés s'étirer à chaque inspiration. Maintenez de 30 secondes à... 15 minutes, selon vos possibilités et votre confort dans la posture.

Points importants

Maintenez le menton en contact avec le sternum et les genoux bien tendus. Contractez le plancher pelvien. À éviter en cas de règles douloureuses ou de retour de couches.

Contre-indications

Hypertension, vertiges, troubles oculaires, problèmes au cou, infection des oreilles. Comme toutes les postures inversées, vous ne devez pas la pratiquer pendant la période de menstruation.

Posture de départ

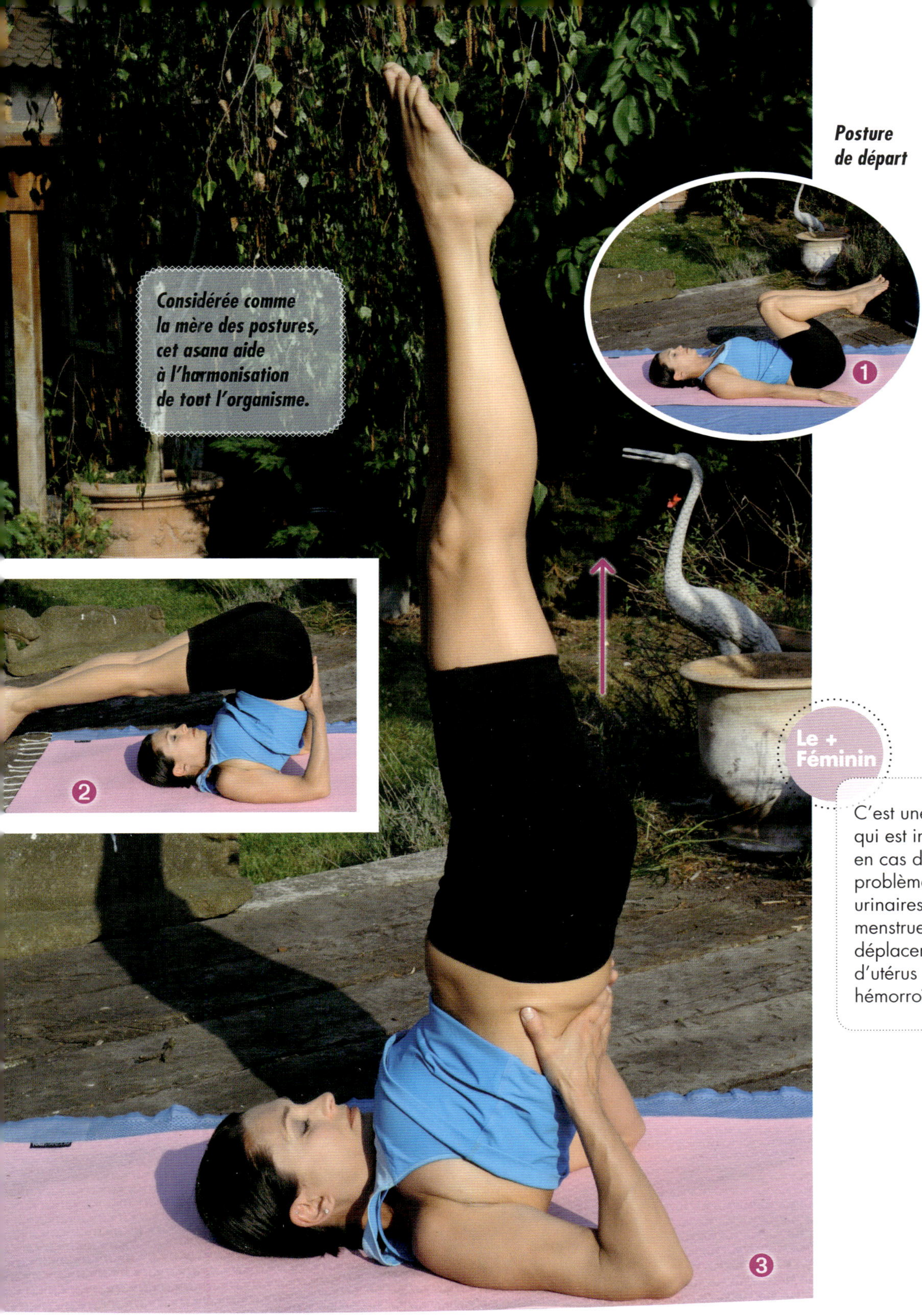

Considérée comme la mère des postures, cet asana aide à l'harmonisation de tout l'organisme.

Le + Féminin

C'est une posture qui est indiquée en cas de problèmes urinaires, troubles menstruels, déplacement d'utérus ou hémorroïdes.

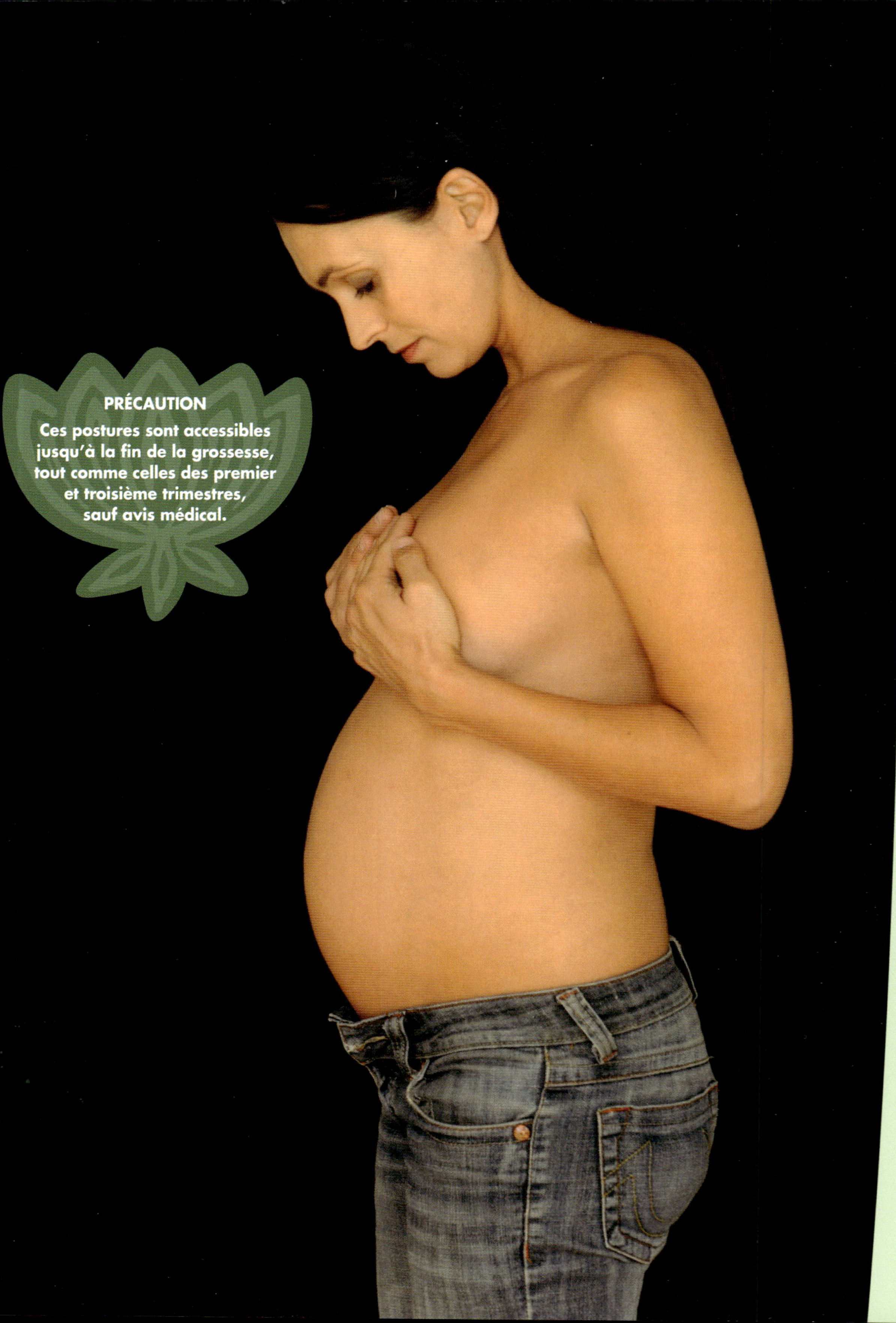

PRÉCAUTION

Ces postures sont accessibles jusqu'à la fin de la grossesse, tout comme celles des premier et troisième trimestres, sauf avis médical.

CHAPITRE 2

Deuxième trimestre de grossesse

18 postures

À partir du deuxième trimestre, on considère que les dangers et les craintes les plus vives sont écartés… L'éventail de postures peut donc s'élargir.

La prise de poids commence à se faire sentir et c'est souvent à ce moment-là que les jambes sont lourdes, en raison d'un retour veineux moins tonique. C'est pourquoi nous avons essentiellement choisi des postures destinées à les soulager.

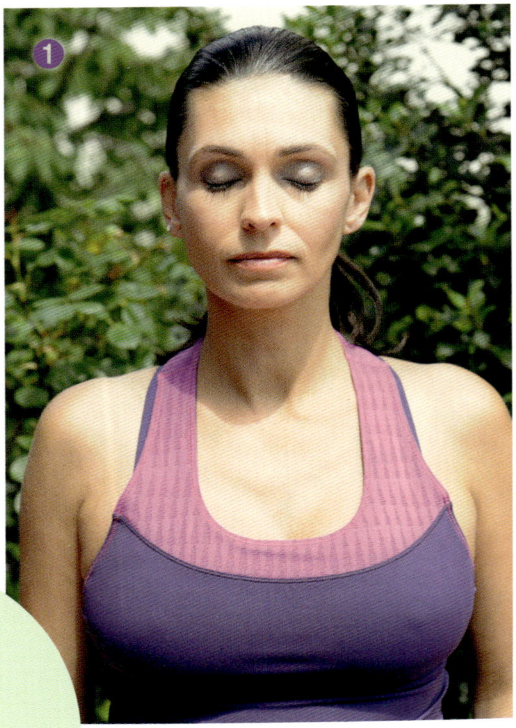

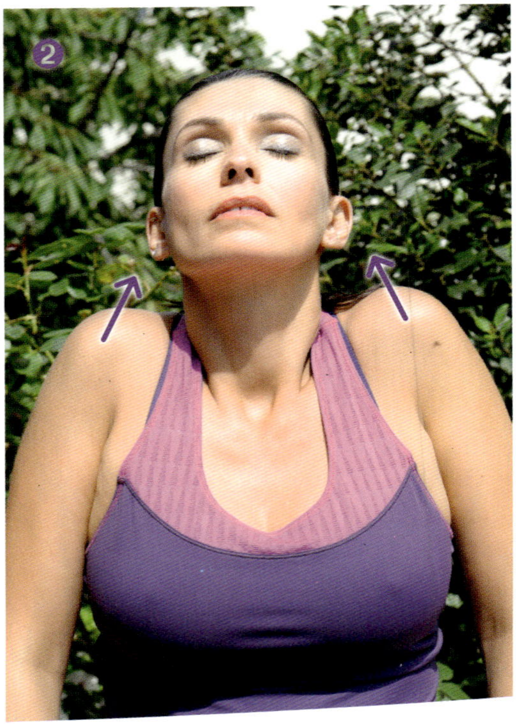

EXERCICE DES ÉPAULES

échauffement • refroidissement

Déroulement

Debout, assise en tailleur, sur une chaise ou à genoux. Commencez les épaules basses **(1)**, montez–les vers les oreilles simultanément **(2)** puis roulez-les vers l'arrière **(3)** et ensuite vers l'avant **(4)**. À faire cinq fois de chaque côté.

Note de Clara : imaginez les mouvements qu'une tortue ferait pour sortir de sa carapace…

Bienfaits

- Tonifie les épaules.
- Fait travailler l'articulation des épaules.
- Détend le cou, les épaules et le haut du dos.
- Favorise la circulation du sang entre les omoplates.
- Un mouvement pour se décontracter à tout moment de la journée.

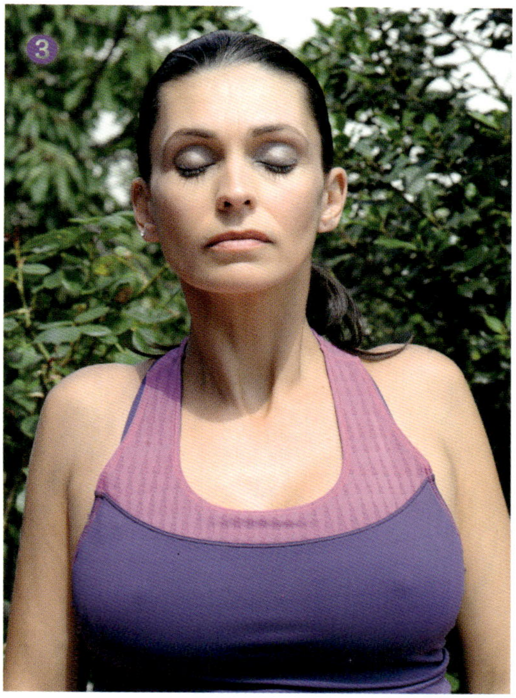
3

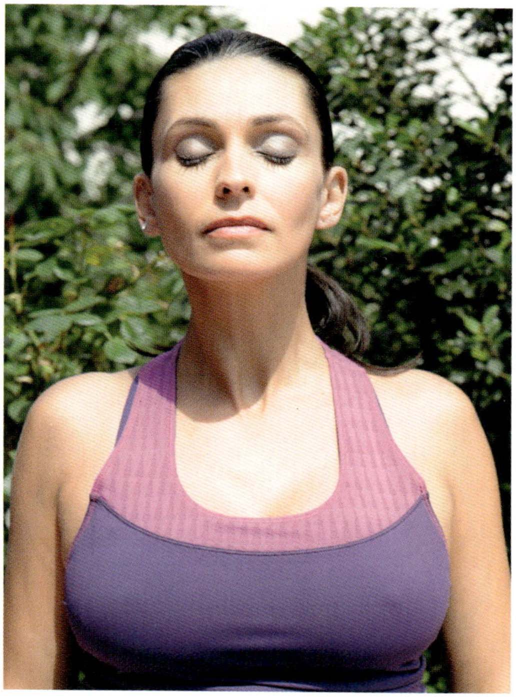

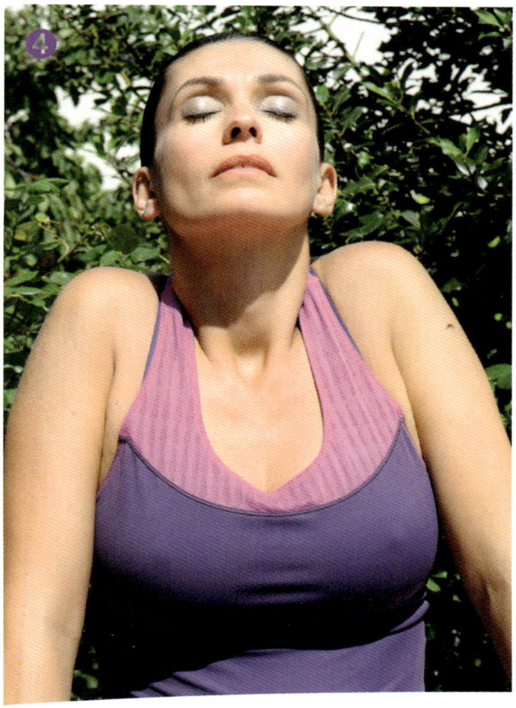
4

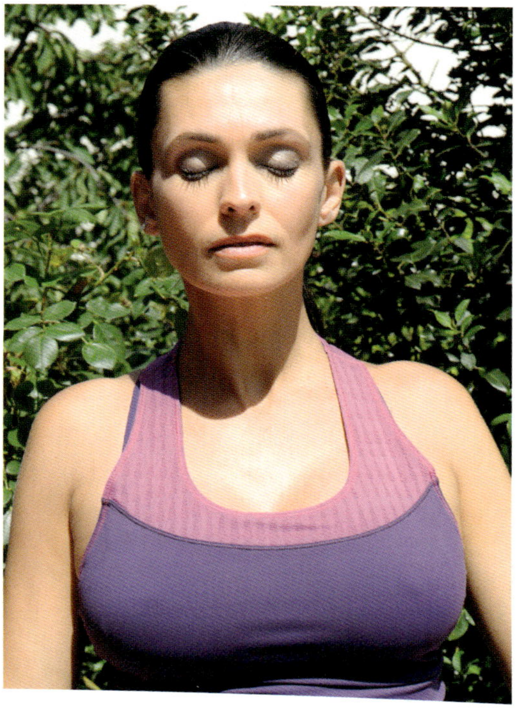

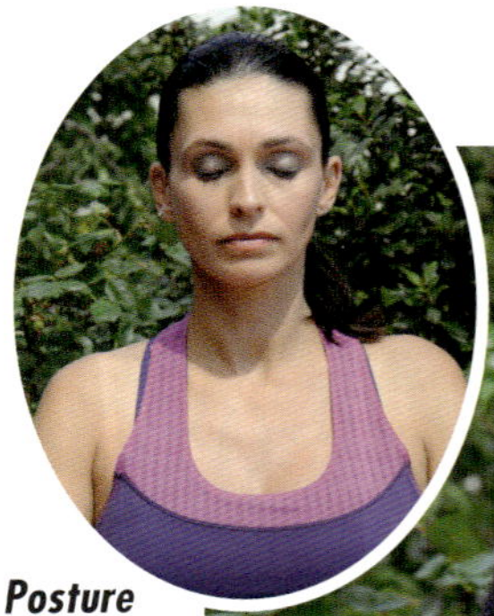

Posture de départ

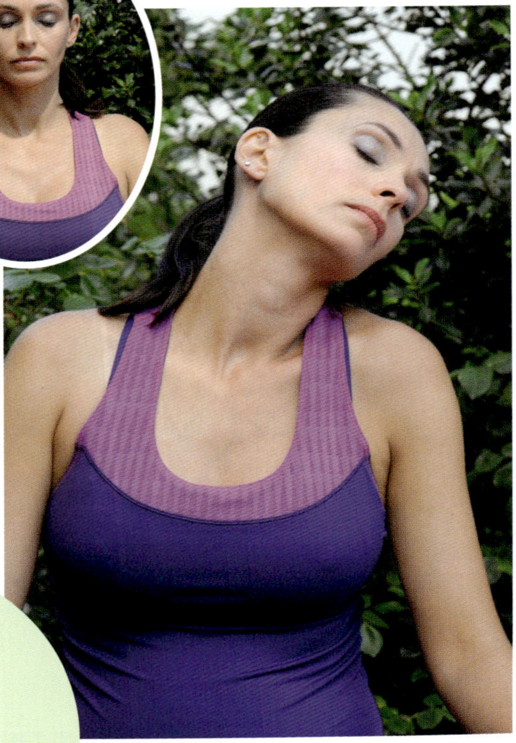

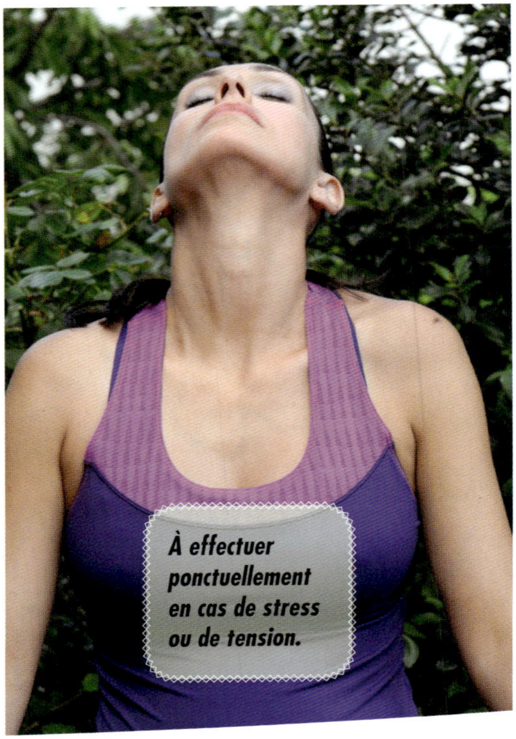

À effectuer ponctuellement en cas de stress ou de tension.

EXERCICE DU COU

échauffement • refroidissement

Déroulement

Le corps aligné, assis ou debout, les épaules basses. Effectuez des rotations très lentes avec le cou. Ressentez la fluidité du mouvement, servez-vous du poids de la tête pour sentir l'étirement. Ralentissez encore si vous ressentez des tensions et arrêtez-vous en cas de douleurs. Le menton vient caresser les épaules et le sternum. À faire cinq fois de chaque côté.

Le + Féminin

À utiliser ponctuellement dans la journée en cas de fatigue ou raideur de la nuque.

Bienfaits

- Détend le cou et le haut du dos.

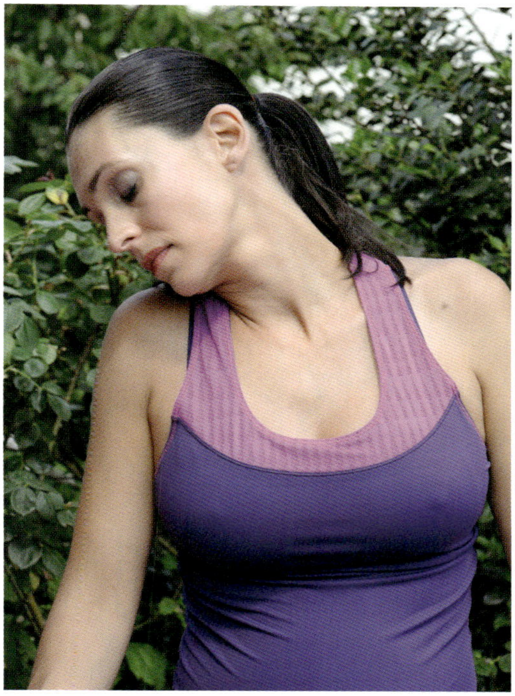

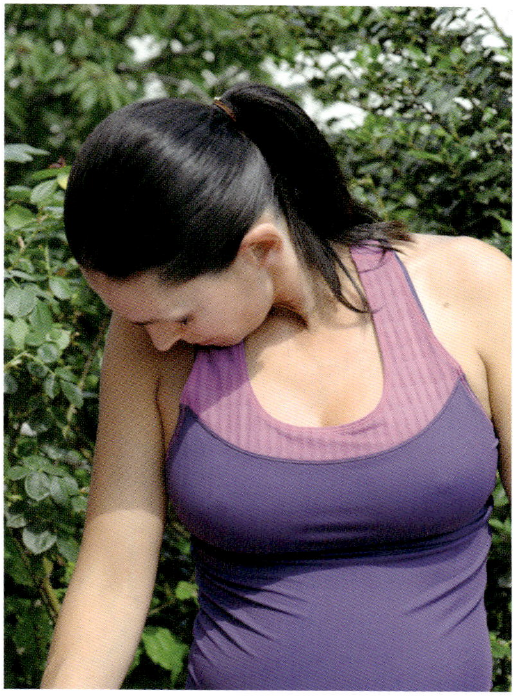

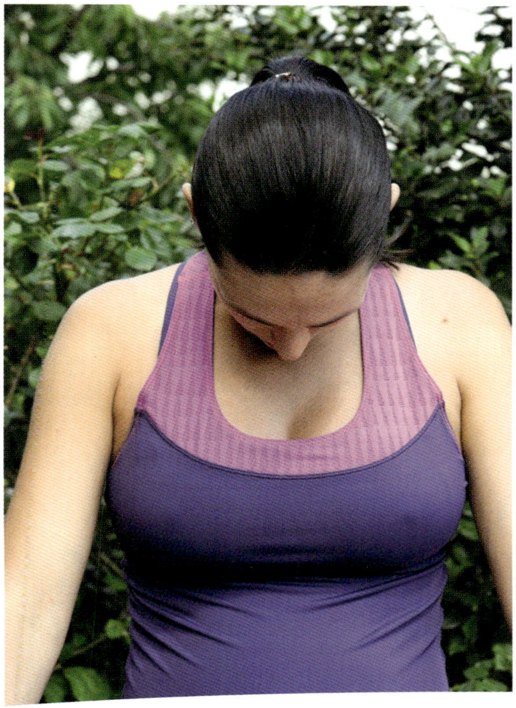

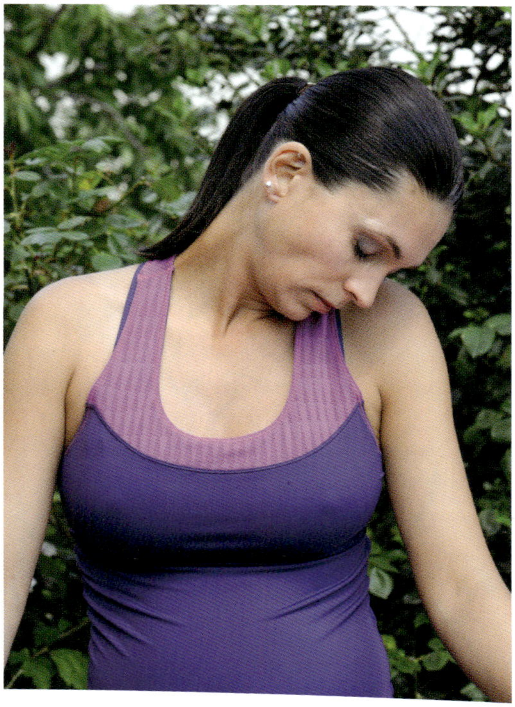

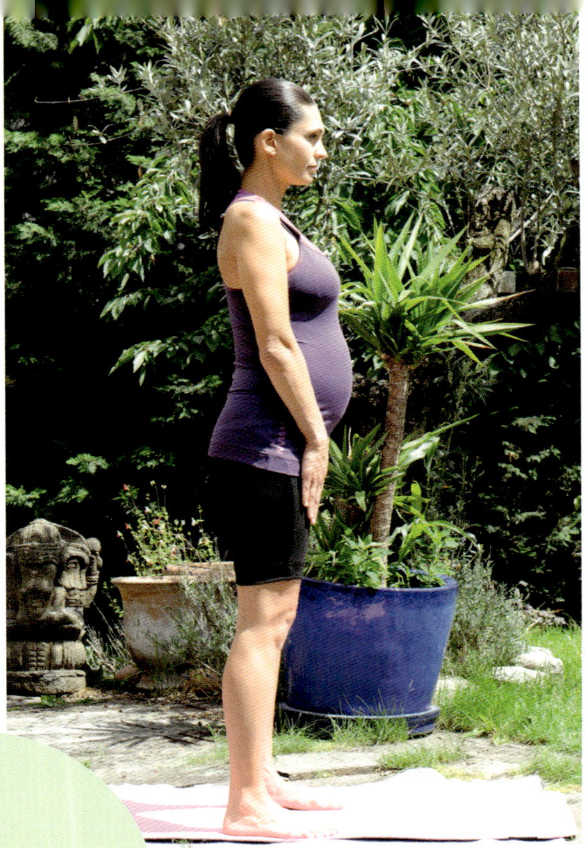

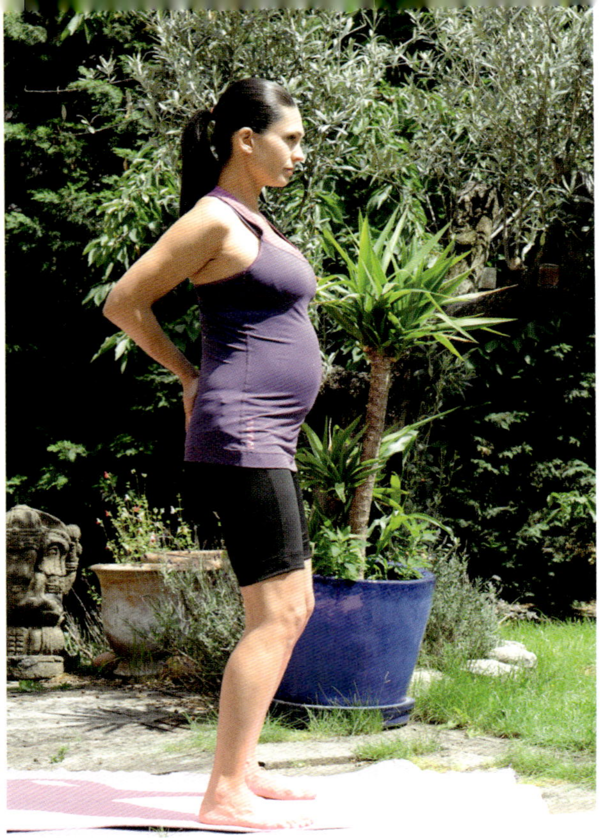

PLACEMENT DU BASSIN

échauffement • refroidissement

À partir du deuxième trimestre, mais aussi en fonction de chacune, le ventre commence à devenir volumineux. Le corps a tendance à compenser cette nouvelle surcharge par une bascule du bassin et se cambre. Certaines femmes laissent ainsi leur ventre « tomber » vers l'avant. Plus la cambrure s'accentue, plus elle pince et se fait douloureuse. Elle peut même avoir une influence néfaste sur la respiration. Il faut simplement en prendre conscience, en se regardant de profil dans une glace, par exemple, et rectifier la posture pour se soulager. À user sans modération !

Position

Pliez les genoux légèrement, les mains sur le sacrum, puis placez une main sur le ventre, épaules basses, la nuque dans le prolongement de la colonne vertébrale. Basculez le bassin, pubis en avant, en serrant les fesses et en vous étirant, les hanches s'éloignent des côtes, laissant plus de place au bébé. La respiration est abdominale. « Avalez votre ventre », il n'y a aucune raison de le laisser « pendre ». Puis revenez en position initiale, les jambes droites.

Bienfaits

- **Soulage les lombaires, étire le dos, tonifie les fesses et renforce le transverse, la partie abdominale qui soutient bébé...**

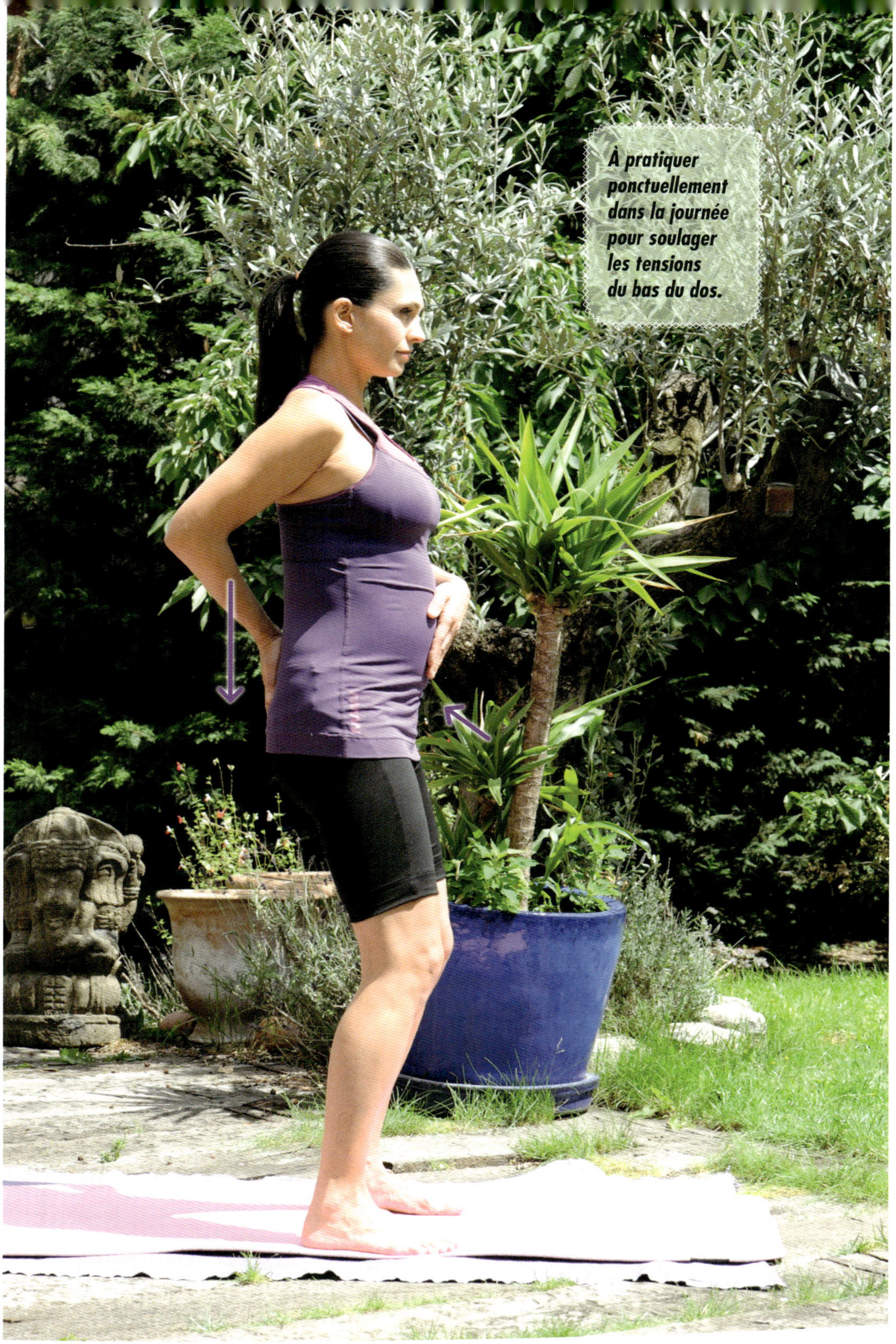
À pratiquer ponctuellement dans la journée pour soulager les tensions du bas du dos.

ROTATION DE LA TAILLE *ou Katī cakrasana*

échauffement • refroidissement

Entrer dans la posture

Debout, les jambes écartées de la largeur des hanches, la main gauche sur l'épaule droite, le bras droit dans le dos venant se poser sur la hanche opposée. Effectuez une torsion du haut du corps vers la droite, la tête reste en place. Revenez en position initiale, puis effectuez la posture de l'autre côté.

Sortir de la posture

Revenez de face, en posture de la Montagne.

Respiration et répétition

La torsion se fait sur l'expiration, à maintenir les poumons vides. Effectuez la posture, cinq fois de chaque côté, puis réalignez le corps.

Points importants

Les jambes doivent rester solidement ancrées dans le sol et bouger le moins possible. La position des mains varie en fonction du volume du ventre.

Contre-indications

Aucune.

Le + Féminin

Permet de travailler son plancher pelvien. Affine la taille après la grossesse !

Bienfaits

- Tonifie le dos, la taille, l'abdomen et les jambes.
- Étire la colonne vertébrale et aide à la décompression des disques spinaux. De plus, l'étirement vertical favorise une rotation plus complète.
- Aide le sang à circuler entre les omoplates.

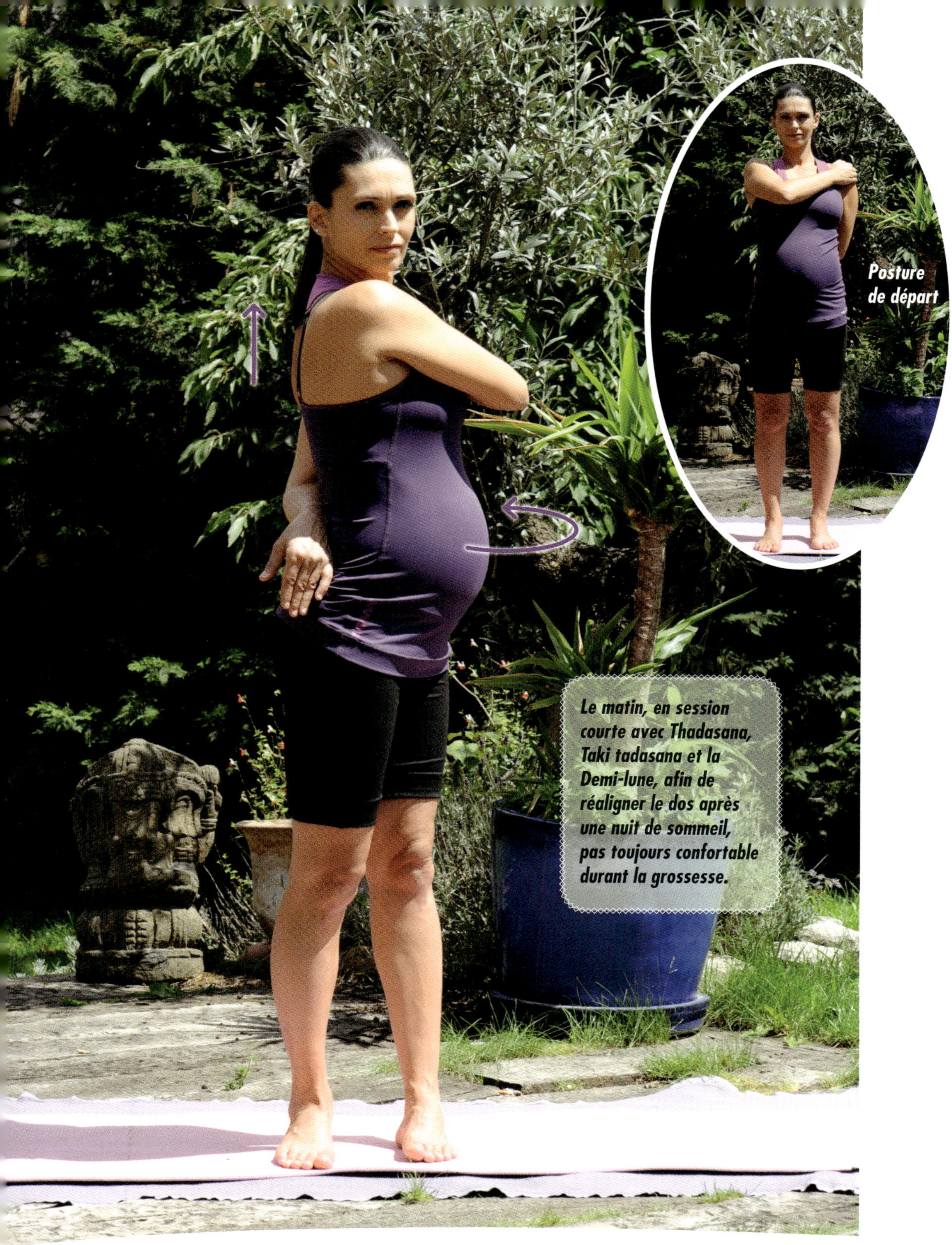

Le matin, en session courte avec Thadasana, Taki tadasana et la Demi-lune, afin de réaligner le dos après une nuit de sommeil, pas toujours confortable durant la grossesse.

Comme toutes les postures de confort, à pratiquer ponctuellement dans la journée, en début de séance pour s'échauffer ou à la fin pour s'étirer.

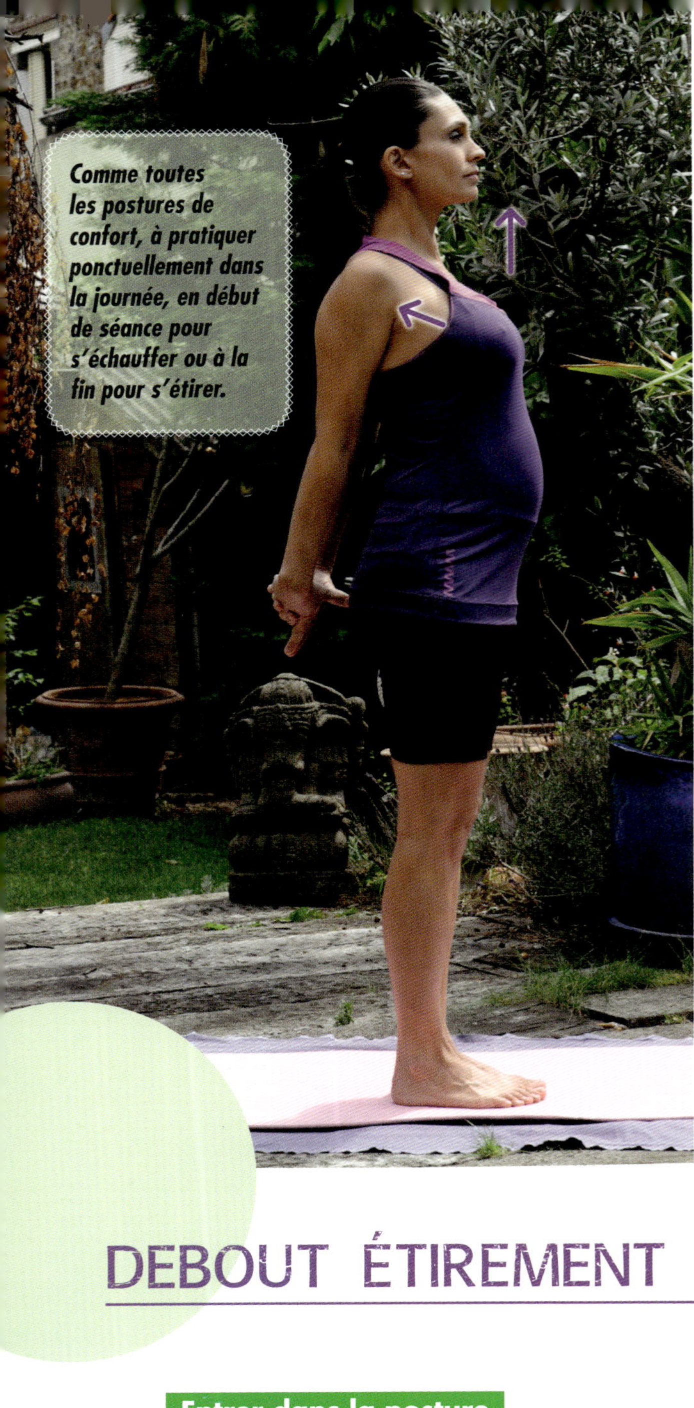

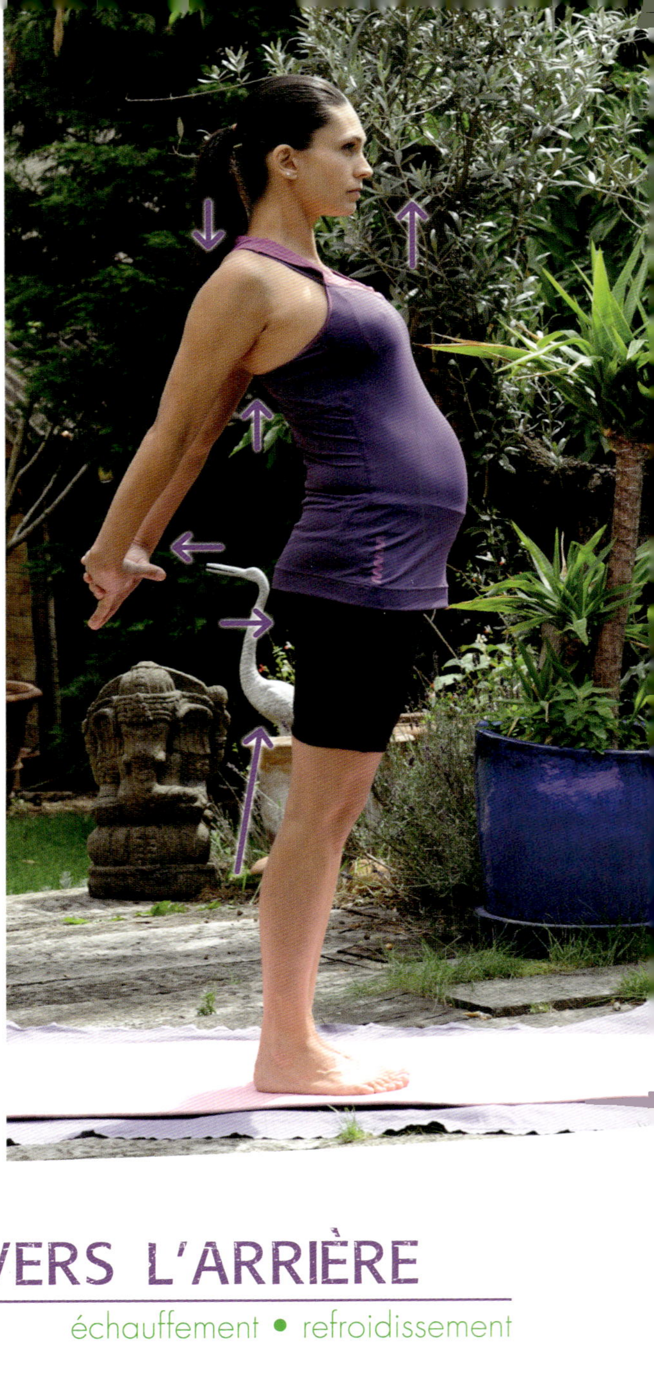

DEBOUT ÉTIREMENT VERS L'ARRIÈRE

échauffement • refroidissement

Entrer dans la posture

Debout, les épaules basses, le corps tonique, joignez les mains dans le dos comme indiqué sur la photo. Les bras sont tendus, la poitrine est ouverte, les omoplates se rapprochent, levez les mains le plus haut possible. Le menton est parallèle au sol, le regard lointain, la cage thoracique ouverte. Vous pouvez aussi vous mettre sur la pointe des pieds. Essayez de vous grandir en éloignant la cage thoracique des hanches.

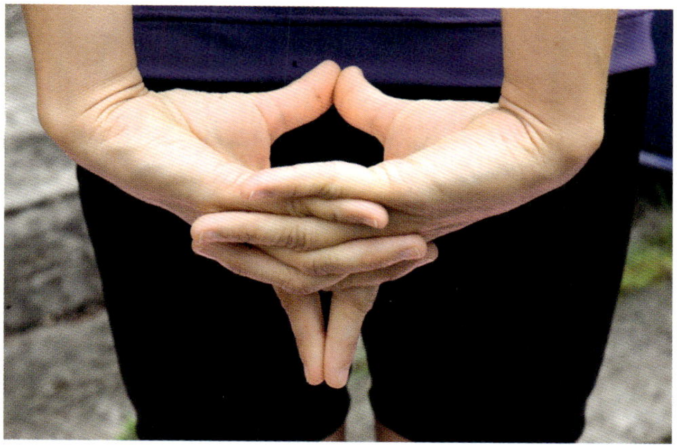

Ici le *mudra yoni* (voir p. 212),
mais on peut aussi croiser les doigts tout simplement.

Bienfaits

- Tonifie les jambes et l'abdomen (qui doit être rétracté).
- Développe l'équilibre et la concentration.
- Étire la nuque, les épaules, les bras, le dos, toute la zone scapulaire.
- Ouvre la poitrine.

Sortir de la posture

Lâchez les mains et les bras, revenez en position de la Montagne.

Respiration et répétition

Respiration profonde, en ouvrant la cage thoracique.
Effectuez plusieurs respirations ou plusieurs répétitions.

Points importants

Accrochez votre regard à un point pour garder l'équilibre le plus longtemps possible.
Restez immobile !

Contre-indications

Aucune.

Le + Féminin

Permet de travailler son plancher pelvien et de tonifier la sangle abdominale.
Enceinte, profitez de cette posture pour faire de la place à bébé !
En postnatal, sollicitez vos abdominaux, avalez le ventre (du bas vers le haut).

VARIANTE

La position des pieds peut varier en montant sur les pointes.

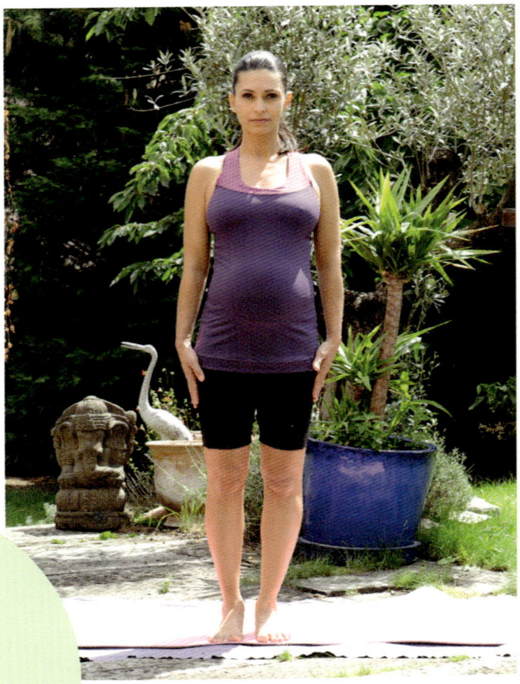

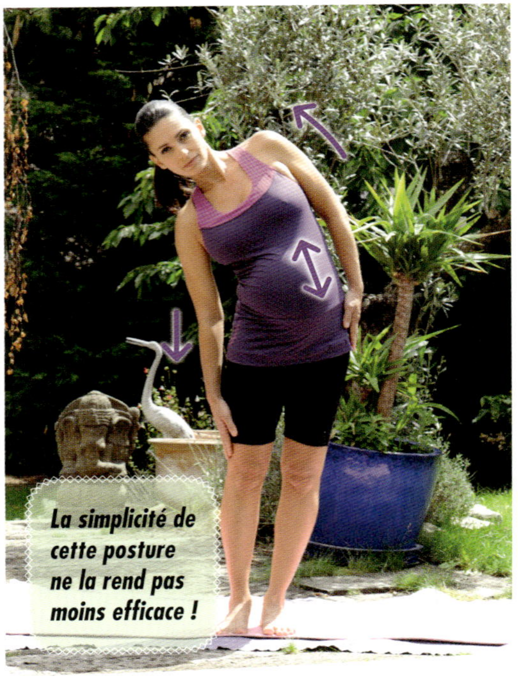
La simplicité de cette posture ne la rend pas moins efficace !

DEMI-LUNE *ou Ardha candrasana*

cœur de séance

Entrer dans la posture

Debout, le corps tonique, les épaules basses. En inspirant, levez le bras gauche tout en étirant la taille, le bras droit dirigé vers le bas, la main contre la hanche. Sur une expiration, la main droite glisse de la hanche à la cuisse, de façon à réaliser un arc de cercle étirant ainsi tout le flanc gauche, de la cheville jusqu'aux doigts. Le visage est tourné vers le sol. Revenez sur une inspiration, puis marquez une pause avant de recommencer de l'autre côté.

Sortir de la posture

Baissez les bras, revenez en position de la Montagne.

Bienfaits

- Penchée à gauche, l'étirement latéral se fait à droite : décongestionne le foie, la vésicule biliaire, le rein droit.
- Penchée à droite, l'étirement latéral se fait à gauche : décongestionne le pancréas, le rein gauche, le gros intestin.
- Stimule les muscles intercostaux (muscles respiratoires).

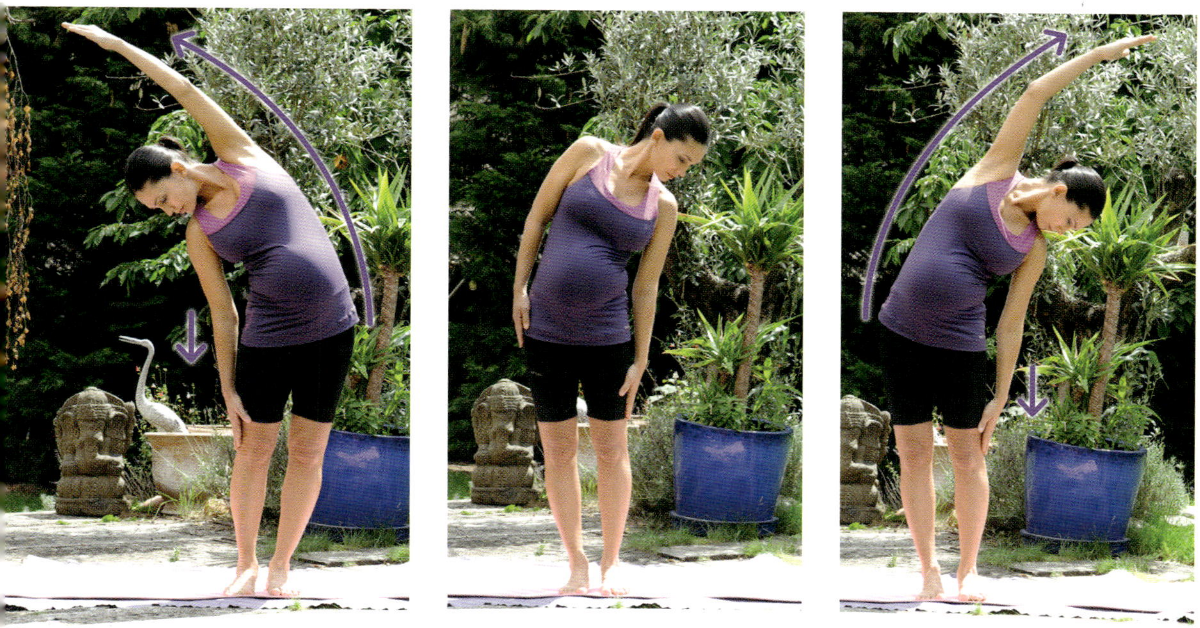

Respiration et répétition

Respirez dans le côté étiré.
Effectuez la posture deux fois au minimum.

Points importants

Sentez l'étirement.

Contre-indications

Si le bassin est bien placé, aucune.

Le + Féminin

Comme toutes les postures debout, aide à la perte de poids, à l'équilibre et permet de travailler le plancher pelvien.

VARIANTE

Plus facile.

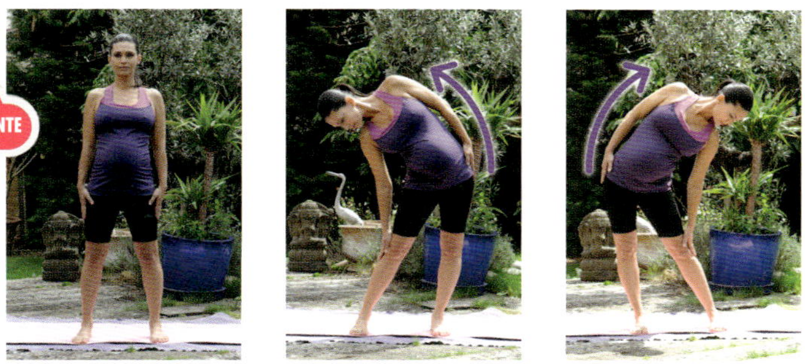

DEDPIT *ou Krishna asana*

Entrer dans la posture

Debout, déportez tout le poids du corps sur une jambe, pliez l'autre, le genou ouvert, et posez la pointe du pied sur le dessus de celui au sol. Écartez légèrement les bras, les doigts effectuant le *chin mudra* (position des mains sur la photo, voir aussi p. 212), mudra destiné aux exercices de respiration.

Sortir de la posture

Posez le pied et revenez en position de la Montagne.

Respiration et répétition

Respiration naturelle. Deux fois de chaque côté.

Points importants

Accrochez votre regard à un point pour garder l'équilibre le plus longtemps possible. Restez immobile ! La position des mains peut varier.

Contre-indications

Aucune.

Bienfaits

- Tonifie les chevilles et les abdominaux qui doivent être contractés.
- Développe l'équilibre et la concentration.
- Étire la nuque.

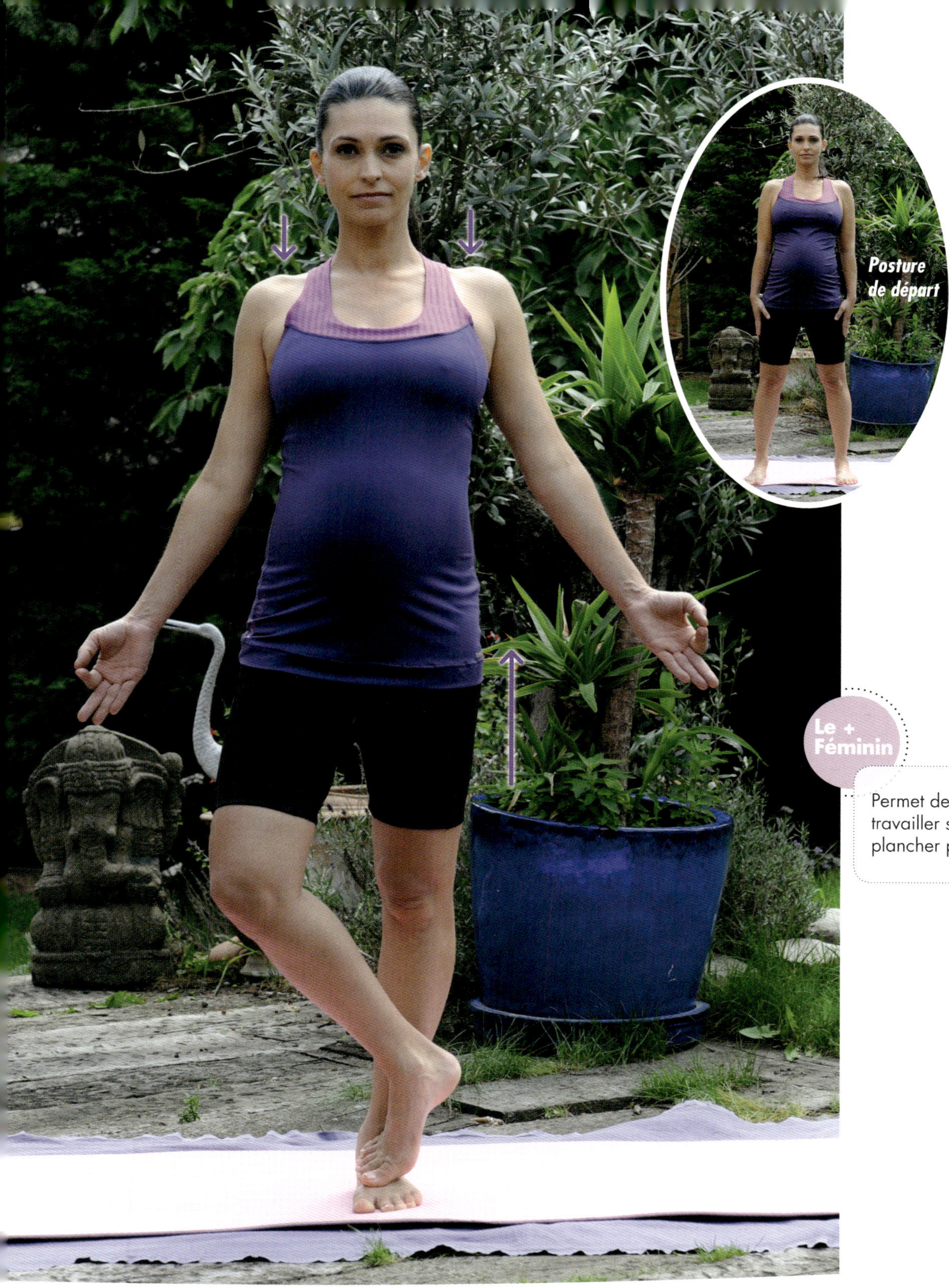

Le + Féminin

Permet de travailler son plancher pelvien.

POSTURE DES CUISSES *ou Urvasana*

cœur de séance

Entrer dans la posture

Debout, le dos droit, le bassin rétroversé, pliez les jambes afin de monter sur la pointe des pieds en ouvrant les genoux. Les bras sont pliés à 90°, les mains sont parallèles au sol, les épaules sont basses.

Sortir de la posture

Reposez les pieds, revenez en position de la Montagne.

Respiration et répétition

Respiration naturelle. Restez de 30 secondes à 2 minutes.
Répétez plusieurs fois ou allongez le temps de la posture.

Points importants

Accrochez votre regard à un point pour maintenir l'équilibre le plus longtemps possible. Gardez le dos droit et les plantes des pieds bien toniques. Restez immobile !

Contre-indications

Aucune.

Bienfaits

- Tonifie les jambes, les fessiers, les bras et la base du pied.
- Renforce la concentration et la force psychique.

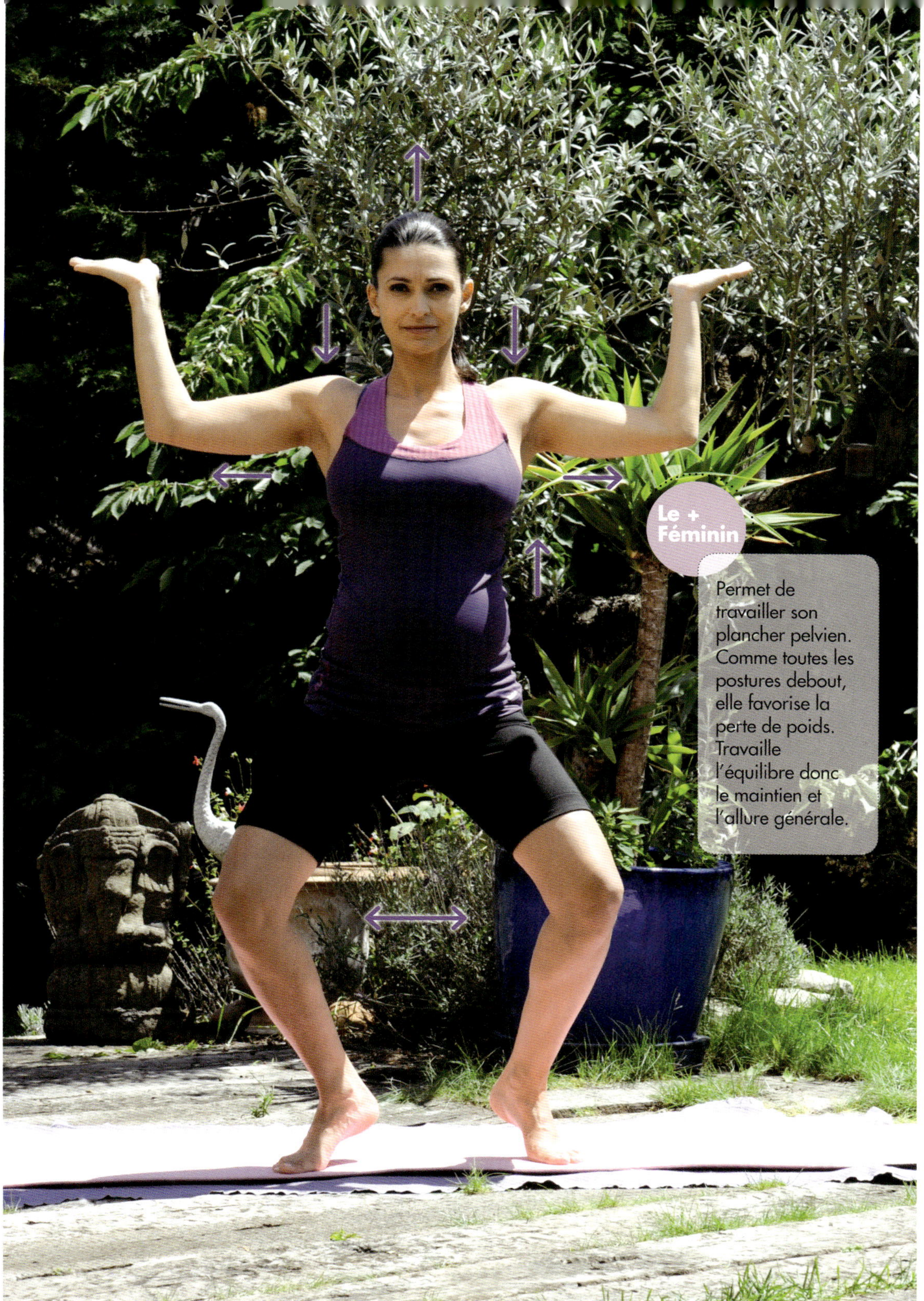

Le + Féminin

Permet de travailler son plancher pelvien. Comme toutes les postures debout, elle favorise la perte de poids. Travaille l'équilibre donc le maintien et l'allure générale.

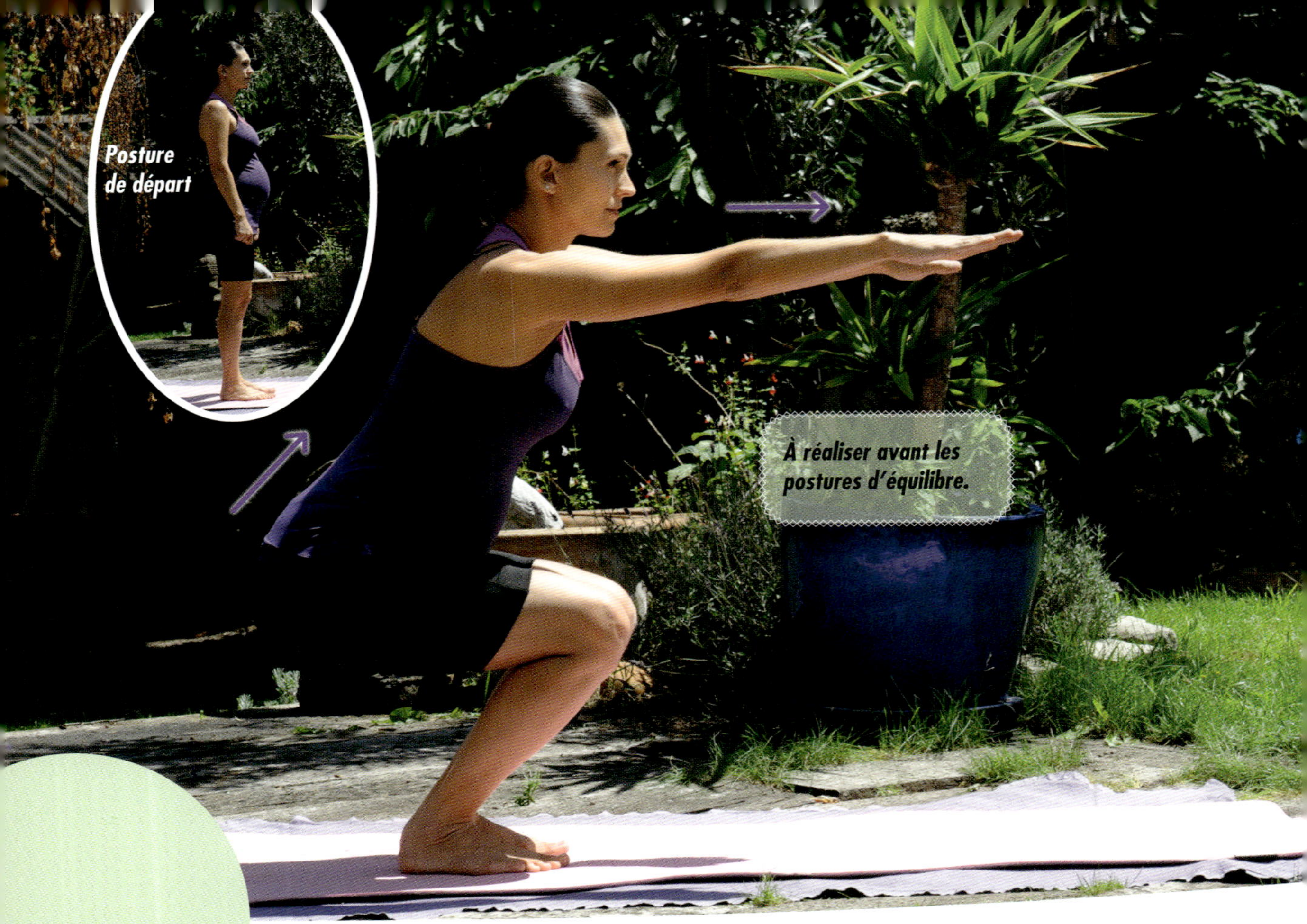

POSTURE DE LA CHAISE *ou Utkasana*

cœur de séance

Entrer dans la posture

Debout, sur une inspiration, levez les bras tendus, parallèles au sol. Sur une expiration, pliez les genoux de façon à ce que les cuisses soient parallèles au sol. L'abdomen est tonique, comme les fesses et les jambes, les épaules sont basses, le dos droit.
Si la position est confortable, montez sur la pointe des pieds.

Sortir de la posture

Posez les pieds, puis revenez en position de la Montagne.

Le + Féminin

Stimule les fonctions urinaires.
Travaille l'équilibre, donc la posture.

Respiration et répétition

Respiration naturelle, avec des pauses à « vide ». Restez dans la posture le plus longtemps possible.

Points importants

Accrochez votre regard à un point fixe pour vous aider à maintenir l'équilibre.
Garder le dos droit et les omoplates rapprochées.
Il est possible de commencer dos au mur pour plus de facilité.

Contre-indications

Problèmes lombaires et aux genoux.

Bienfaits

- Développe le sens de l'équilibre et la force psychique (cette posture est aussi appelée la « posture puissante »).
- Renforce les plantes de pieds, les chevilles, les mollets, les genoux, les cuisses, les fessiers, les abdominaux, le dos, les épaules.
- Réaligne les vertèbres.

VARIANTE

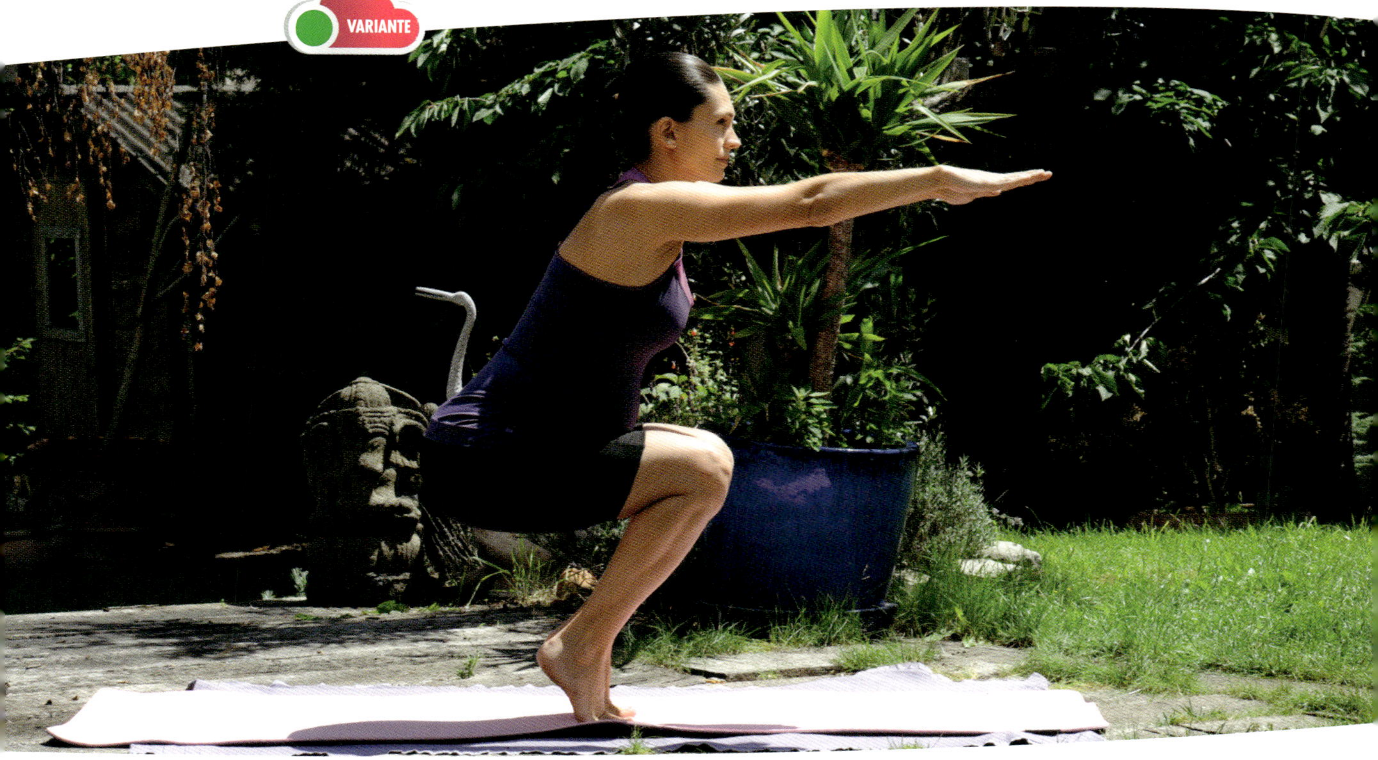

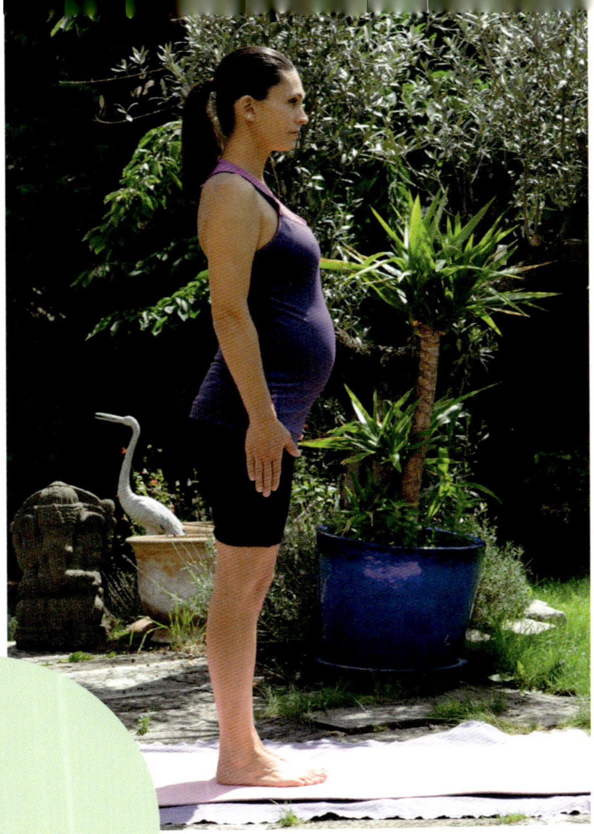

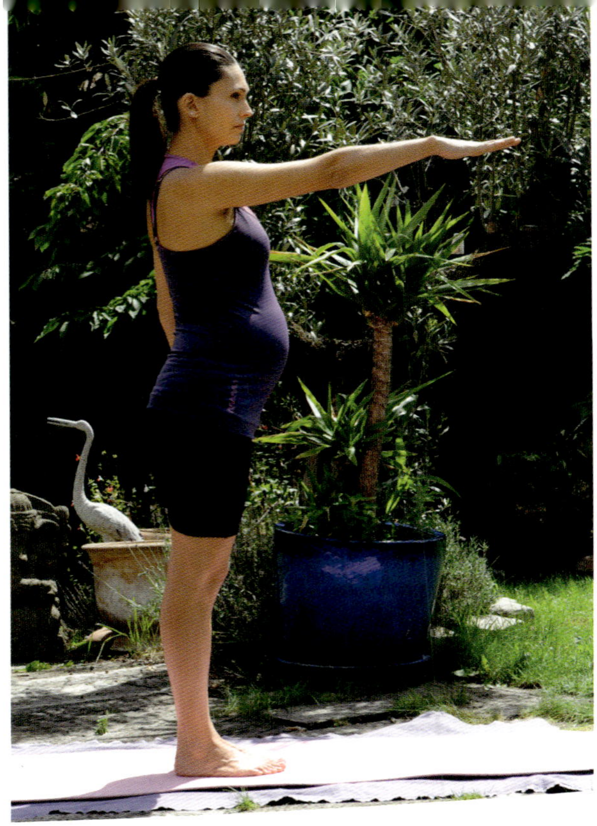

LE GUERRIER 3 *ou Virabhadrasansa 3*

cœur de séance

Entrer dans la posture

Debout, sur une inspiration, levez les bras devant vous, expirez en levant la jambe gauche vers l'arrière, tandis que vous abaissez le buste et les bras vers l'avant. Le corps s'allonge du bout des doigts jusqu'à la pointe des pieds pour être parallèle au sol. Une fois en place, vous pouvez tourner le bras gauche vers l'arrière. Fixez un point avec le regard, afin de vous aider à maintenir l'équilibre.

Sortir de la posture

Sur une expiration, redressez simultanément le buste et descendez la jambe, puis revenez dans la position de la Montagne.

Bienfaits

- Renforce les jambes, les fessiers, les abdominaux, les épaules, le dos, l'équilibre, la vigueur, l'agilité.
- Étire les jambes, les adducteurs, les abducteurs, la poitrine, les épaules.

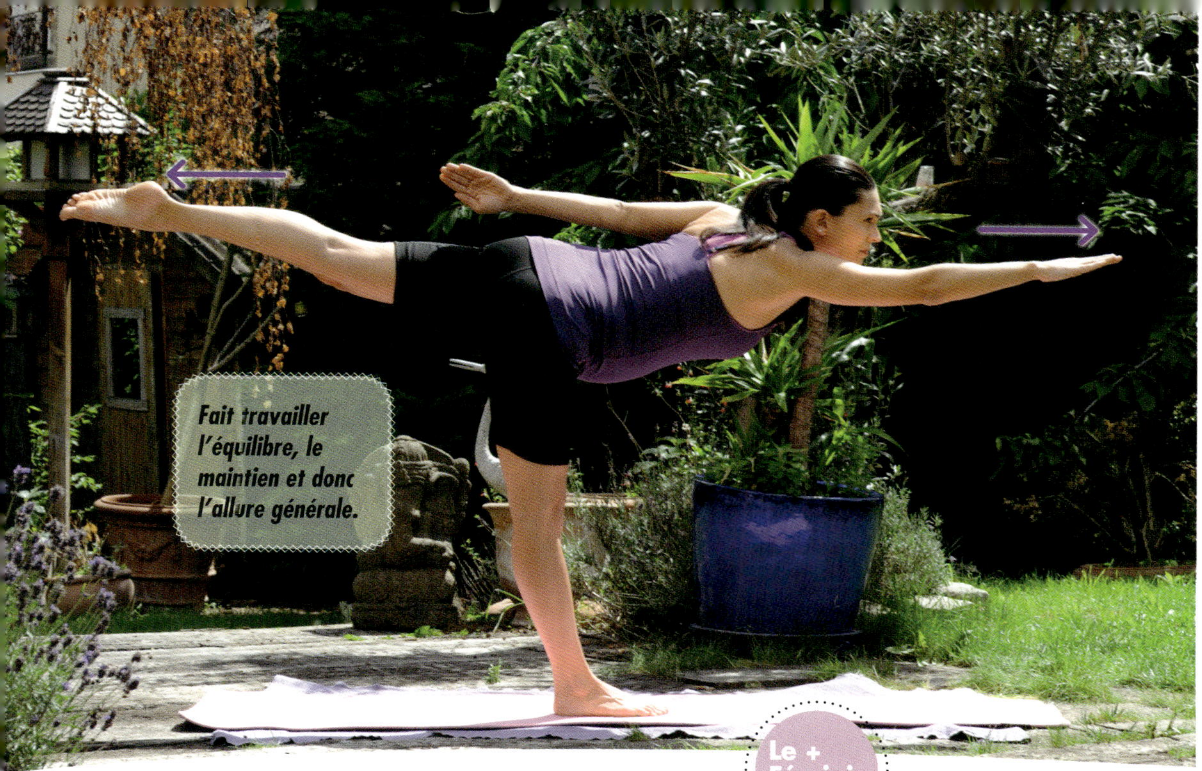
Fait travailler l'équilibre, le maintien et donc l'allure générale.

Le + Féminin

Facilite la perte de poids.

Respiration et répétition

Respirez dans les côtes.
Maintenez la posture jusqu'à 1 minute ou plus. Une fois de chaque côté.

Points importants

Fixez vos doigts. Cette posture nous rappelle qu'il faut se tenir fermement sur la plante des pieds. Si l'on met le poids de son corps sur les talons, cela fait ressortir l'estomac et diminue l'agilité physique et mentale.

Contre-indications

Problèmes de tension.

VARIANTE

Plus facile.

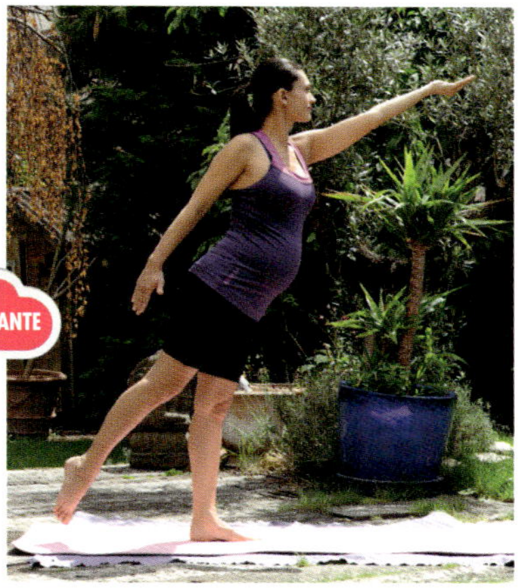

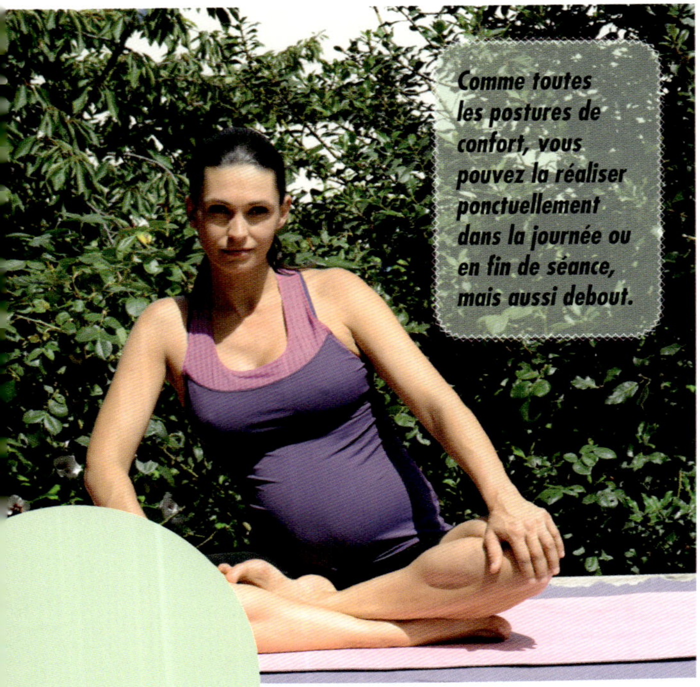
Comme toutes les postures de confort, vous pouvez la réaliser ponctuellement dans la journée ou en fin de séance, mais aussi debout.

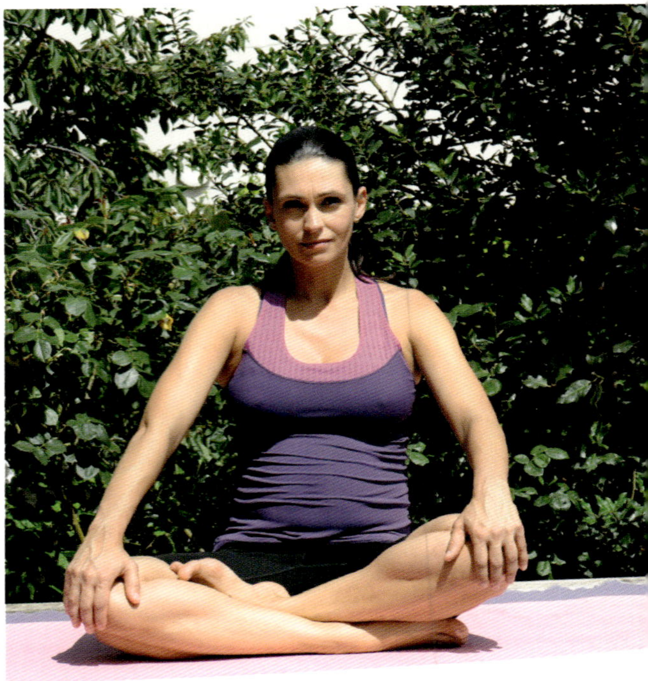

ASSISE CERCLE AVEC LA TAILLE

cœur de séance

Entrer dans la posture

Assise en tailleur ou en demi-lotus, le bassin le plus immobile possible, le haut du corps décrit des cercles, dans un sens puis dans l'autre. Les épaules sont basses, les mains posées sur les genoux.

Sortir de la posture

Revenez au centre. Enchaînez avec des postures en tailleur ou à genoux.
Sinon décroisez les jambes, passez à genoux et levez-vous doucement.

Respiration et répétition

Effectuez une respiration naturelle.
Une dizaine de rotations de chaque côté.

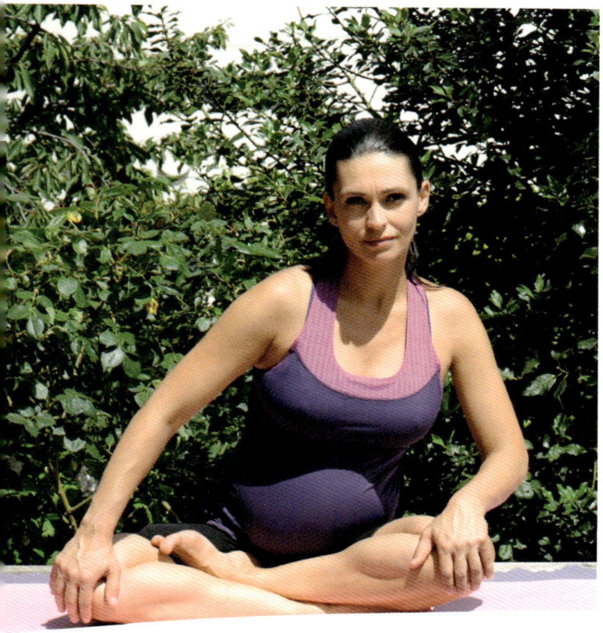

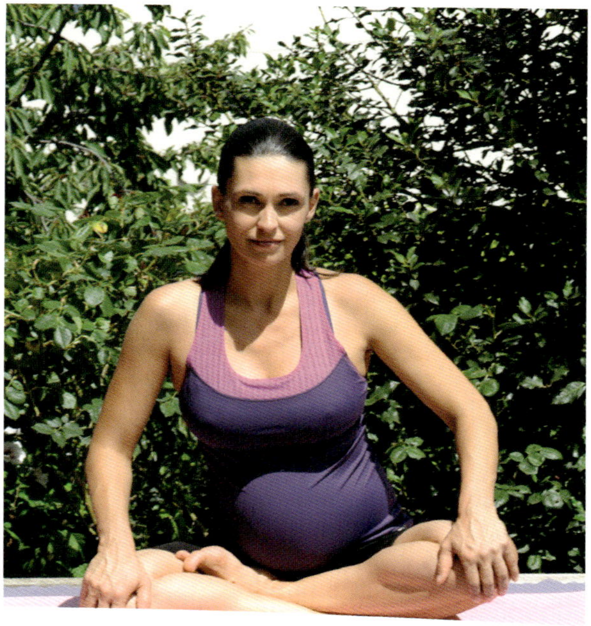

Le + Féminin

Permet de travailler le plancher pelvien.

Points importants

Conservez les épaules basses.
Accrochez votre regard à un point pour garder l'équilibre le plus longtemps possible.
La position des mains peut varier, on peut aussi les poser sur le ventre.

Contre-indications

Aucune.

Bienfaits

- Développe l'équilibre et la concentration.
- Tonifie l'abdomen.
- Assouplit les hanches, le bassin.
- Soulage les maux du dos et les tiraillements du bas du ventre.

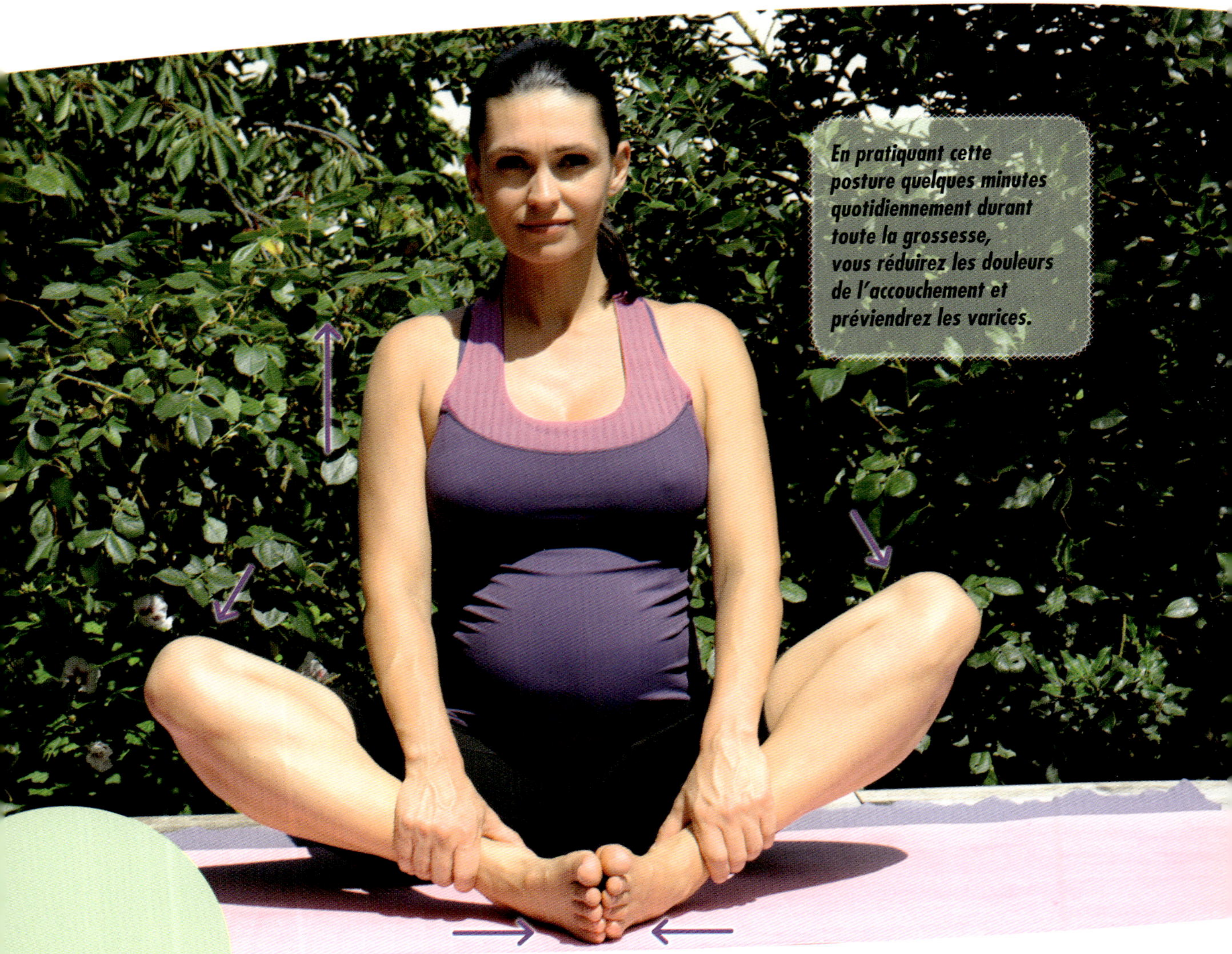
En pratiquant cette posture quelques minutes quotidiennement durant toute la grossesse, vous réduirez les douleurs de l'accouchement et préviendrez les varices.

POSTURE DE L'ANGLE LIÉ *ou Baddha konasana*

coeur de séance

Entrer dans la posture

Assise, le dos droit, les épaules basses, pliez les jambes et ramenez les genoux vers la poitrine. Sur une expiration, ouvrez les jambes, les cuisses en direction du sol, les chevilles maintenues par les mains, les plantes des pieds collées l'une contre l'autre. Sentez l'ouverture des hanches et le poids du corps réparti sur le bassin. Le dos est bien tonique.

Sortir de la posture

Allongez les jambes ou enchaînez avec une posture en tailleur ou à genoux.

Respiration et répétition

Effectuez une respiration profonde. Restez de 1 à 5 minutes dans la posture, voire plus.

Points importants

Conservez le dos droit.

Contre-indications

Douleurs aux genoux.

Bienfaits

- Tonifie les abdominaux qui doivent être contractés, le dos reste bien droit.
- Développe la concentration.
- Étire l'intérieur des cuisses, les adducteurs et les genoux.
- Assouplit l'articulation sacro-iliaque.

Le + Féminin

L'afflux de sang dans l'abdomen et le bassin stimule le bon fonctionnement génito-urinaire, la vessie, les ovaires et les reins.
Permet de travailler son plancher pelvien.
Diminue les douleurs des cycles et les régularise.

1 VARIANTE Une fois dans la posture, vous pouvez, les mains sur les genoux, vous balancer à droite et à gauche en passant d'une fesse à l'autre.

2 VARIANTE Les pieds ouverts, collés par la tranche externe, pour étirer tout l'extérieur du bas de la jambe et de la cheville.

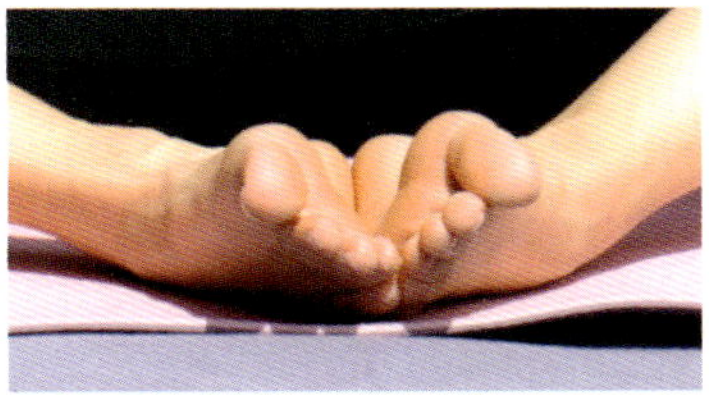

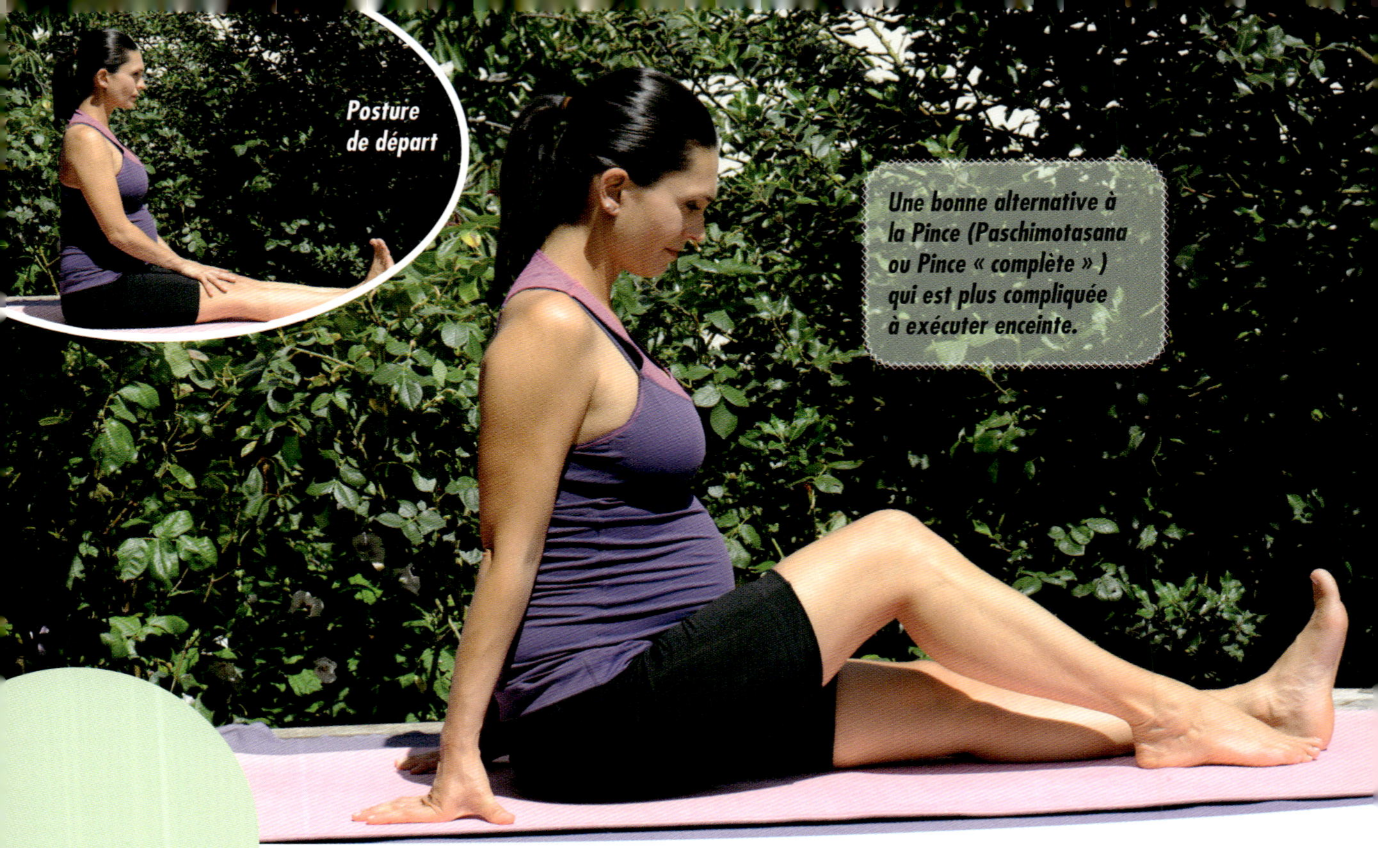
Posture de départ
Une bonne alternative à la Pince (Paschimotasana ou Pince « complète ») qui est plus compliquée à exécuter enceinte.

DEMI-PINCE *ou Janu sirsasana*

échauffement • refroidissement

Entrer dans la posture

Assise, les jambes tendues, pliez l'une des jambes en ramenant le genou vers la poitrine, descendez le genou ouvert, la plante du pied contre la cuisse opposée, le talon au pubis. Le dos est bien droit, les bras tendus vers l'avant, les mains viennent crocheter le pied. Les épaules sont basses. Le mouvement part de la base du dos. Étirez-vous tout en gardant le dos droit.

Sortir de la posture

Lâchez les pieds, redressez le haut du corps, détendez les jambes.

Respiration et répétition

Effectuez une respiration lente qui permet au corps de se calmer et de se débarrasser des toxines. Respirez dans le dos. L'effort de s'étirer se fait sur l'inspiration, puis on marque une pause sur l'expiration, tout en maintenant les avancées.

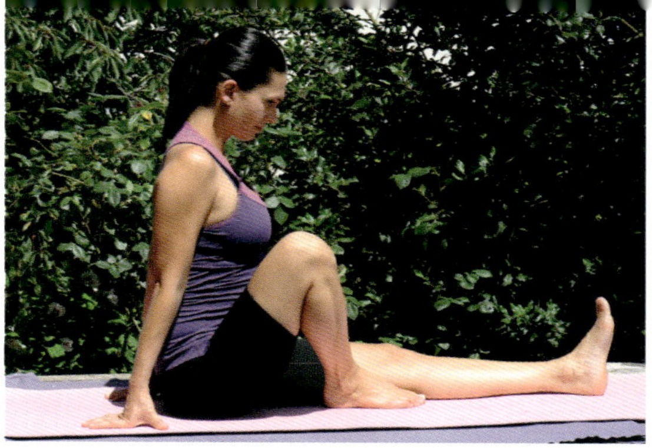

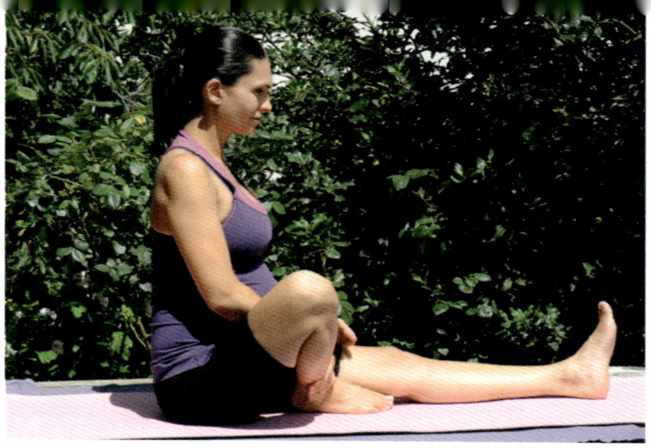

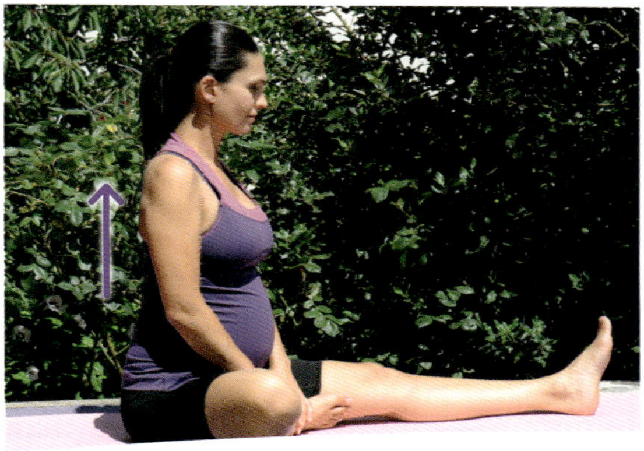

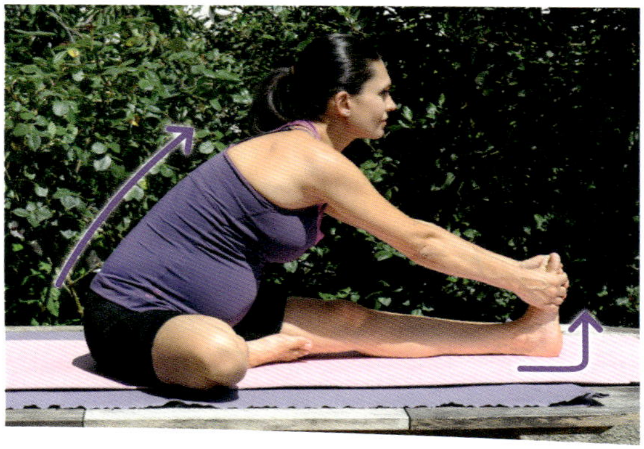

Le + Féminin

Stimule la région pelvienne.
Parce que l'abdomen est contracté et absordé, cette posture aide à remonter les organes et fait perdre le gras du ventre.
Élimine les désordres sexuels.

Bienfaits

- Assouplit la taille et les membres inférieurs.
- Étire tout l'arrière du corps, de la plante du pied jusqu'à la nuque.
- Tonifie la rate, le foie, les reins, aide à la digestion.
- Cette posture réchauffe le corps et l'apaise.

Points importants

Ne pliez pas le genou de la jambe allongée. Accordez-vous la patience nécessaire à l'acquisition de la souplesse.

Contre-indications

Hernie discale.

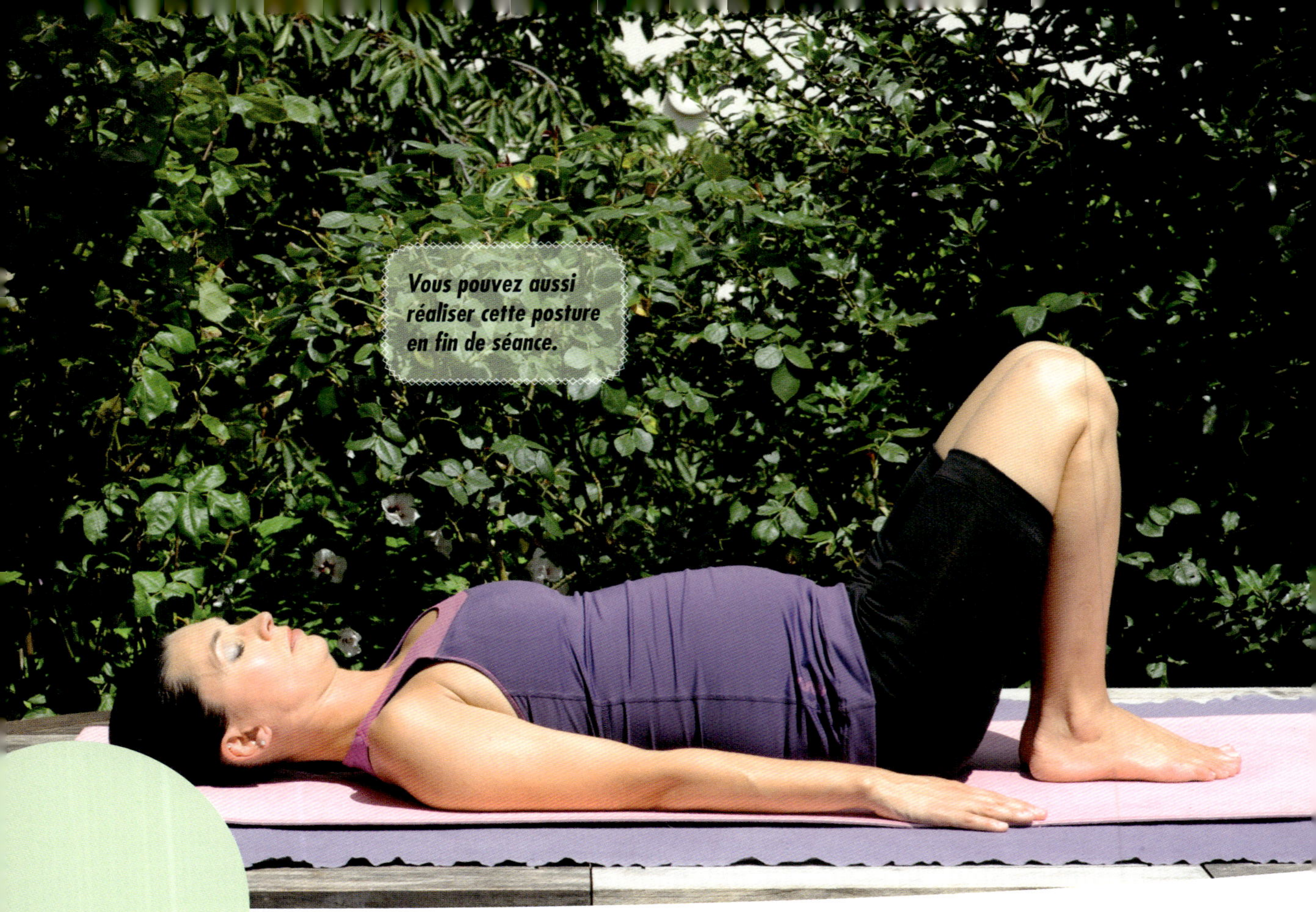

Vous pouvez aussi réaliser cette posture en fin de séance.

POSTURE DU DEMI-PONT

ou Arda sethu bandasana

coeur de séance

Entrer dans la posture

Allongée, les bras tendus de part et d'autre du buste, paumes des mains tournées vers le sol. Pliez les jambes, les talons au plus près des fesses, le bassin est rétroversé, le pubis monte vers le ciel, le dos se décolle du sol jusqu'aux épaules.
Aidez-vous en appuyant vos bras et vos mains dans le sol. Puis crochetez les mains et ouvrez la cage thoracique. Le menton est proche du sternum.

Sortir de la posture

Décrochez les mains, puis redescendez vertèbre après vertèbre.

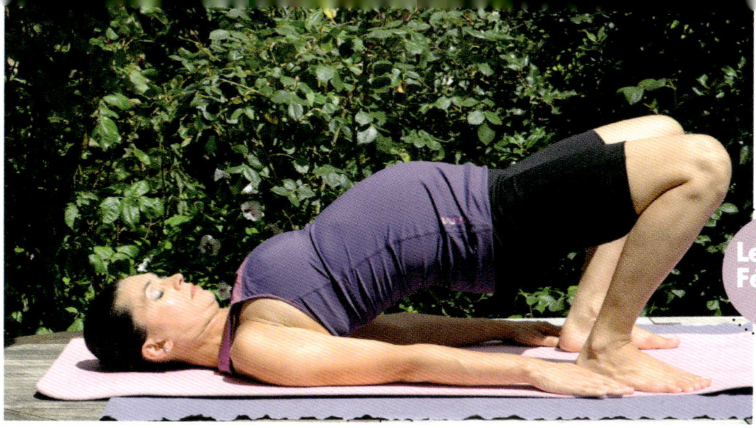

Le + Féminin

Régularise le système génito-urinaire.

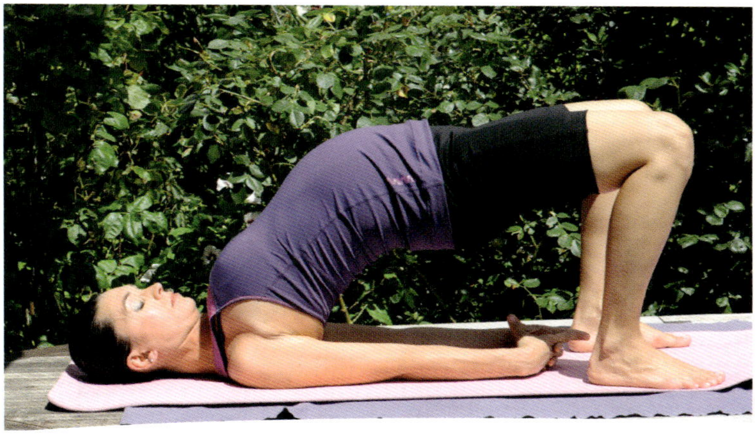

VARIANTE

Plus difficile : on peut aussi attraper ses chevilles avec ses mains.

Respiration et répétition

Respiration naturelle. Montez en expirant. Maintenez la position durant 1 minute 30, puis redescendez sur une expiration. Effectuez au moins deux répétitions.

Points importants

La position des mains peut varier. Elles sont soit jointes, soit posées à plat, paumes contre le sol. Le menton doit rester fixe et ne pas rentrer dans la poitrine. La tête doit être « posée » correctement. En montant, contractez les muscles des cuisses autant que ceux des fessiers.

Contre-indications

Problèmes de dos, cou ou épaules.

Bienfaits

- Renforce les fesses, les cuisses, les abdominaux, tous les muscles profonds du dos, les épaules, les bras.
- Étire la poitrine, la colonne vertébrale.
- Stimule le cœur, la digestion.
- Calme le stress.
- L'afflux sanguin vers la gorge stimule la glande thyroïde et nettoie la gorge.
- Cette posture équivaut presque à un automassage.

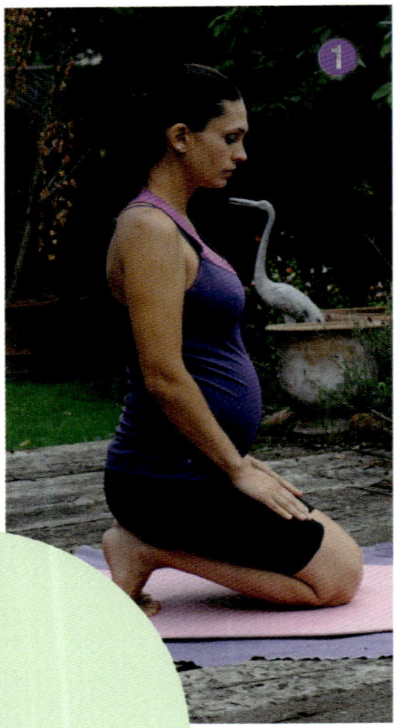

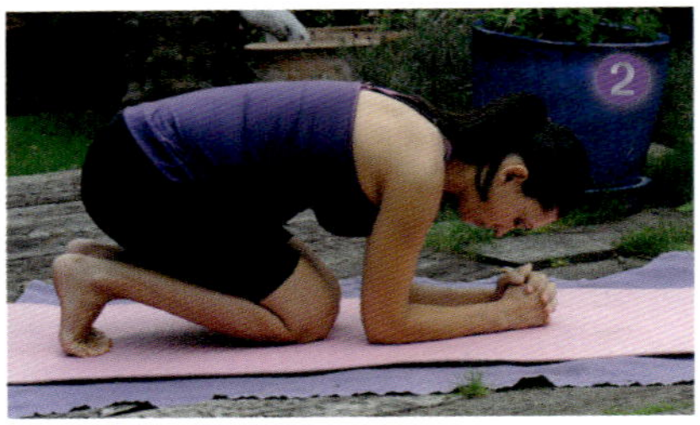

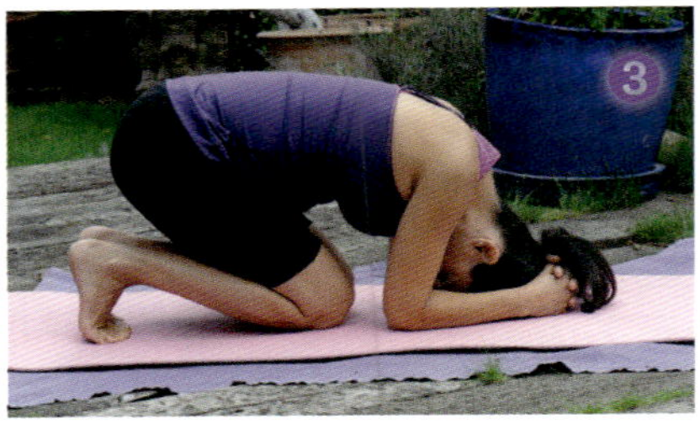

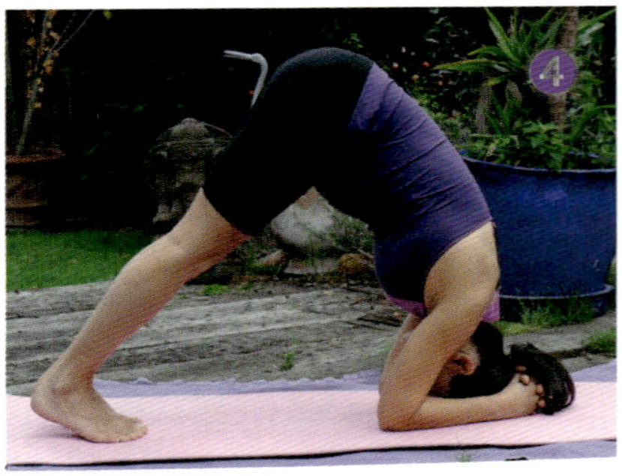

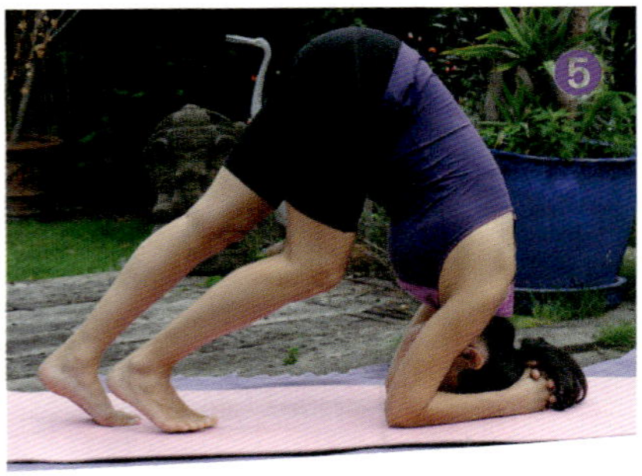

POSTURE SUR LA TÊTE *ou Sirsasana*

cœur de séance

Entrer dans la posture

Prenez tout votre temps pour entrer dans la posture. Mettez-vous à genoux, puis croisez les doigts et posez les mains et les avant-bras au sol, les coudes formant un angle à 45°, posez le sommet du crâne entre les avant-bras. Levez les fesses, les jambes tendues et serrées l'une contre l'autre. Avancez peu à peu les pieds vers votre visage, le poids du corps est maintenant sur la tête, et les coudes ainsi que le dos sont le plus droit possible, repliez les jambes. Maintenez cette posture un instant, assurez-vous que le dos est bien droit et que le buste est perpendiculaire au sol. Vous êtes en posture simplifiée ou intermédiaire **(7)**. Effectuez quelques respirations. Sur une expiration, dépliez doucement les jambes et tendez les pointes des pieds vers le ciel. Tout le corps est tonique. Le poids du corps repose également sur la tête et sur les bras.

Sortir de la posture

Sur l'expiration, pliez les jambes, posez les pieds, revenez à genoux. Ou en postnatal, revenez à l'équerre, les jambes tendues, pour faire travailler les abdominaux. Puis posez les pieds et revenez à genoux.

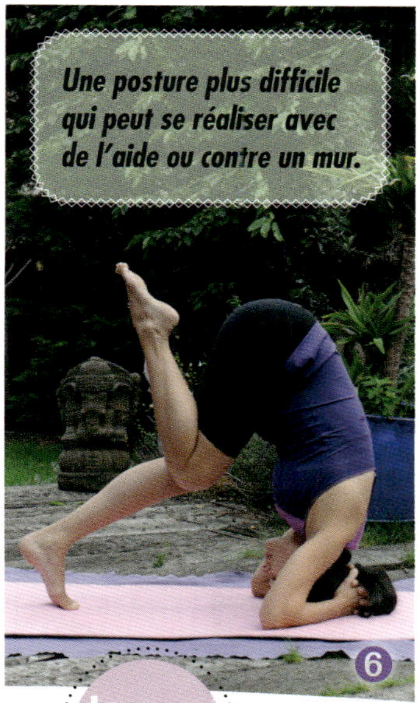
Une posture plus difficile
qui peut se réaliser avec
de l'aide ou contre un mur.
6

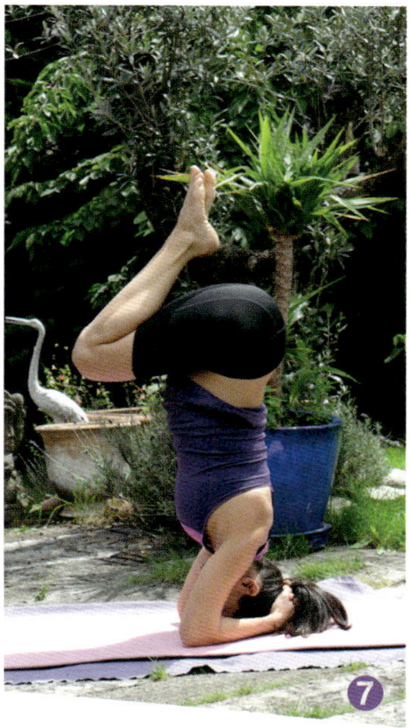
7

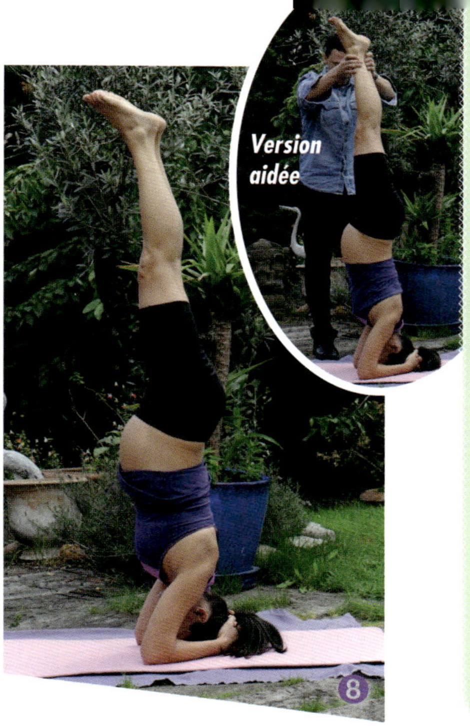
Version
aidée
8

Le + Féminin

Travaille l'équilibre donc l'allure générale. Posture à éviter durant le retour de couches et les règles. Donne de l'espace au bébé.

Bienfaits

- Équilibrant, revitalisant (comme la plupart des postures inversées).
- Fait affluer la circulation sanguine de retour et élimine les toxines.
- Diminue les maux de tête.
- Renforce les abdominaux, le transverse qui maintient le bébé, les bras, les jambes, la colonne vertébrale, les fessiers, le dos.
- Stimule les sens, le cerveau, la concentration, la mémoire.

Respiration et répétition

La respiration se fait par le ventre. Restez dans la posture de 10 secondes à 5 minutes, selon vos possibilités.

Points importants

Équilibrez le poids sur les avant-bras pour ne pas trop le faire peser sur la nuque. La nuque reste bien droite et longue. Fixez un point à la hauteur des yeux pour maintenir l'équilibre.

Contre-indications

Hypertension. Problèmes oculaires. Douleurs à la nuque, au dos, à la tête. Comme toutes les postures inversées, vous ne devez pas la pratiquer pendant la période de menstruation.

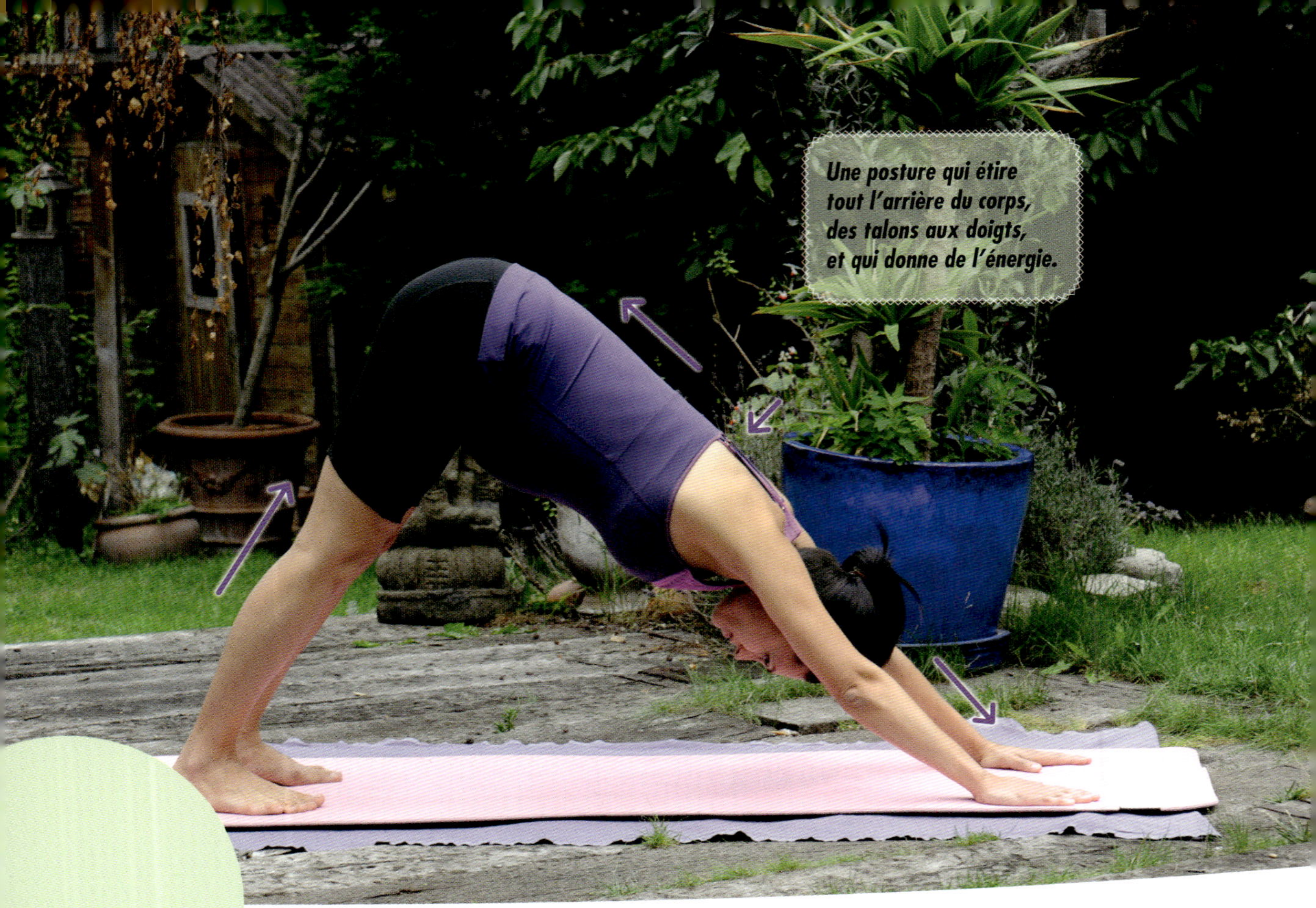
Une posture qui étire
tout l'arrière du corps,
des talons aux doigts,
et qui donne de l'énergie.

LE CHIEN TÊTE EN BAS *ou Adho mukha svanasana*

échauffement • refroidissement

Entrer dans la posture

À genoux, les mains au sol, espacées de la largeur des épaules, les doigts écartés, les pieds bien à plat. Sur une expiration, poussez sur le sol bras tendus, dépliez les jambes, montez le bassin vers le ciel, allongez la colonne vertébrale, avec la sensation d'éloigner les hanches des côtes. Le poids repose sur les mains, les doigts et les pieds. Le haut du crâne est vers le sol, le cou est souple et détendu, les épaules sont loin des oreilles. Les muscles des jambes sont tendus. Le ventre est rentré, la sangle abdominale bien verrouillée. S'il vous est difficile de garder la plante des pieds au sol, décollez les talons ou pliez les genoux légèrement, en conservant toujours le dos le plus droit possible. Pour éviter que les mains glissent, écartez les doigts et répartissez le poids sur l'ensemble de la main et des doigts.

Respiration et répétition

Respirez en déployant la poitrine et en élargissant les côtes.
Maintenez la posture de 30 secondes à 2 minutes.

Points importants

Les épaules sont loin des oreilles, les aisselles sont face aux genoux.

Contre-indications

Douleurs aux poignets.

VARIANTE

Pliez un genou après l'autre pour étirer encore mieux la jambe tendue.

Le + Féminin

Le massage des viscères pour la digestion et l'assouplissement, car plus on assouplit, moins le « gras » s'attache.

Bienfaits

- Renforce le tonus des mains, jambes, chevilles, épaules, bras.
- Étire tous les muscles postérieurs.
- Soulage du stress et des maux de tête.
- Combat les cyphoses dorsales.
- Stimule les viscères et l'intellect.

Note
Cette posture est extraite de la Salutation au Soleil, mais elle peut être considérée comme une posture à elle seule, tant elle est complète.

SALUTATION AU SOLEIL AMÉNAGÉE

cœur de séance

À pratiquer durant le deuxième trimestre. À partir du troisième, cela risque d'être plus contraignant. Vous pourrez reprendre après l'accouchement, en y ajoutant cette fois-ci le Cobra « normal ».

La Salutation au Soleil est sans doute l'enchaînement le plus populaire du yoga. Elle se pratique, dans l'idéal, au lever ou au coucher du soleil. Elle symbolise les douze heures du jour, est porteuse de bonne santé physique et mentale, et prolongerait ainsi la vie ! Un véritable antioxydant ! Nous vous proposons ici une version « femme enceinte », concoctée par nos soins, qui ne tire pas sur le ventre ! Avec deux variantes du Cobra, à vous de voir et de sentir…

Elle peut se pratiquer de plusieurs façons, seule, à raison d'une à plusieurs répétitions :

- le matin, pour vous mettre en forme et attaquer la journée pleine de vitalité et de dynamisme ;
- le soir, pour éliminer le stress et les tensions ;
- ou en début de séance, idéal comme échauffement.

Il est important de synchroniser correctement sa respiration en fonction des mouvements. La respiration se fait dans la cage thoracique.

Bienfaits

- Sollicite près de 400 muscles.
- Par étirement et compression de l'abdomen, elle stimule la digestion.
- Renforce tout le système osseux.
- Améliorerait la qualité de la peau !

Le + Féminin

Affine la silhouette !

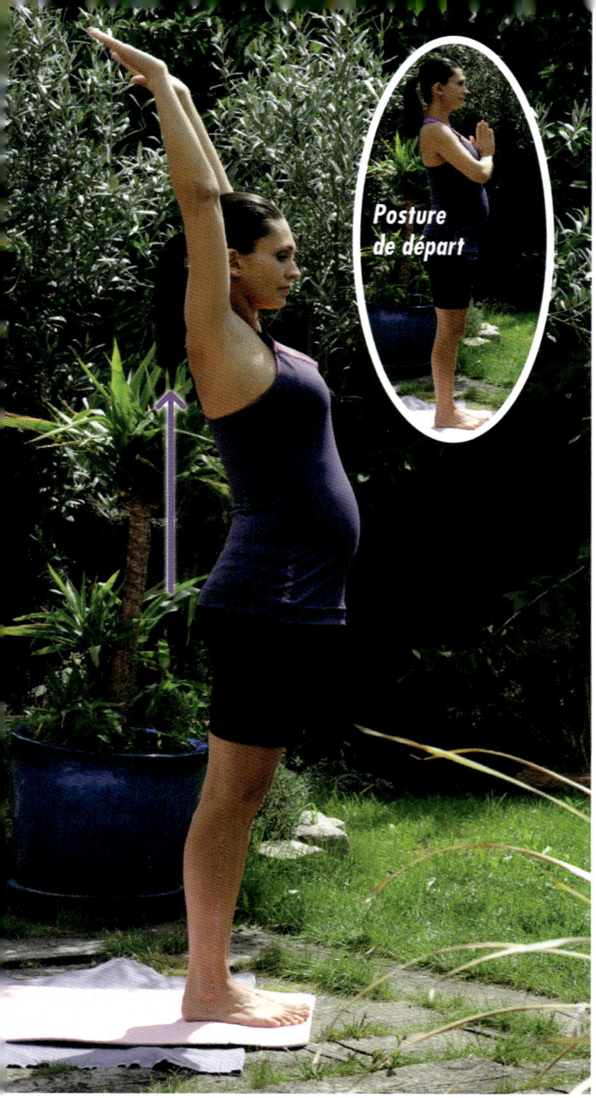

1
De la position de la Montagne, inspirez, ouvrez la cage thoracique en levant les bras.
Étirez le buste, creusez le dos.

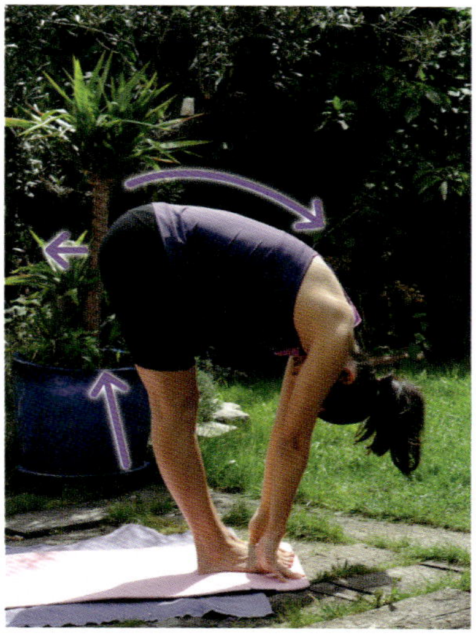

2
Expirez, posez les paumes des mains de part et d'autre des pieds en rentrant le ventre.

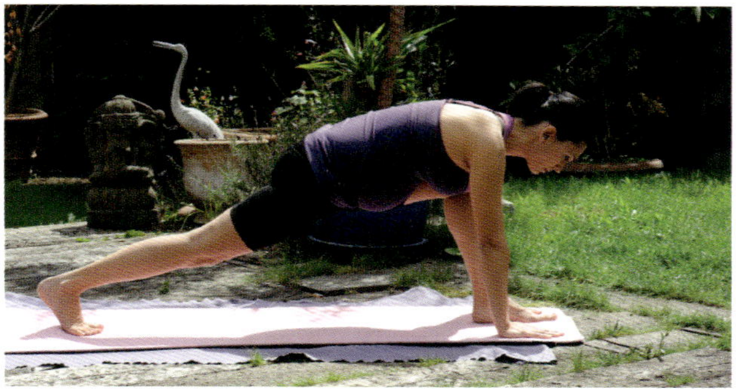

3 Expirez, glissez une jambe en arrière, le talon étiré, le pied en appui sur les orteils. Inspirez, redressez le buste.

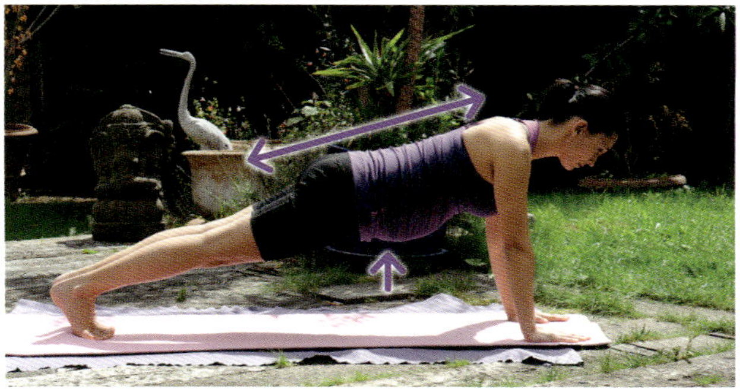

4 Expirez, glissez la seconde jambe en arrière, en planche. Le corps reste bien droit et rigide. Inspirez.

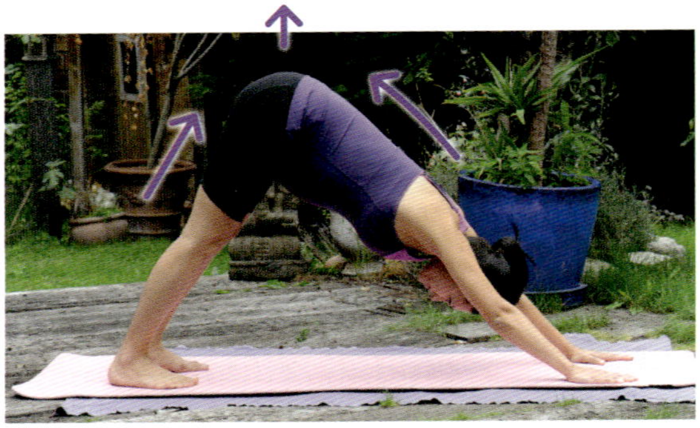

5

Expirez, placez-vous en Chien tête en bas. Conservez la posture durant deux ou trois respirations.

6 Expirez, revenez en planche, bras tendus, jambes tendues. Inspirez.

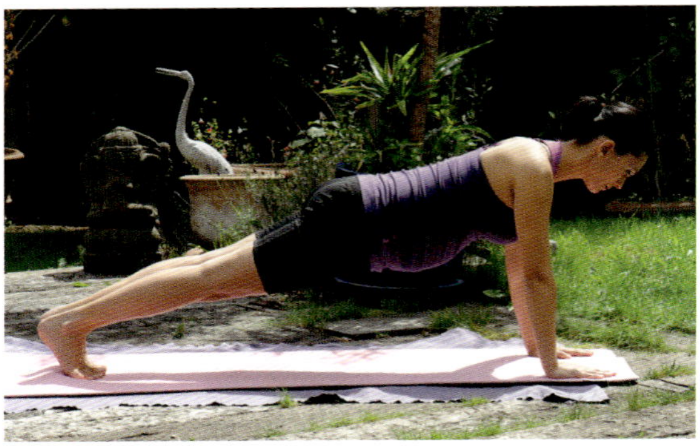

7

Expirez, posez les genoux au sol et redressez le haut du corps, sans trop tirer sur le ventre (chacune à son rythme !). Inspirez.

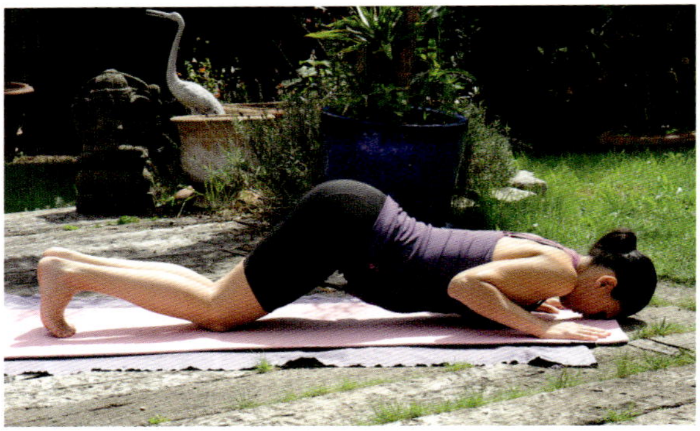

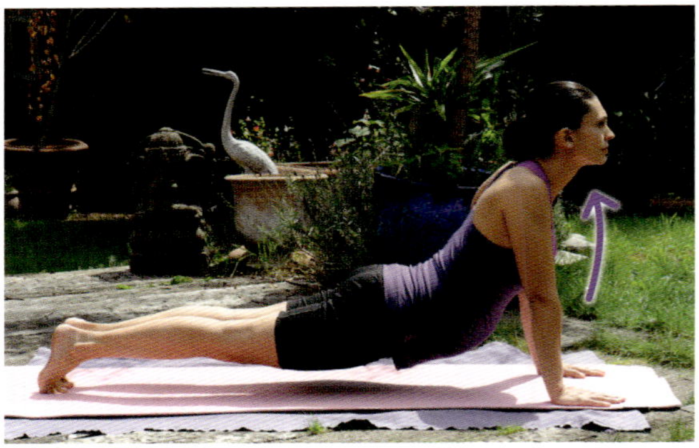

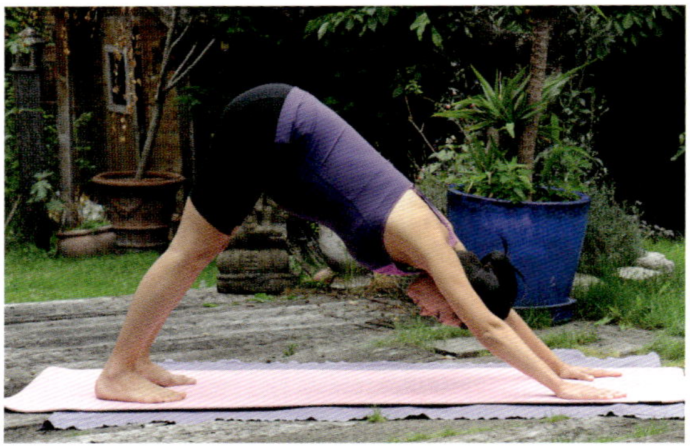

8

Expirez, revenez en Chien. Maintenez la posture durant quelques respirations.

9

Expirez, revenez en appui sur les pieds en ramenant les mains. Étirez l'arrière des jambes.

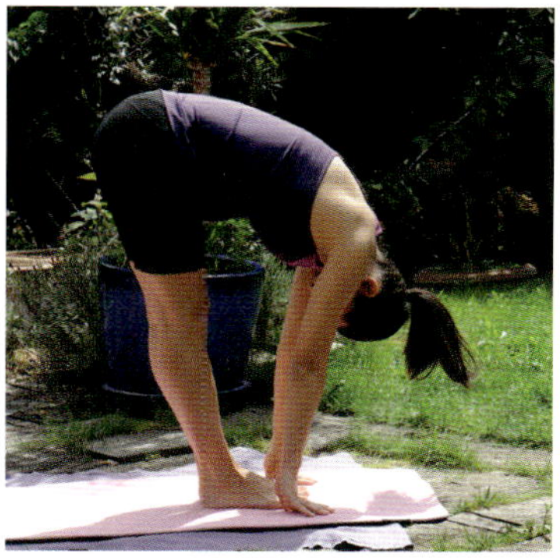

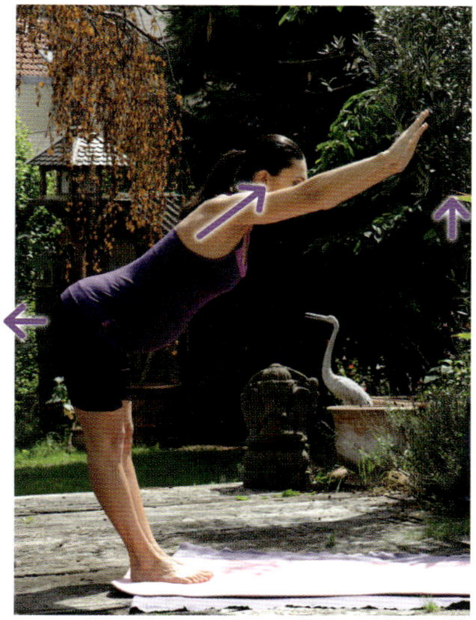

10

Inspirez, puis remontez doucement le dos droit…

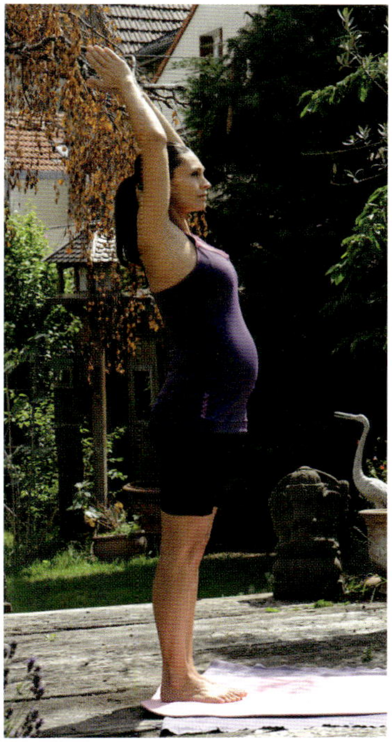

11

… pour arriver debout, les bras au-dessus de la tête.

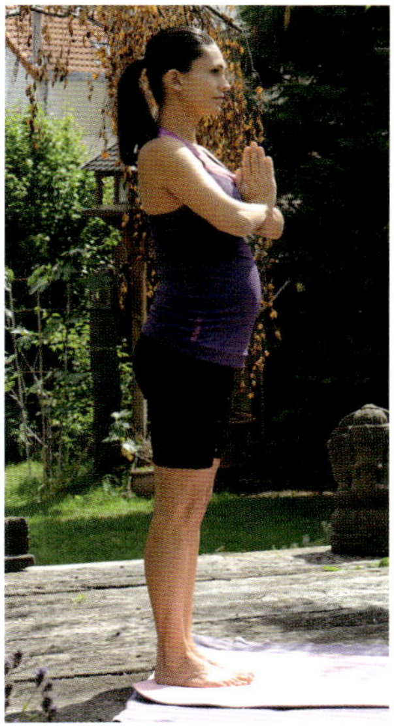

12

Les mains en *namaste*, restez un instant, les épaules basses, le visage détendu, le temps de quelques respirations, puis recommencez l'enchaînement en changeant de jambe à partir de la position 3.

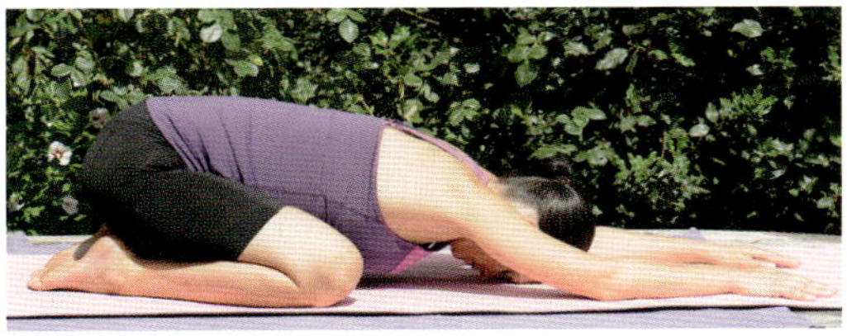

13

Vous pouvez terminer par la contre-posture de l'enfant.

PRÉCAUTION

Toutes les postures des premier et deuxième trimestres sont accessibles et sans danger.

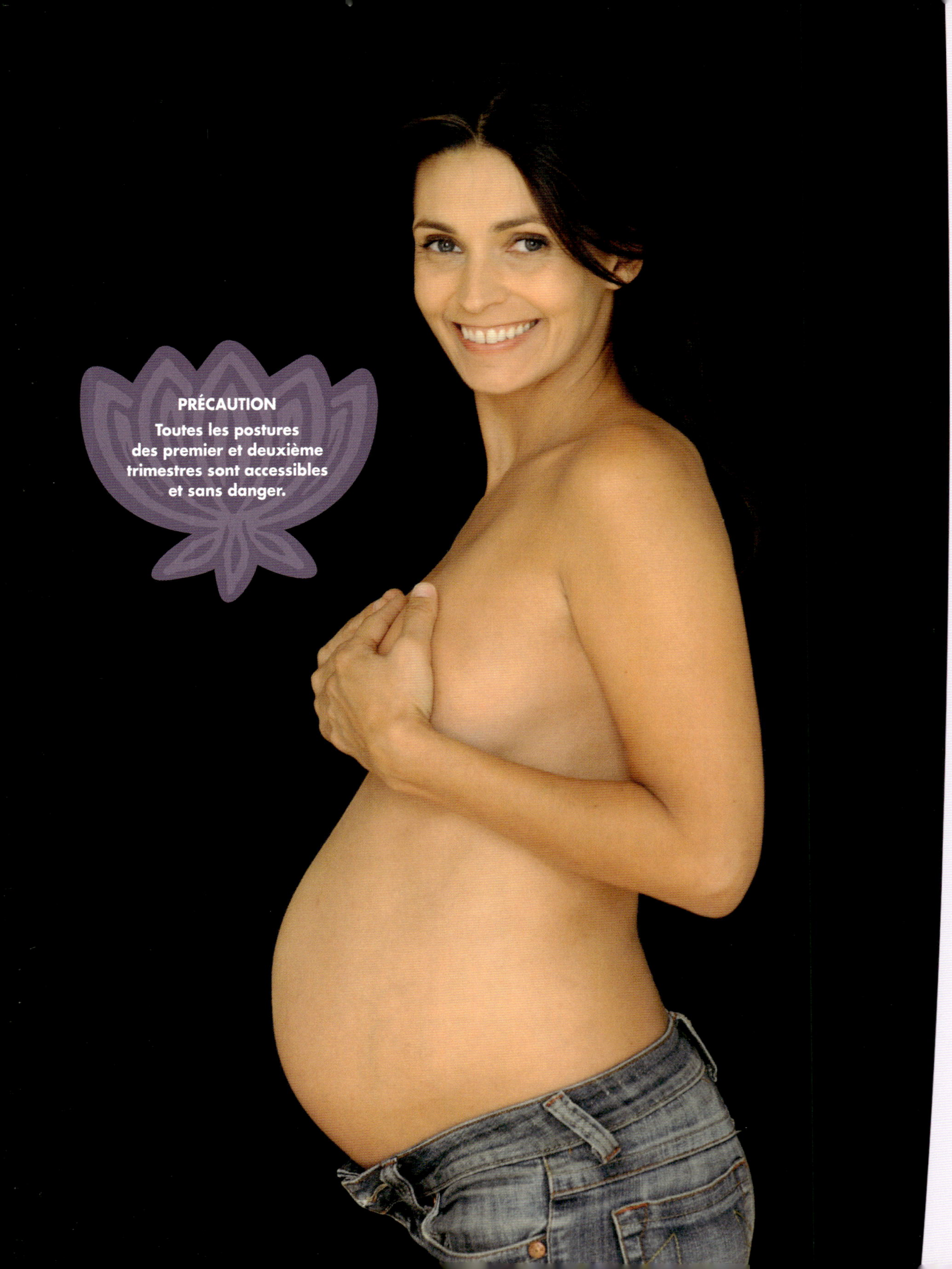

CHAPITRE 3

troisième trimestre de grossesse

11 postures

Nous voici au troisième trimestre ! C'est là que votre ventre occupe le plus de place. Il devient « embarrassant » pour de multiples choses… Et pèse de plus en plus en tirant sur le dos. C'est pour cette raison que nous avons choisi des asanas plus particulièrement ciblés sur les maux du dos.

Les postures de confort, jambes en l'air, sont très appréciées en fin de grossesse, celles ouvrant la cage thoracique permettent de donner plus d'espace au bébé et donc plus d'amplitude au diaphragme et à la respiration.

La relaxation devient encore plus importante, car le sommeil a tendance à s'alléger, du fait que les positions pour dormir deviennent « compliquées » et inconfortables.

Privilégiez des instants de relaxation et de respiration profonde qui seront de vrais outils de repos accessibles à tout moment ou presque !

ROTATION DE LA TAILLE SIMPLIFIÉE

ou Katî cakrasana

échauffement • refroidissement

Entrer dans la posture

Debout, les jambes écartées de la largeur des hanches, posez la main gauche sur le ventre, tandis que le bras droit vient se poser sur les reins. Effectuez une torsion du haut du corps vers la droite, la tête suivant le mouvement. Les hanches restent en place. Revenez ensuite en position de départ, puis effectuez la posture de l'autre côté.

Sortir de la posture

Revenez droite, en position de La Montagne.

Respiration et répétition

La torsion se fait sur l'expiration, en maintenant les poumons vides quelques secondes. Cinq torsions de chaque côté suffisent à réaligner le corps.

Bienfaits

- Tonifie le dos, la taille, l'abdomen et les jambes.
- Étire la colonne vertébrale et aide à la décompression des disques spinaux. De plus, l'étirement vertical permet une rotation plus complète.
- Aide le sang à circuler entre les omoplates.

Points importants

Les jambes doivent rester solidement ancrées dans le sol et bouger le moins possible.
La position des mains varie en fonction du volume du ventre.

Contre-indications

Aucune.

Le + Féminin

Permet de travailler votre plancher pelvien. Affine la taille en postnatal.

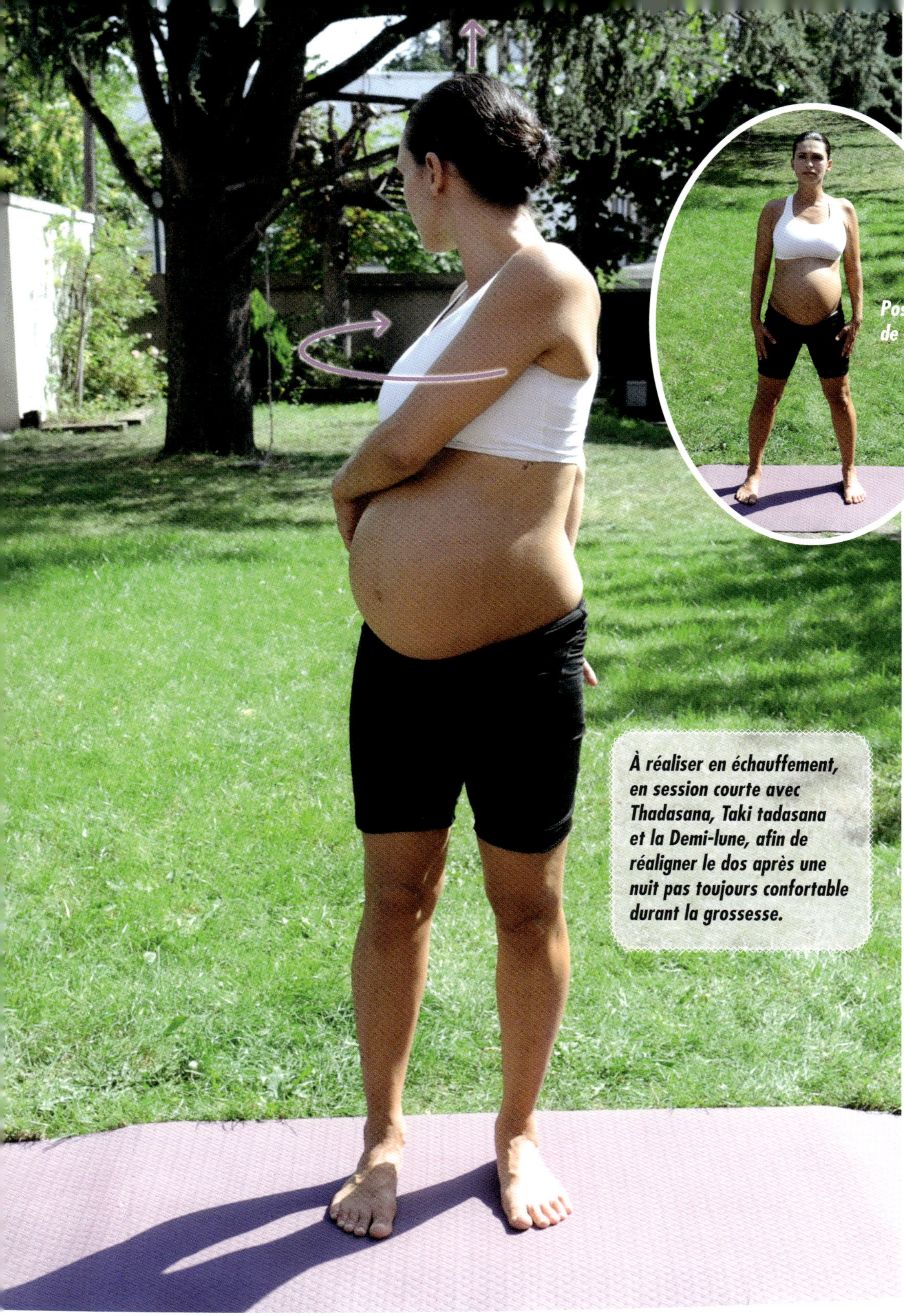

À réaliser en échauffement, en session courte avec Thadasana, Taki tadasana et la Demi-lune, afin de réaligner le dos après une nuit pas toujours confortable durant la grossesse.

LA GUIRLANDE *ou Malasana*

Entrer dans la posture

Debout, les pieds écartés de la largeur du bassin, les mains en namaste, pliez les jambes et abaissez le bassin au plus près du sol en écartant les genoux. Contractez vos muscles pelviens. Les épaules sont basses, les coudes sont appuyés à l'intérieur des genoux, ce qui peut vous aider à maintenir l'écartement. Effectuez plusieurs respirations.

Sortir de la posture

Relevez-vous sur l'expiration.

Respiration et répétition

Pas de répétition, faites durer la posture en pratiquant une respiration abdominale.

Bienfaits

- Tonifie les abdominaux, le haut du dos, la plante des pieds, les muscles du plancher pelvien.
- Replace le bassin et donc soulage les maux de dos.
- Étire l'aine, les cuisses, les mollets, les chevilles et le bas du dos.

Points importants

Les épaules restent loin des oreilles.
Ne vous penchez pas trop en avant.

Contre-indications

Insomnie, pression artérielle, migraine.

Le + Féminin

Tonifie la poitrine et détend la tête !

VARIANTE

La position des pieds peut varier en montant sur les pointes.

On travaille rarement le plancher pelvien dans cette posture… Pourtant, c'est indispensable !

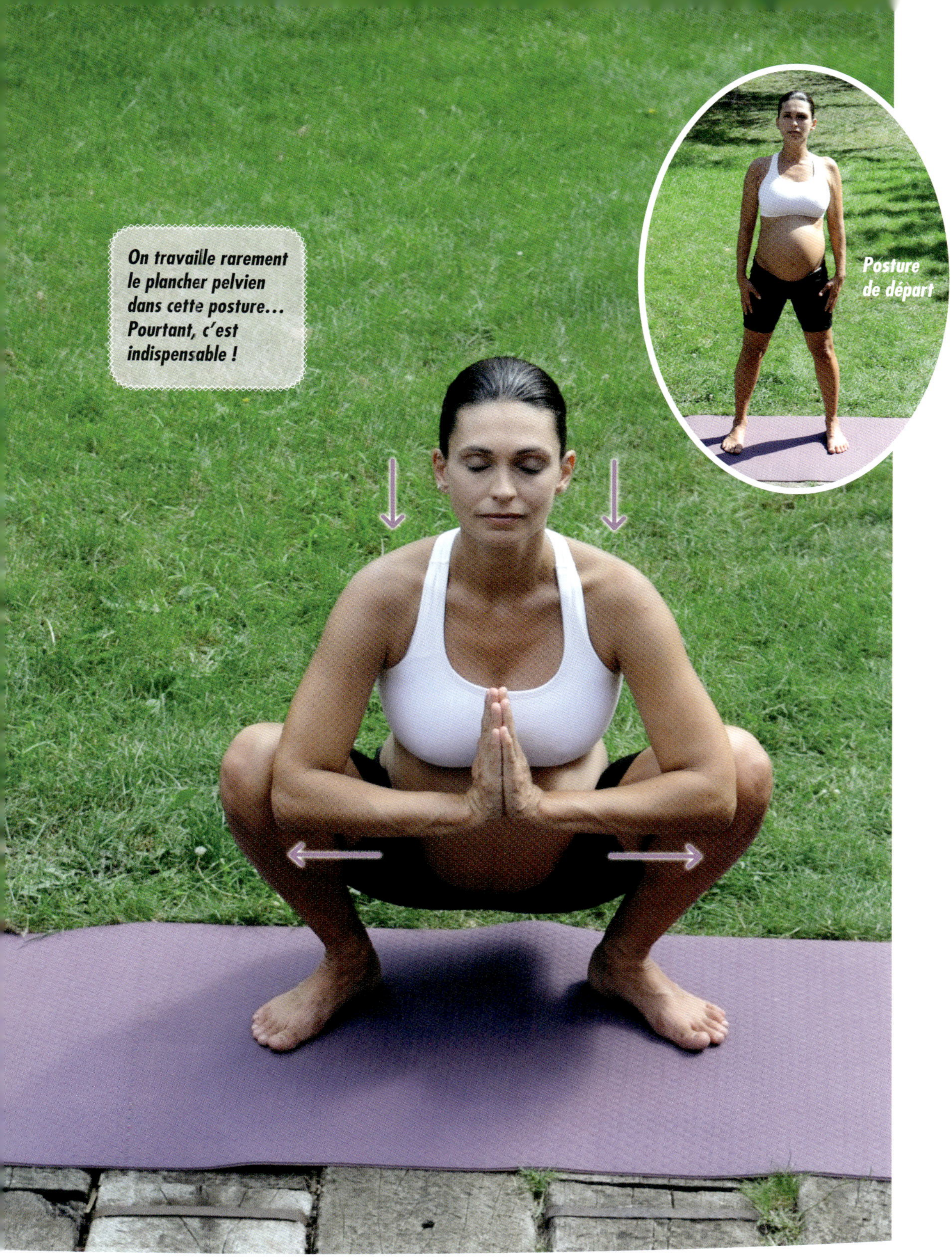

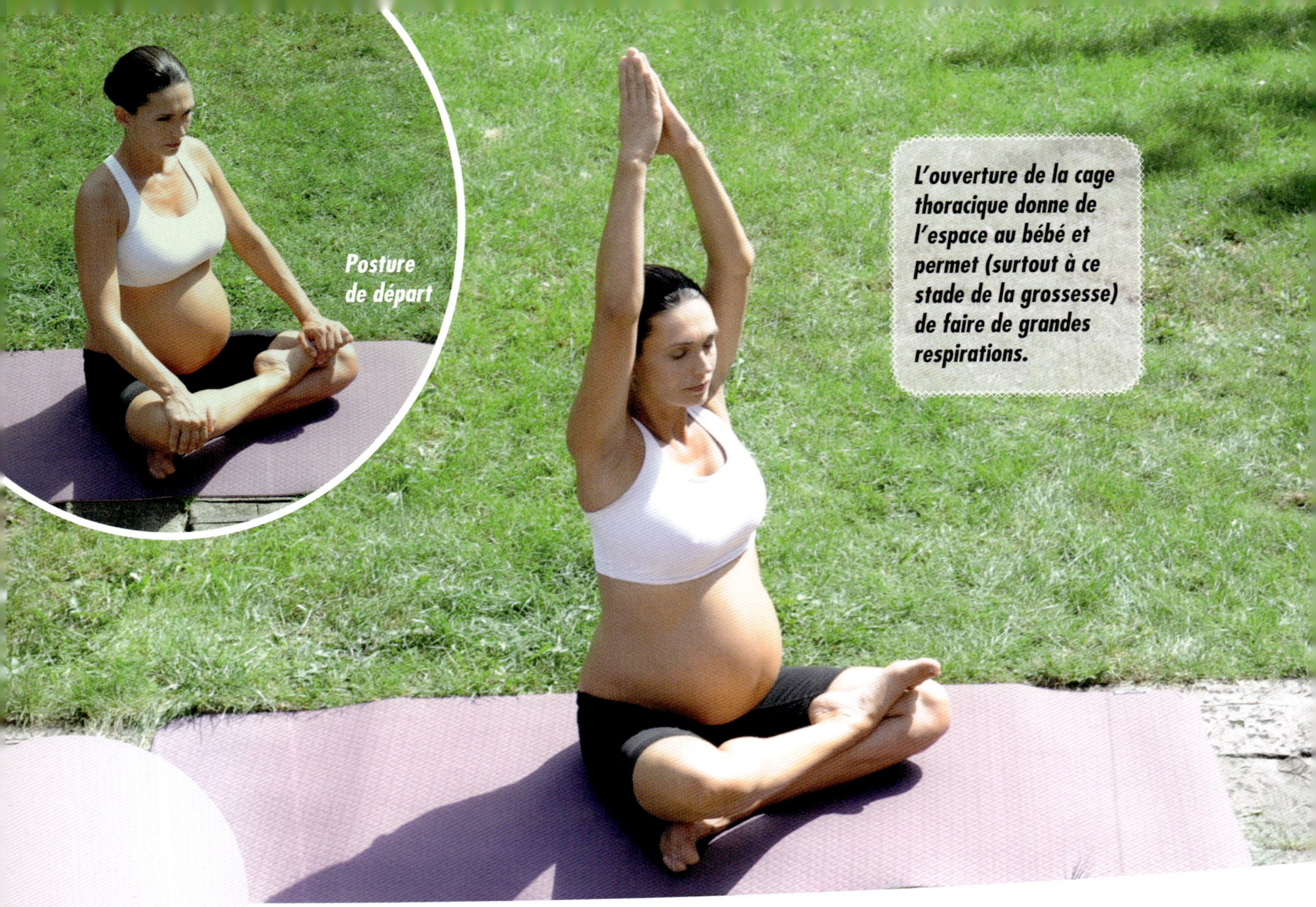
Posture de départ
L'ouverture de la cage thoracique donne de l'espace au bébé et permet (surtout à ce stade de la grossesse) de faire de grandes respirations.

LA FLAMME

échauffement • refroidissement

Entrer dans la posture

Assise en tailleur, en lotus ou à genoux, à l'expiration, joignez les mains en namaste devant la poitrine, puis levez les bras au-dessus de la tête en conservant les mains jointes. Les bras sont au plus près des oreilles. Les épaules sont basses, la tête droite dans le prolongement de la colonne vertébrale. Montez les mains le plus haut possible en prenant conscience d'allonger le dos, d'ouvrir toute la cage thoracique et d'étirer la taille vers le haut.

Sortir de la posture

Dépliez les jambes, baissez les bras. Revenez à genoux ou enchaînez avec une autre posture en tailleur.

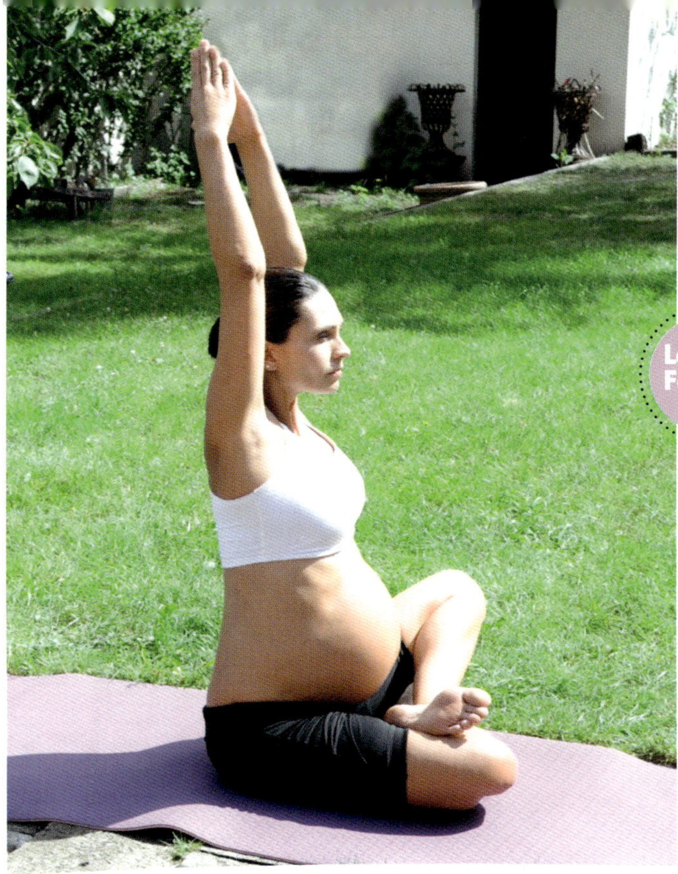

Le + Féminin

Permet de travailler votre plancher pelvien ainsi que la poitrine.

Bienfaits

- Tonifie le dos, les bras, les épaules et les pectoraux (si les mains sont jointes avec énergie).
- Ouvre et étire la cage thoracique.
- Assouplit la colonne vertébrale.

Respiration et répétition

Respiration naturelle. Descendez les bras sur une expiration. Répétez jusqu'à une dizaine de fois.

Points importants

Les bras sont collés aux oreilles.

Contre-indications

Aucune.

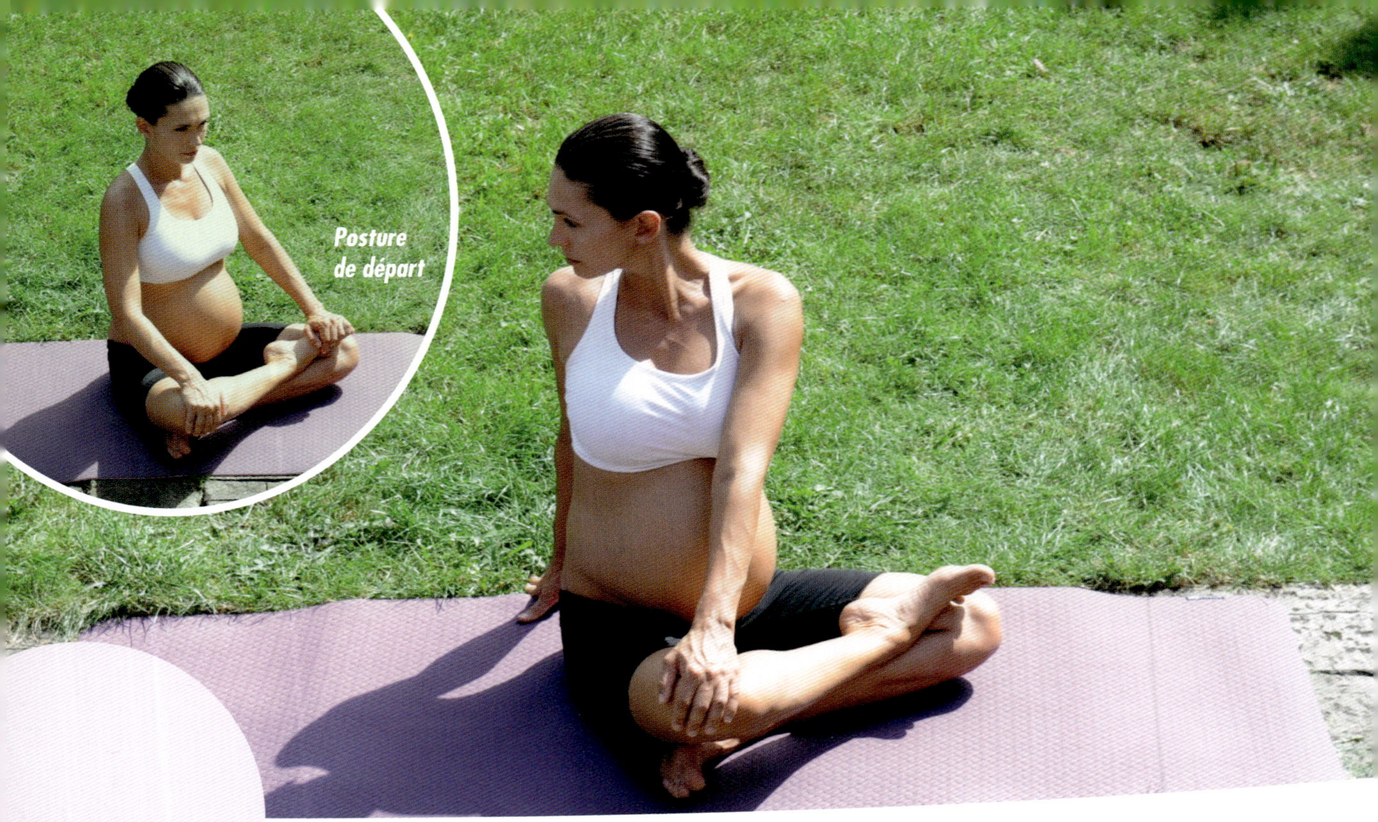

TORSION ASSISE *ou Bharadvahjasana*

échauffement • refroidissement

Entrer dans la posture

Assise en tailleur, la main gauche posée à plat ou en coupe, à l'aplomb des fesses, la main droite sur le genou opposé, effectuez une torsion du haut du corps à partir des hanches. Revenez en position neutre un instant avant de changer de côté.

Sortir de la posture

Faites revenir le haut du corps dans l'axe.

Respiration et répétition

Respiration longue, dans le côté étiré.
Maintenez la posture une minute de chaque côté.
Répétez deux à cinq fois de chaque côté.

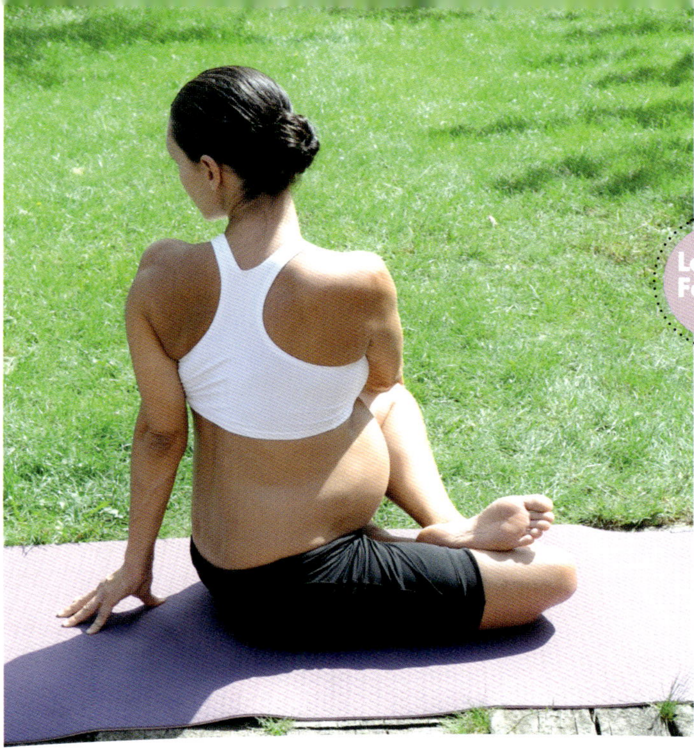

Le + Féminin

Donne un beau port de tête et de l'espace au bébé…

Bienfaits

- Stimule l'abdomen et donc la digestion.
- Étire la colonne vertébrale, les épaules, les hanches, le cou, les hanches, les cuisses, les genoux et les chevilles.
- Apaise.

Points importants

Le fait de s'asseoir dans cette posture est adapté à la grossesse. Cela soulage le bassin et le bas-ventre. Lorsque vous effectuez une torsion, visualisez-la s'amorçant du bas de la colonne vertébrale puis allant vers le haut, comme une flèche qui ferait une spirale ascendante.

Contre-indications

Diarrhée, problème de tension.

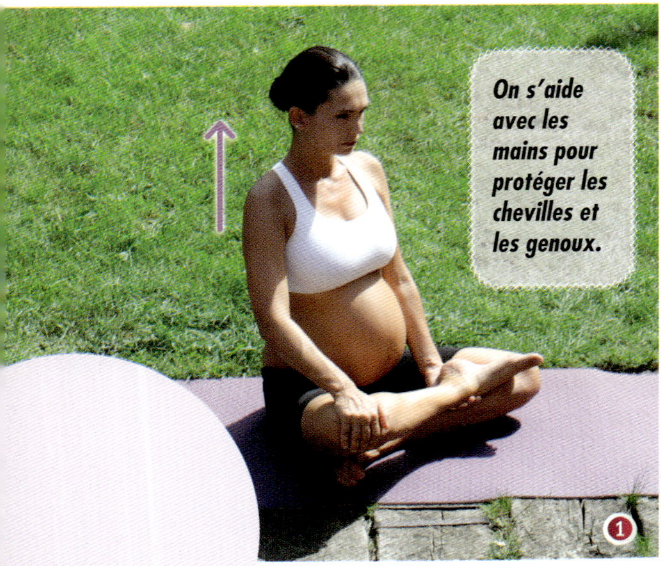
On s'aide avec les mains pour protéger les chevilles et les genoux.
1

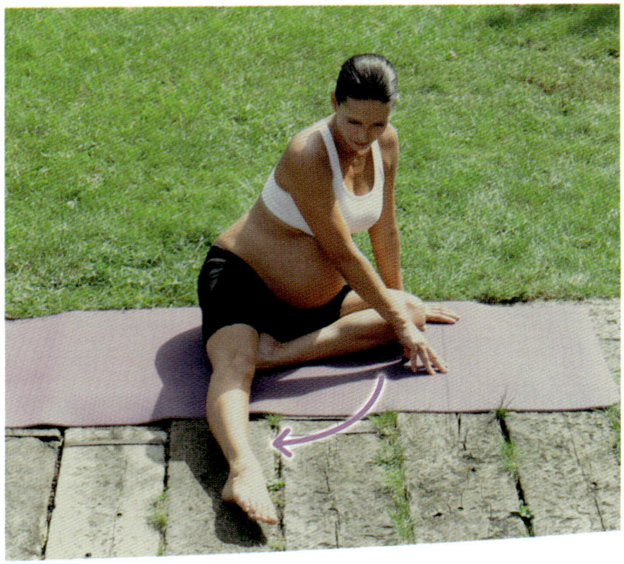

LA POSTURE DU PIGEON

ou Eka pada rajakapotsana

cœur de séance

Entrer dans la posture

Habituellement, on entre dans la posture avec l'asana du Chien… Mais en raison du volume du ventre, nous avons opté pour une entrée en posture plus simple…

1 VARIANTE

Pour entrer dans la posture du Pigeon, vous pouvez aussi vous asseoir en tailleur (version illustrée ci-dessus). Dépliez la jambe droite et, dans un mouvement latéral accompagné par la hanche, placez-la derrière vous. Repositionnez le bassin de face et stabilisez la posture en vous appuyant sur les mains, puis posez les paumes au sol, bras tendus.

Sortir de la posture

Revenez en tailleur en vous aidant de vos mains.

Bienfaits

- Tonifie le dos, les épaules, les bras, les hanches, les jambes.
- Étire les adducteurs, les cuisses, les articulations de la hanche, le dos, le cou, les poignets.
- Ouvre la poitrine.
- Stimule le cœur.
- Soulage les douleurs lombaires.

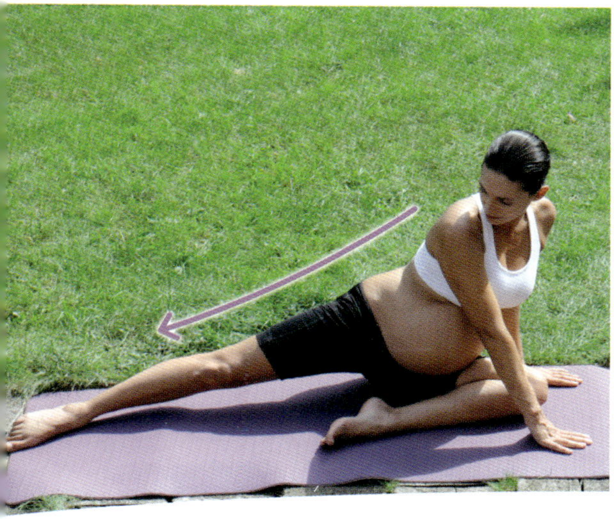

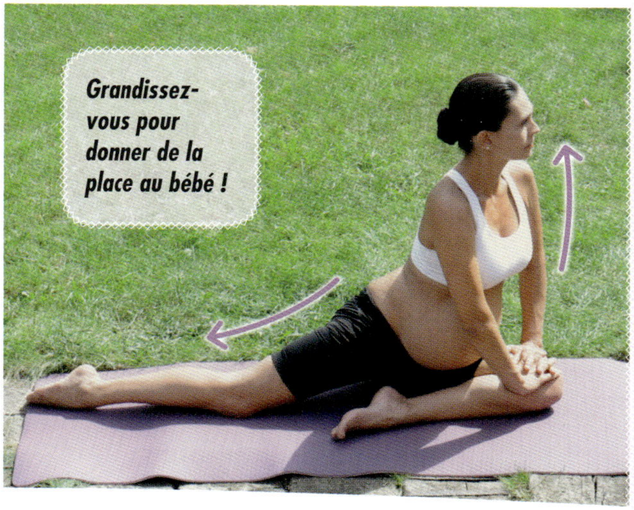

Le + Féminin

Apporte de l'énergie.

Respiration et répétition

Respiration naturelle.
Maintenez la posture durant plusieurs respirations puis changez de côté.

Points importants

Profitez de la souplesse de votre corps !

Contre-indications

Douleurs aux hanches.

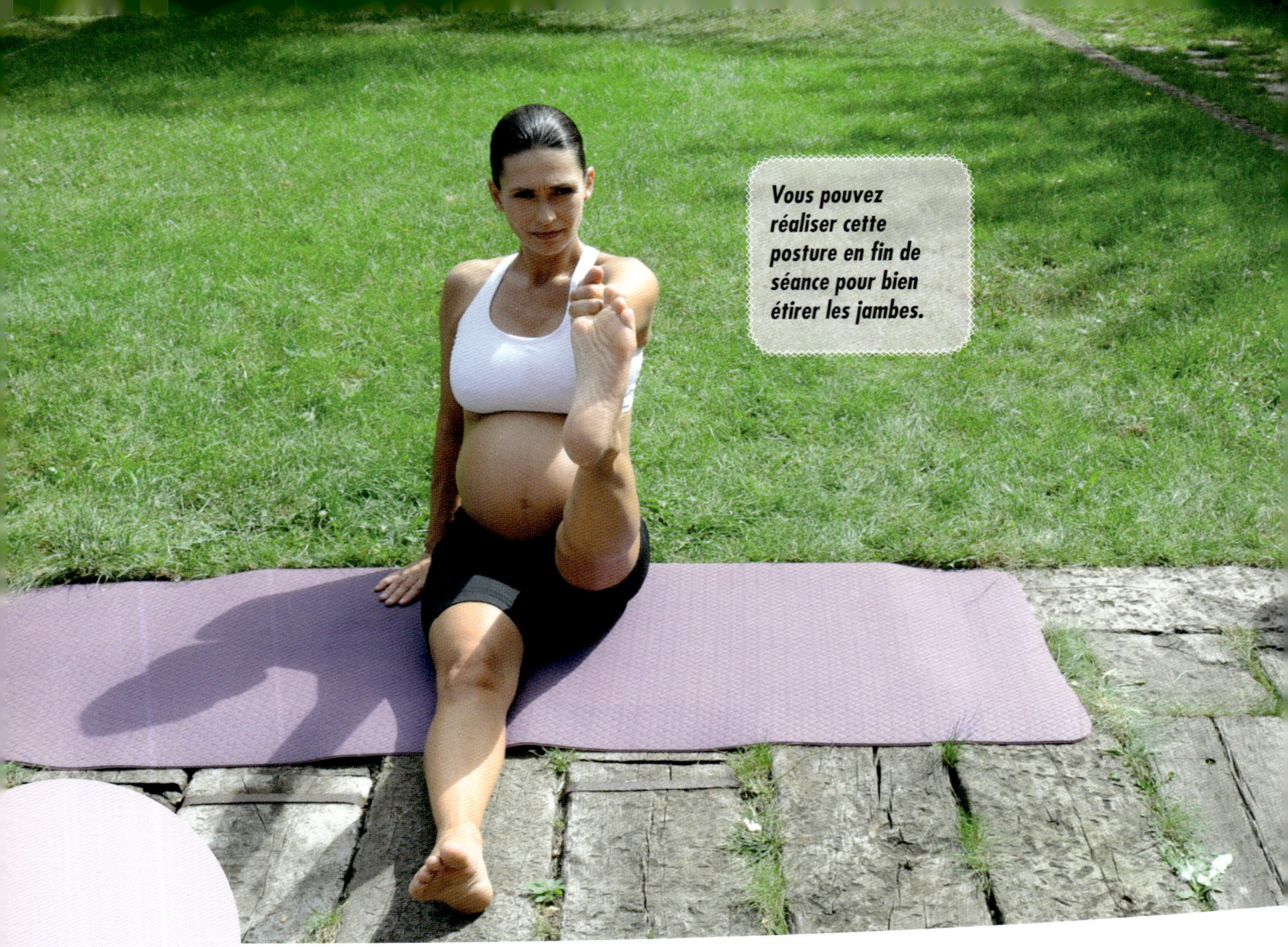
Vous pouvez réaliser cette posture en fin de séance pour bien étirer les jambes.

LE TIR À L'ARC ou Akarna dhanurasana II

cœur de séance

Entrer dans la posture

Assise, les jambes allongées devant vous, crochetez le gros orteil du pied gauche avec la main gauche, en conservant la jambe tendue le plus haut possible. Changez de côté.

Sortir de la posture

Pliez la jambe et baissez-la. Détendez les jambes allongées en les bougeant alternativement, les genoux légèrement pliés.

Bienfaits

- Tonifie les jambes, les bras, les abdominaux et la partie inférieure de la colonne vertébrale.
- Renforce les genoux et les hanches.
- Développe l'équilibre et la concentration.
- Étire les jambes et les assouplit.

Le + Féminin

Permet de travailler votre plancher pelvien.

Respiration et répétition

Respiration naturelle et tranquille. Soit vous choisissez de rester plusieurs respirations dans la posture, soit vous restez une respiration et effectuez plusieurs répétitions jusqu'à cinq fois de chaque côté. Montez la jambe en expirant.

Points importants

Il est possible d'effectuer l'exercice en pliant le genou. Faites selon vos possibilités.
Ne lâchez pas le gros orteil. L'idée est d'arriver à effectuer cette posture avec fluidité.

Contre-indications

Aucune.

VARIANTE

Il est possible d'effectuer cet asana en pliant la jambe et en la relevant le plus près possible de l'oreille. Dans ce cas, on crochète la jambe tendue au sol avec le bras du même côté.

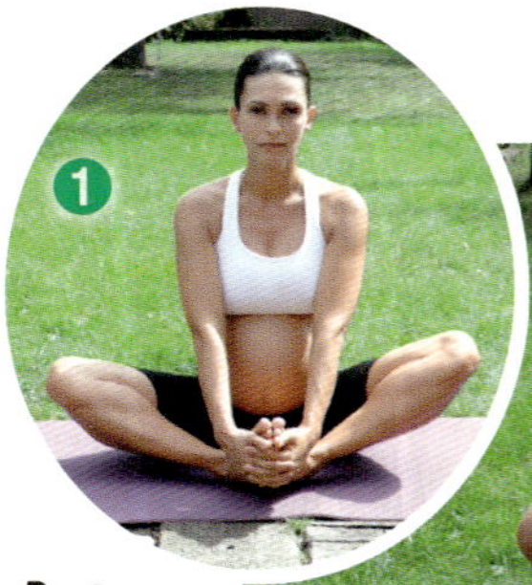

Posture de départ

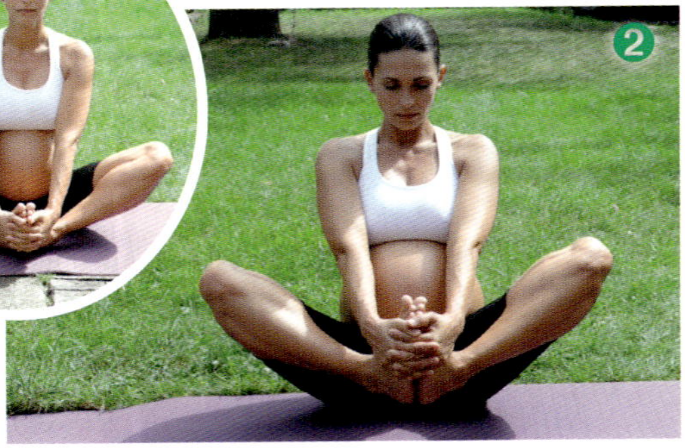

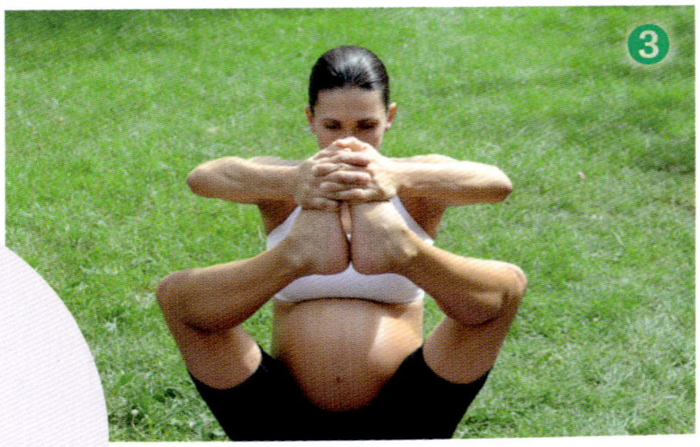

Posture intermédiaire

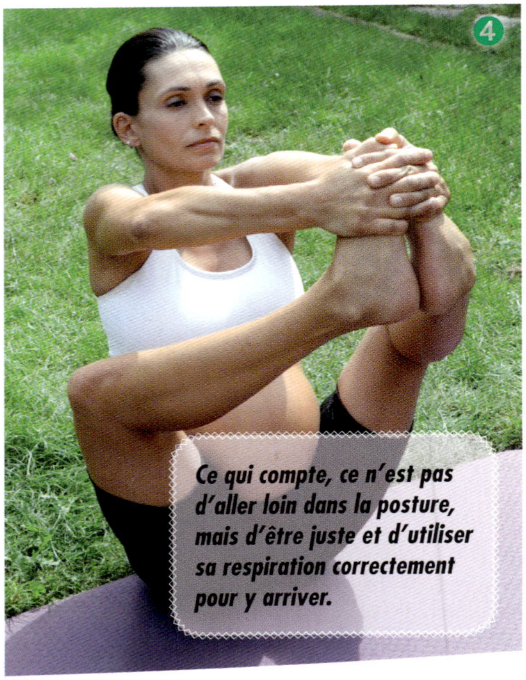

Ce qui compte, ce n'est pas d'aller loin dans la posture, mais d'être juste et d'utiliser sa respiration correctement pour y arriver.

ASSISE ÉQUILIBRE *ou Ubhaya padangusthasana*

cœur de séance

Entrer dans la posture

Assise stable et alignée, les jambes pliées et ouvertes, les plantes de pieds l'une contre l'autre. Enserrez vos pieds avec vos mains. Sur une expiration, levez-les doucement à la hauteur du nombril, à la force des bras, du dos et des jambes **(2)**. Restez une ou deux respirations, pour vous stabiliser ou trouver l'équilibre. Sur une expiration, levez-les encore à la hauteur de la poitrine. Marquez une pause de deux respirations, si vous en éprouvez l'envie ou le besoin **(3)**. Puis levez de nouveau les pieds à hauteur de visage et restez le temps que vous pouvez **(4)**. Cette posture est déjà un bel équilibre, très efficace, même s'il est possible d'aller plus loin… L'étape suivante vous est accessible de deux manières différentes :

1 VARIANTE À partir de l'étape **(3)**, modifiez la position des mains en crochetant chaque pied. Sur une expiration, vous écartez et tendez une jambe. Expirez. Sur l'expiration suivante, vous écartez l'autre. Les épaules basses, le bassin stable, restez le plus longtemps possible.

2 VARIANTE Crochetez les doigts de pieds dès la phase **(2)**, restez en équilibre, le temps d'une respiration, puis à la force des bras, des épaules et du dos, montez les jambes, écartées de la largeur du ventre, devant vous le plus haut possible, puis écartez-les.

1 VARIANTE

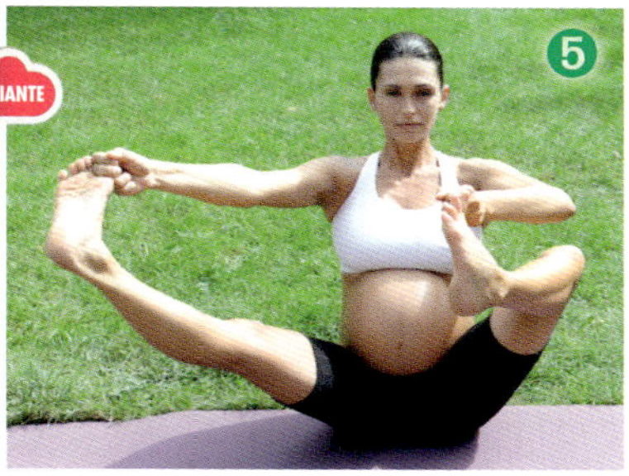

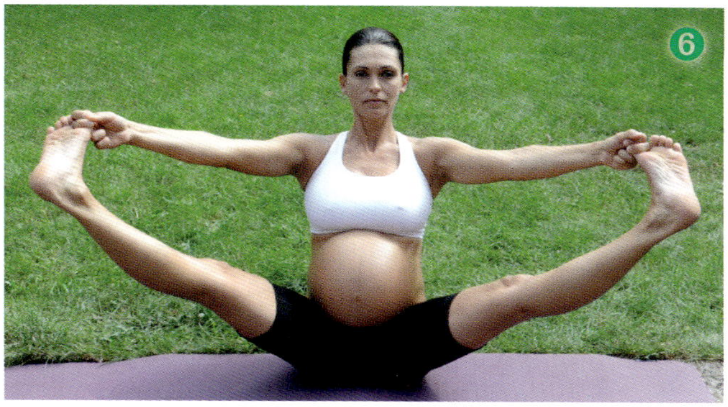

2 VARIANTE

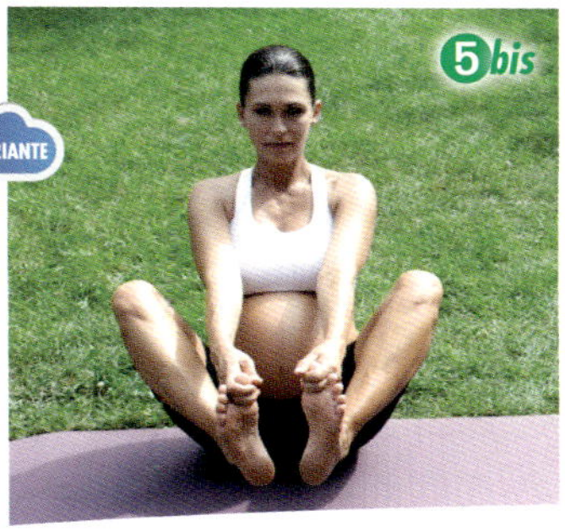

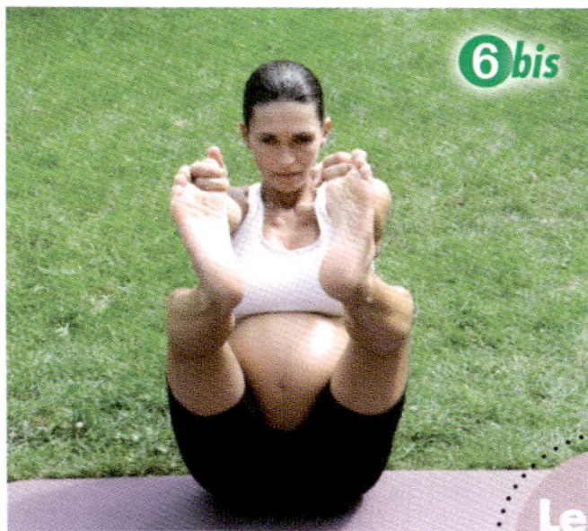

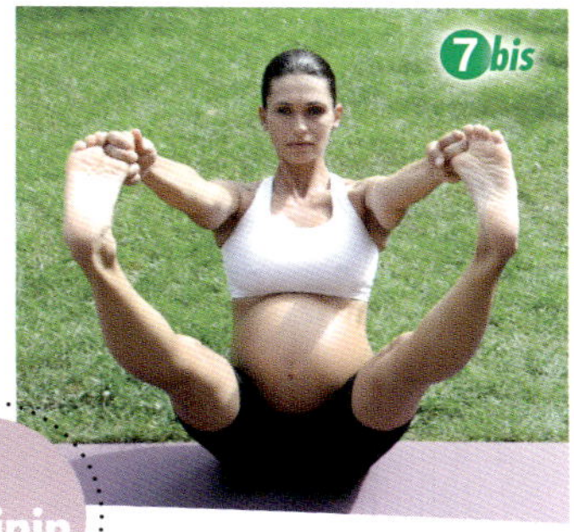

Le + Féminin

Lutte contre les jambes lourdes, fait un beau port de tête.

Sortir de la posture

Revenez sur une expiration en pliant les jambes et en posant doucement les pieds au sol. Allongez les jambes.

Respiration et répétition

Respiration naturelle. Restez dans la posture 30 secondes ou plus, selon vos capacités. Soit vous maintenez la posture le plus longtemps possible en respirant tranquillement, soit vous effectuez deux à trois répétitions.

Points importants

La posture originale a été modifiée pour convenir à la grossesse et au volume du ventre. Accrochez votre regard à un point pour garder l'équilibre le plus longtemps possible. Il est possible de réaliser cette posture allongée sur le dos. Cela soulage les maux de dos. Ne pas arrondir la colonne vertébrale.

Contre-indications

Aucune.

Bienfaits

- Tonifie les abdominaux, le dos, les bras et les jambes.
- Stimule la digestion.
- Développe l'équilibre et la concentration.
- Étire et galbe les jambes.
- Régénère la colonne vertébrale.

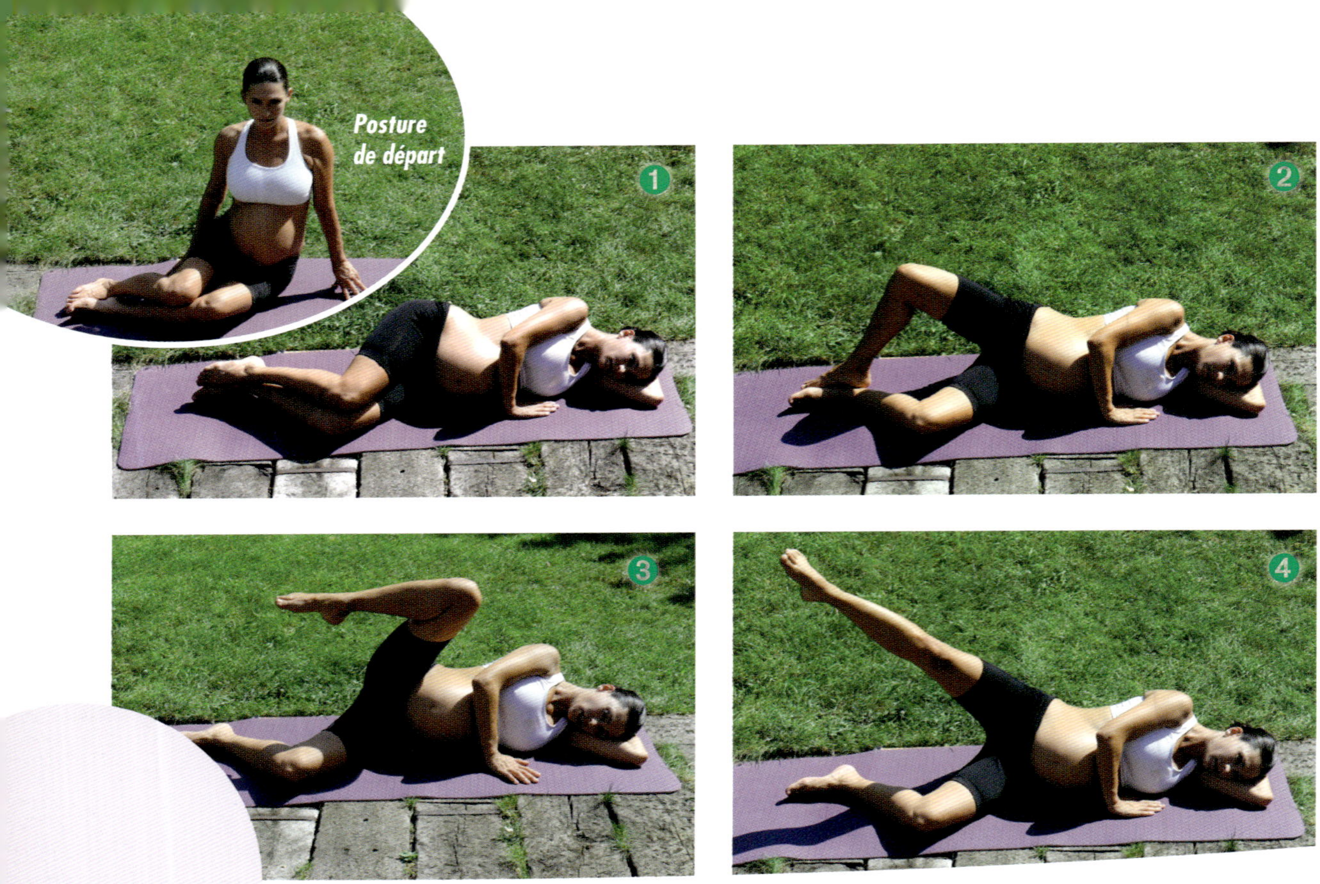

OUVERTURE, BATTEMENT LATÉRAL, ÉTIREMENT *ou Anantasana*

cœur de séance

Entrer dans la posture

Assise, glissez doucement au sol sur le flanc gauche, le dos est droit, les jambes sont pliées, le bras gauche ramené sous la tête, la main droite vient se poser devant la poitrine pour maintenir l'équilibre de la posture.

Ouverture : le genou gauche monte, les pieds restent collés. On ouvre la jambe en papillon à partir de la hanche, le plus possible. Puis on revient doucement **(2)**.

Battement latéral : en partant de la posture **(2)**, relevez le genou plié latéralement vers le haut du corps **(3)**. Étirez l'arrière de la cuisse, puis tendez la jambe **(4)** et effectuez des battements de haut en bas, au moins dix fois de chaque côté. Ensuite, jambe tendue à l'horizontale sans bouger le bassin, effectuez des cercles avec la cheville, dix fois dans chaque sens. Pour finir, faites des cercles avec la jambe entière, le mouvement part de la hanche.

Étirement : à partir de la phase **(3)**, attrapez le pied et tendez la jambe **(6)**. Aidez-vous de votre bras pour travailler l'étirement.

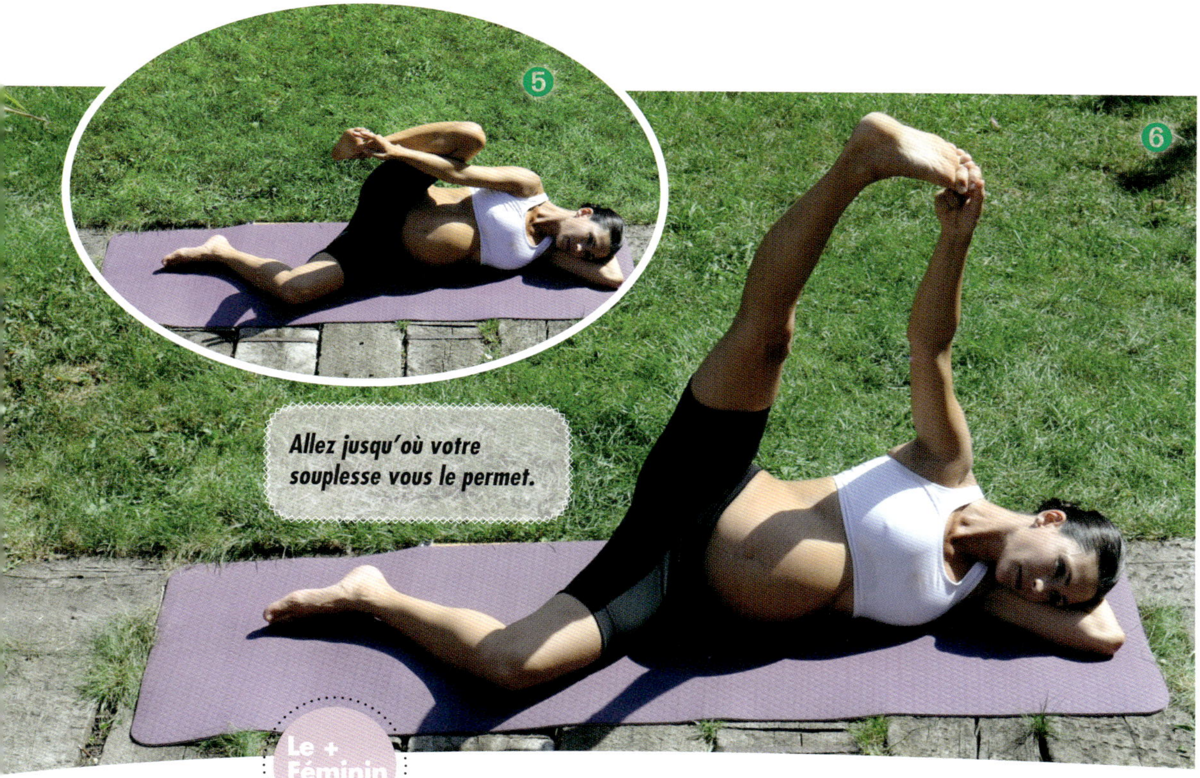

Le + Féminin

En fin de grossesse, cette posture soulage les douleurs et assouplit le bassin.
Soulage les jambes lourdes et les affine.

Bienfaits

- Étire et assouplit les jambes, les hanches, le bras.
- Énergise le gros intestin.

Sortir de la posture

Reposez la jambe sollicitée contre l'autre, et mettez-vous sur le côté gauche avant de vous relever.

Respiration et répétition

Expirez en creusant la poitrine. Restez dans la posture 1 minute 30 de chaque côté.

Points importants

Nous avons pris le parti de garder la jambe pliée au sol pour contrebalancer le poids du ventre… Cette version demande moins de souplesse et d'équilibre.

VARIANTE Plus facile.

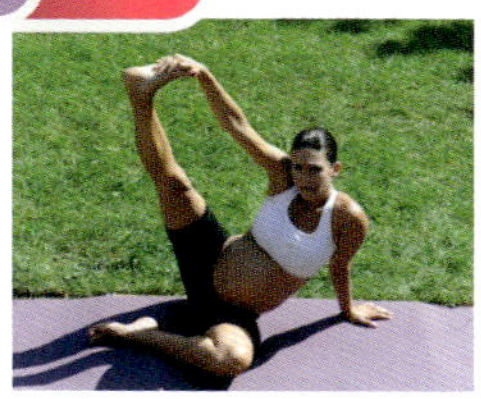

Contre-indications

Aucune.

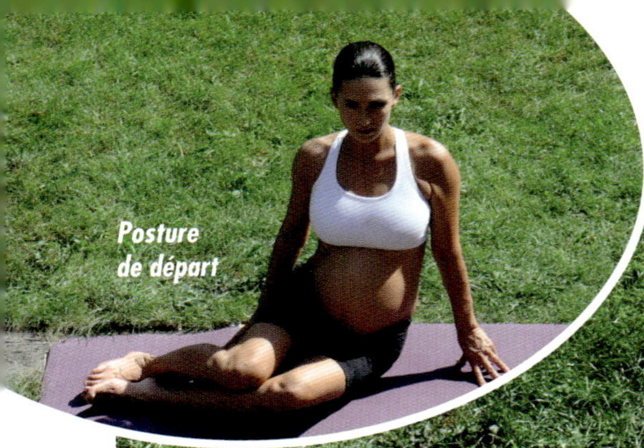

VARIANTE

Posture simplifiée.

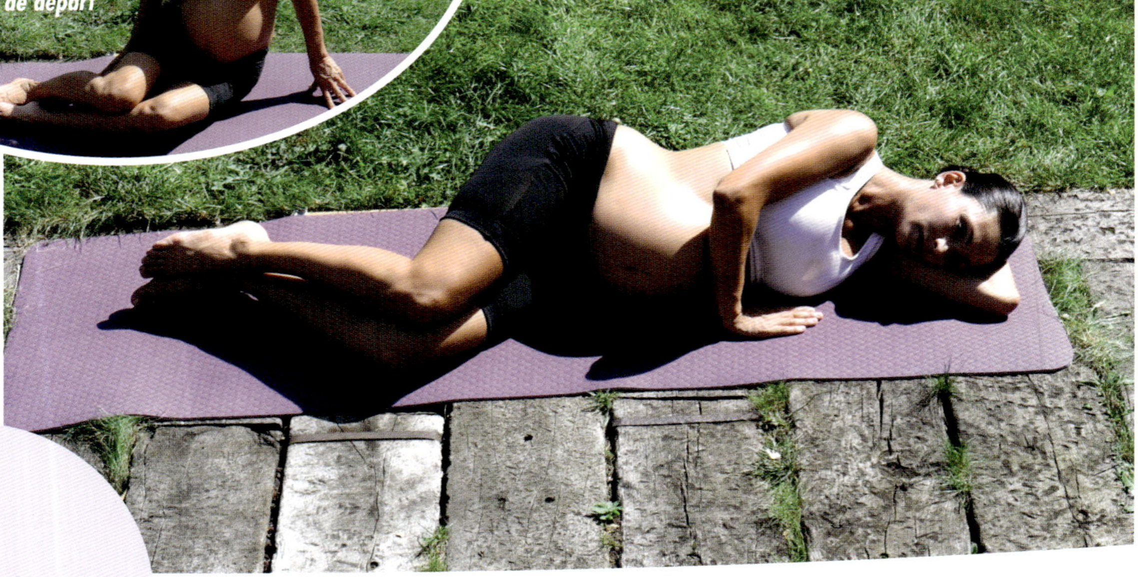

ROTATION DE LA CHEVILLE

ou Anantasana simplifiée

cœur de séance

Entrer dans la posture

Asseyez-vous puis allongez-vous lentement au sol. Le bras gauche replié sous la tête, la jambe au sol légèrement pliée, le bras droit vient se placer devant le buste, la main devant la poitrine pour maintenir l'équillibre. Levez l'autre jambe tendue à 45°, effectuez une rotation de la cheville, dans un sens puis l'autre, puis redescendez-la parallèle au sol, refaites une rotation de cheville, dans un sens et dans l'autre.

Sortir de la posture

Reposez la jambe sollicitée contre l'autre, puis mettez-vous sur le côté avant de vous relever.

Bienfaits

- Tonifie les jambes, les chevilles, le bas du dos et tous les muscles qui entourent le pied.
- Ouvre les hanches, le bassin.
- Soulage les douleurs lombaires.
- Détend.

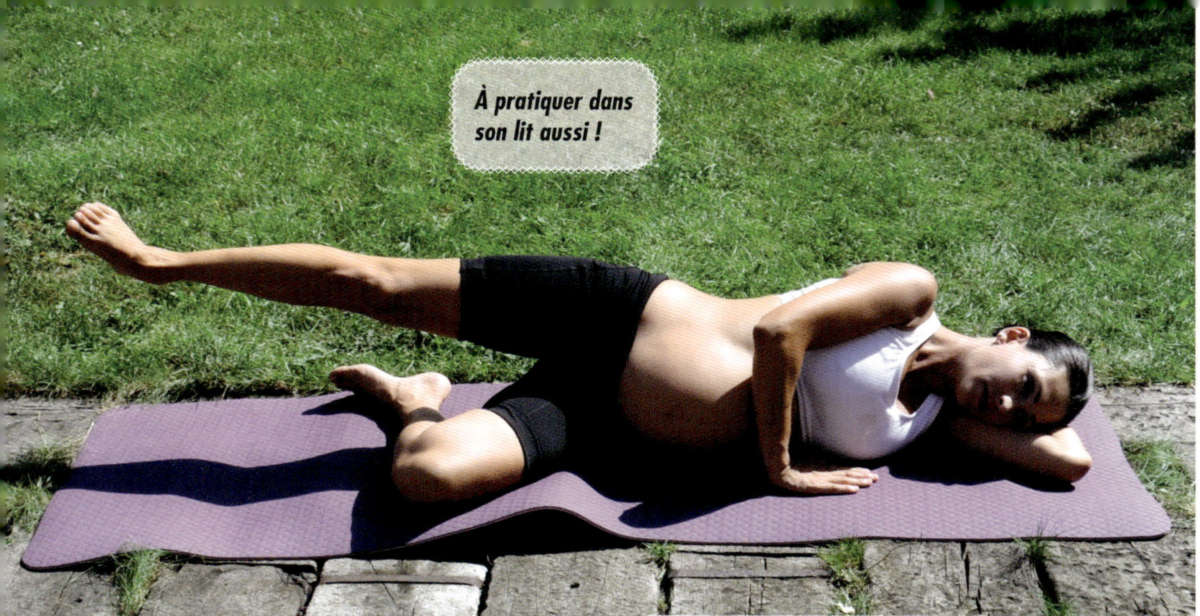

Le + Féminin

Lutte contre la lourdeur des jambes.

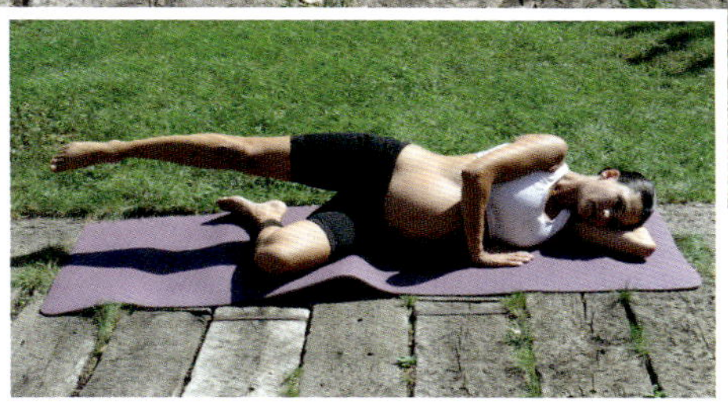

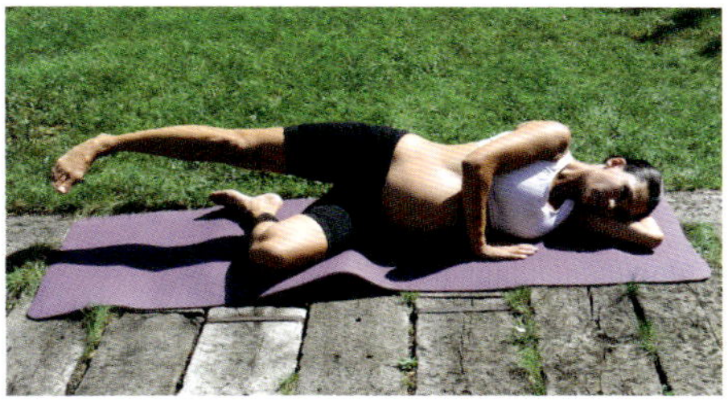

Respiration et répétition

Respiration naturelle. Répétez les rotations en haut et en bas, cinq fois minimum de chaque côté.

Points importants

Le bras posé devant n'est là que pour aider à conserver l'équilibre. La rotation de la cheville se fait doucement et dans les deux sens. Alternez la hauteur de la jambe.

Contre-indications

Aucune.

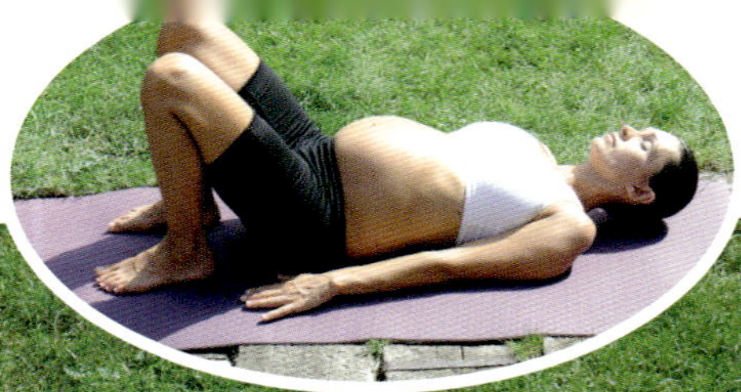

Posture de départ

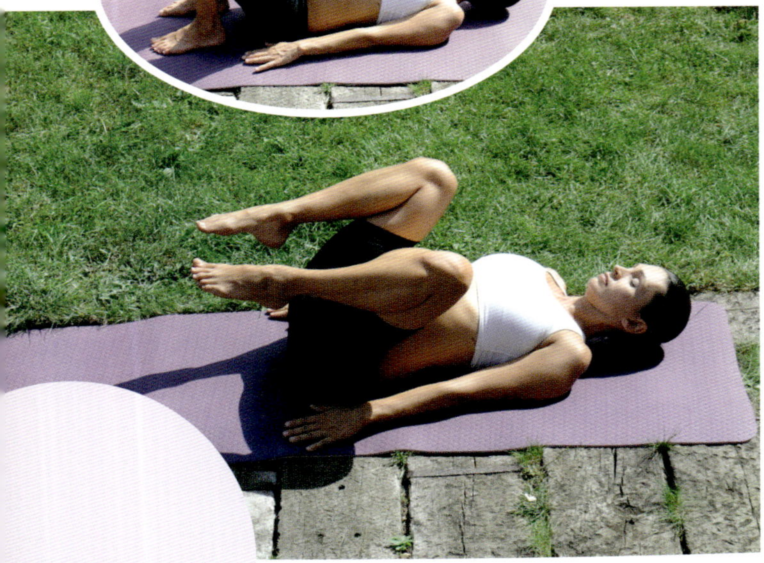

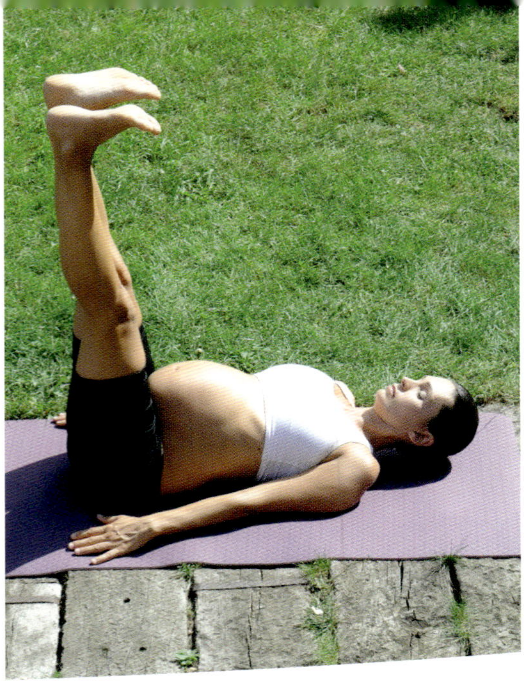

L'ÉQUERRE *ou Viparita korani*

coeur de séance

Entrer dans la posture

Allongez-vous, pliez les jambes puis dépliez-les de manière à ce qu'elles soient perpendiculaires au corps. Les bras sont de part et d'autre du corps, les paumes des mains tournées vers le sol. Pointez, puis fléchissez les pieds. Les jambes s'écartent en fonction de l'encombrement du ventre.

1 VARIANTE Effectuez le même exercice en vous aidant d'un mur comme guide pour les jambes. Pour sortir de la posture, roulez sur le côté gauche.

2 VARIANTE Variante postnatale : levez les jambes alternativement, ce qui stimulera les abdominaux, et pensez à contracter votre plancher pelvien. Glissez les paumes des mains sous les fesses pour ne pas cambrer.

Sortir de la posture

Pliez les jambes, puis glissez sur le côté gauche avant de vous relever.

Bienfaits

- Tonifie le dos, les jambes.
- Détend le cœur, apaise, régularise la tension, aide à mieux dormir.
- Stimule l'afflux sanguin dans le bassin, soulage les douleurs lombaires.

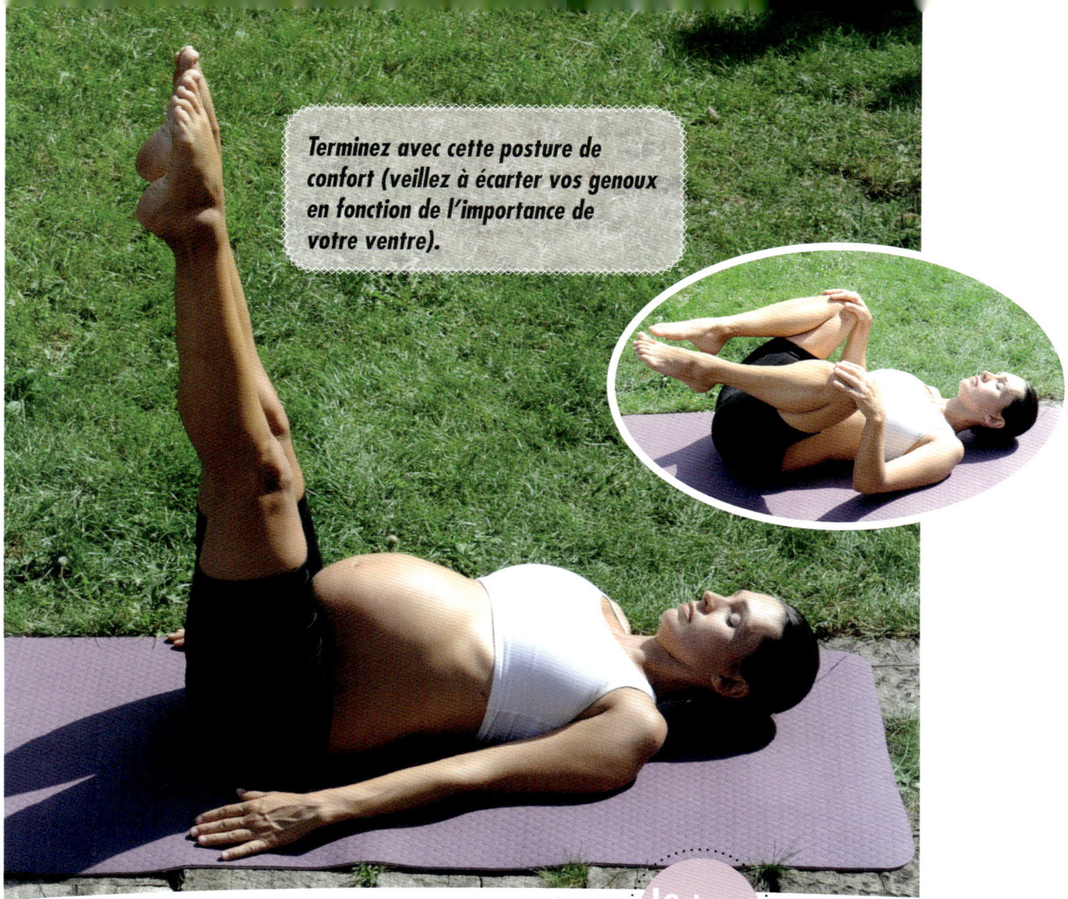
Terminez avec cette posture de confort (veillez à écarter vos genoux en fonction de l'importance de votre ventre).

Le + Féminin

On peut aussi faire des rotations avec les chevilles, pointer et fléchir les pieds, cela tonifie les jambes. Aide à lutter contre les vaginites, les jambes lourdes et la cellulite.

Respiration et répétition

Respiration abdominale. Restez dans la posture durant plusieurs respirations et changez de côté.

Points importants

On peut réaliser cette posture contre un mur.

Contre-indications

Douleurs aux hanches.

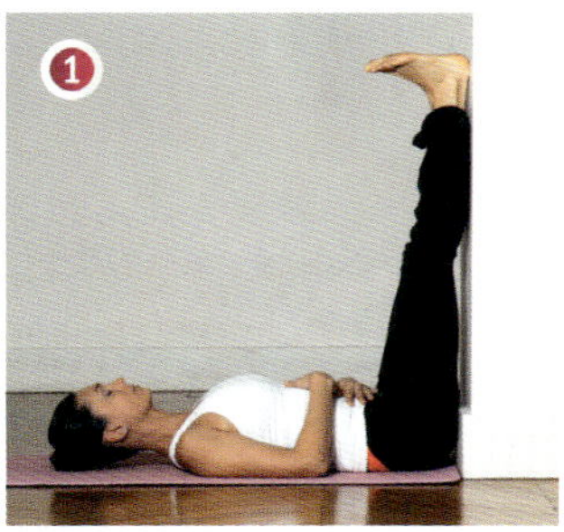
1

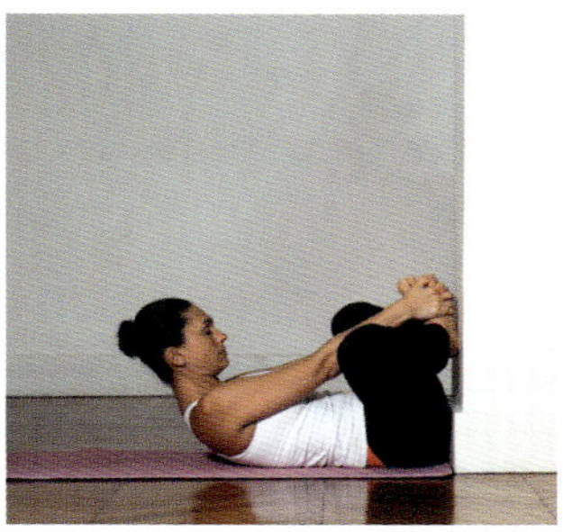

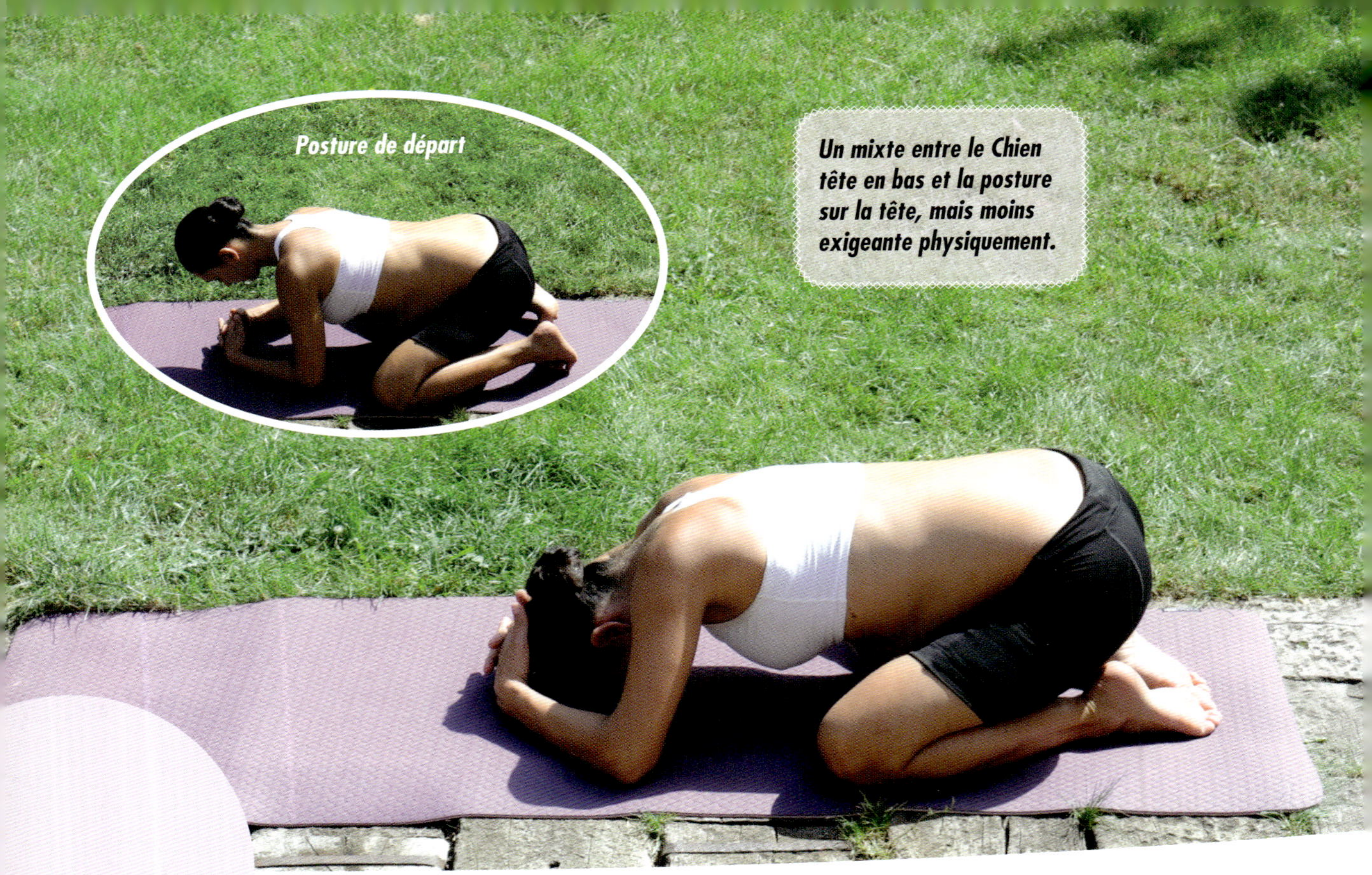
Posture de départ
Un mixte entre le Chien tête en bas et la posture sur la tête, mais moins exigeante physiquement.

POSTURES SUR LA TÊTE

ou Sirsasana très simplifiée

Entrer dans la posture

À genoux, croisez les doigts, posez les mains et les avant-bras au sol, le sommet du crâne vient se poser devant la paume des mains, les fesses posées sur les talons. Dépliez vos jambes afin qu'elles soient tendues. Conservez le dos droit. Le poids du corps repose progressivement sur le sommet du crâne, le coccyx doit regarder le ciel.

Sortir de la posture

Passez le poids du corps sur les pieds, pliez les jambes et agenouillez-vous.

Respiration et répétition

Respiration légère. Maintenez la posture de 10 secondes à 5 minutes.

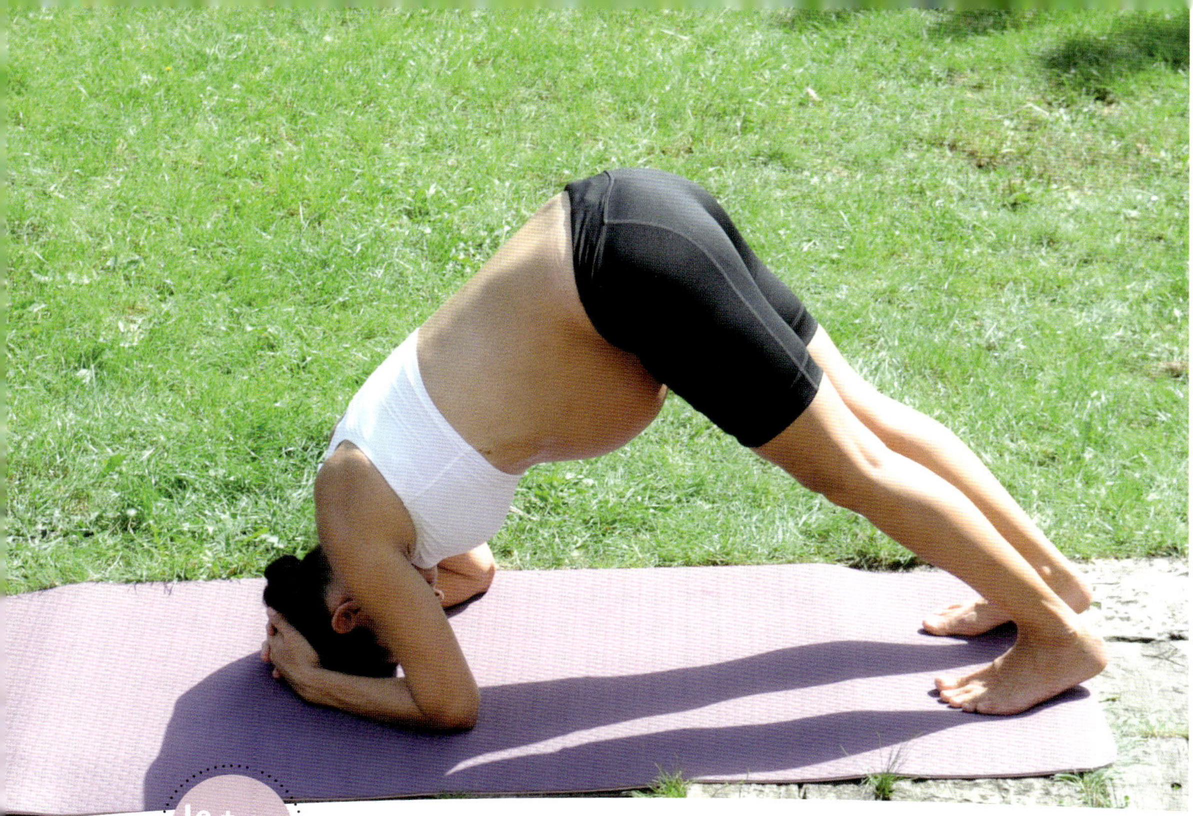

Le + Féminin

Posture à éviter les premiers jours des règles, lors du retour de couches.

Bienfaits

- Équilibrant, revitalisant, énergisant (comme la plupart des postures inversées).
- Inverse la circulation sanguine donc fait affluer la circulation de retour et élimine les toxines.
- Soulage les maux de tête.
- Stimule les sens, le cerveau, la concentration, la mémoire.
- Étire l'arrière du dos, les jambes, les chevilles.

Points importants

Pour celles qui veulent aller plus loin, on peut soulever la tête en appuyant fortement sur les coudes. Fixez un point à la hauteur des yeux pour conserver l'équilibre.

Contre-indications

Hypertension.
Douleurs à la nuque, au dos, à la tête.

PRÉCAUTION

Les asanas proposés ici prennent en considération la fragilité du plancher pelvien. Pensez à le contracter sur l'expiration, durant les postures.

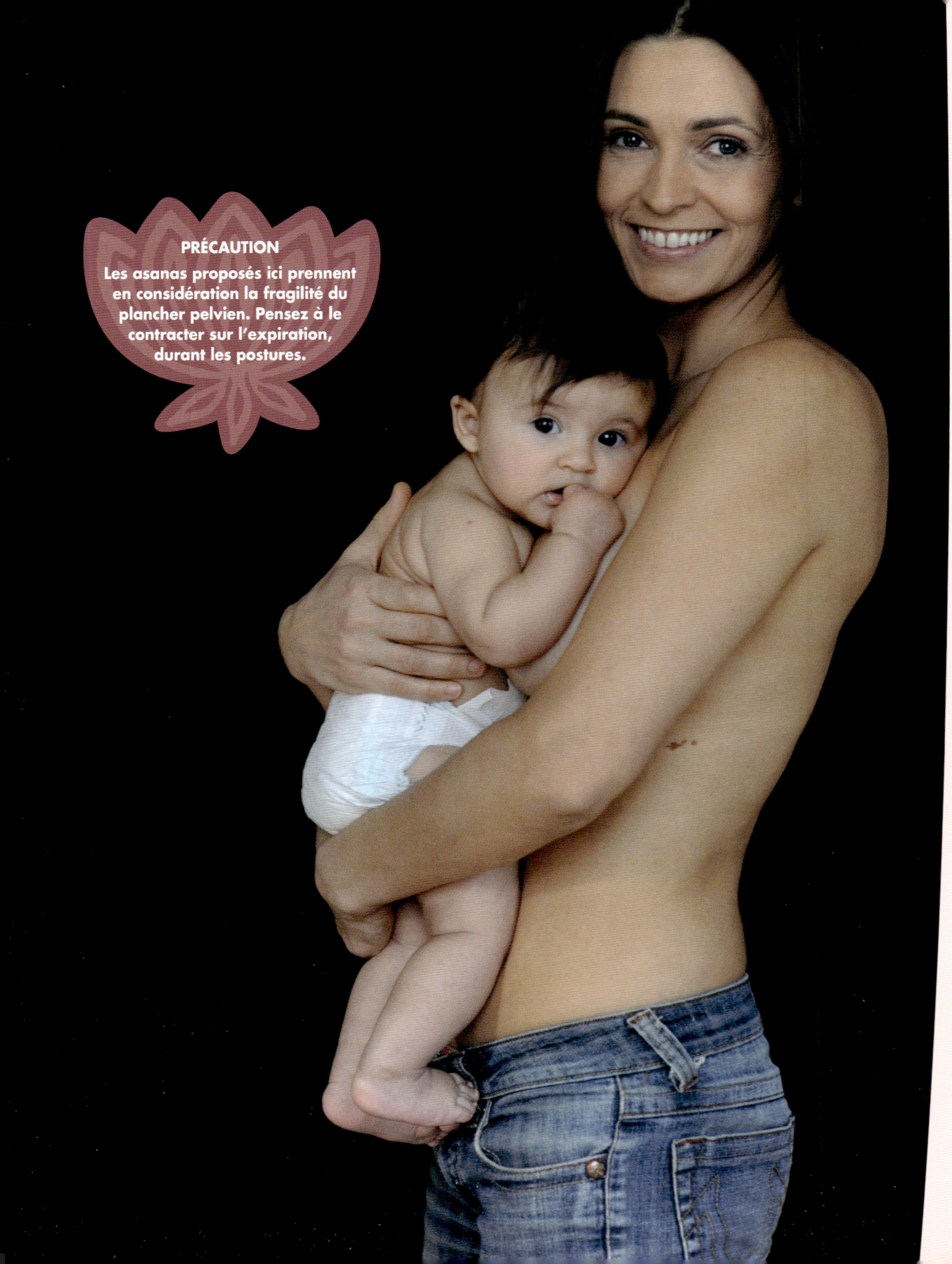

CHAPITRE 4

yoga postnatal

31 postures

Nous abordons ici le travail postnatal ; le corps ayant été mis à rude épreuve par neuf mois de grossesse, il est recommandé de le laisser se reposer encore deux mois après l'accouchement.
Depuis la naissance de votre enfant, rien n'est plus pareil, et durant les premiers mois, l'enfant est en osmose avec sa mère, c'est pourquoi nous vous proposons une série de postures à faire avec bébé. On retrouve parfois des postures déjà abordées dans le chapitre précédent, l'idée étant de montrer comment les pratiquer ensemble. Bébé ne doit pas peser sur votre ventre de manière à ne pas fragiliser les organes en leur imposant un poids supplémentaire.
Une seconde série de postures pour vous seule vous est proposée. C'est aussi l'occasion de profiter de l'hyperlaxité que la grossesse a donné au corps pour approfondir les postures et garder cette « avance ».

Bonne pratique, avec ou sans bébé !

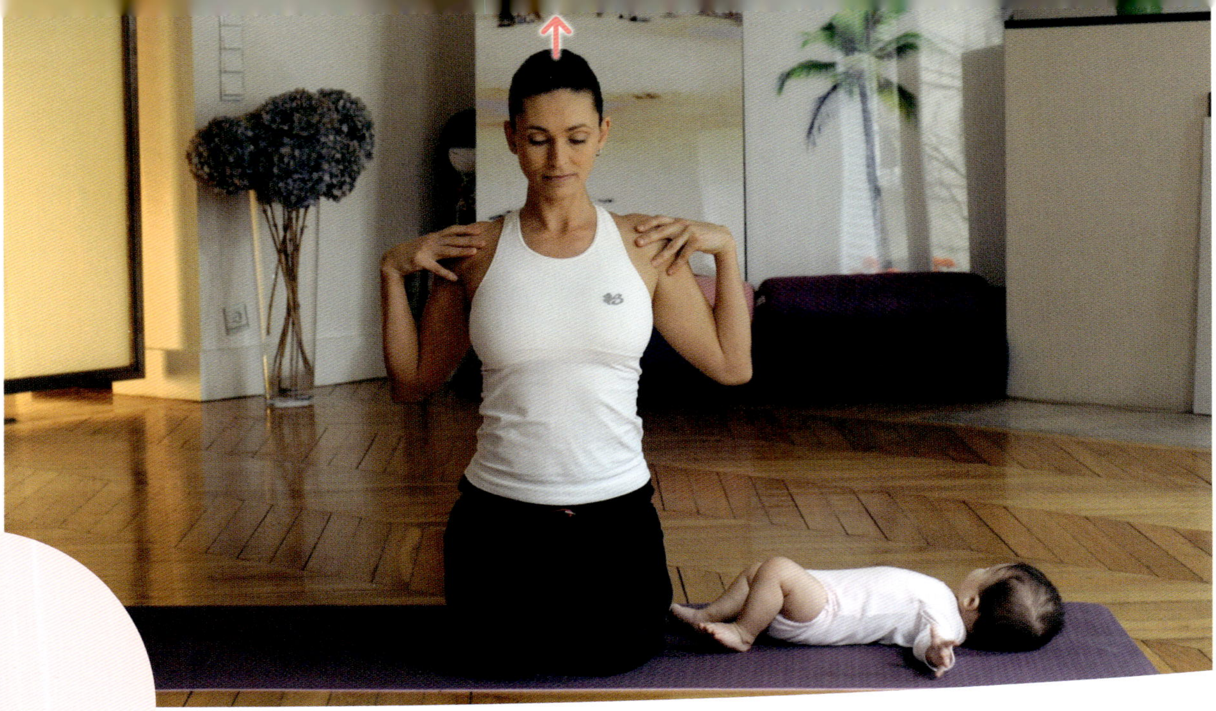

ÉPAULES

échauffement • refroidissement

Entrer dans la posture

À genoux, les abdominaux sont contractés, le ventre rentré, le dos droit et tonique, les épaules basses. Levez les bras en croix, pliez-les, les doigts sur les épaules. Les coudes effectuent des cercles larges, vers l'avant, en ouvrant la cage thoracique, et vers l'arrière en étirant le dos.

1 VARIANTE Les bras restent en place et c'est le haut du corps qui fait une torsion à droite, puis à gauche. Cette variante permet d'affiner la taille en gainant les obliques.

2 VARIANTE Vue de profil, assise sur une chaise.

Respiration et répétition

Effectuez cinq petites séries de cinq répétitions, puis allongez les séries pour arriver à dix mouvements par série. Ouvrez les côtes en respirant.

Bienfaits

- Tonifie les bras, les épaules, les articulations des épaules, le dos.
- Étire et assouplit la taille, le dos.
- Améliore la circulation sanguine entre les omoplates, une zone difficile à solliciter.

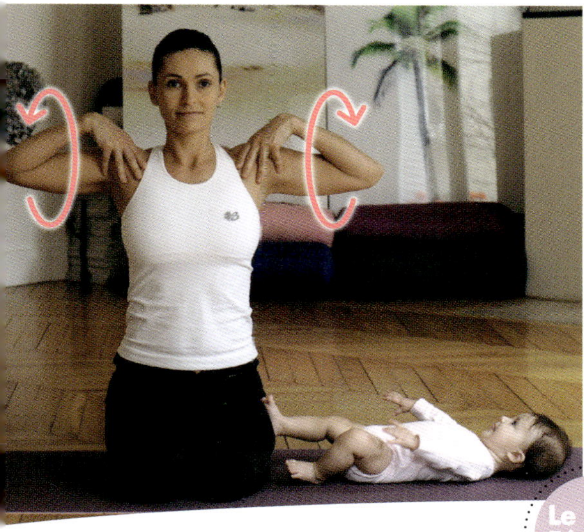

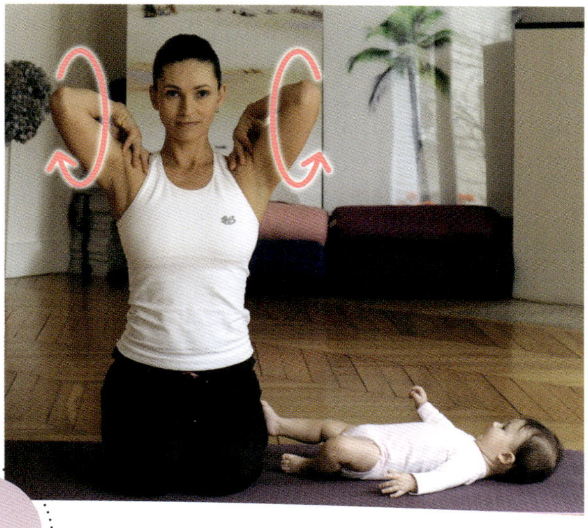

Le + Féminin

Tonifie le triceps qui est souvent une zone « ingrate » où va se loger le gras…

Points importants

La colonne vertébrale doit toujours être en extension, les hanches éloignées des côtes. Pensez à vous grandir pour protéger le dos.

Contre-indications

Aucune.

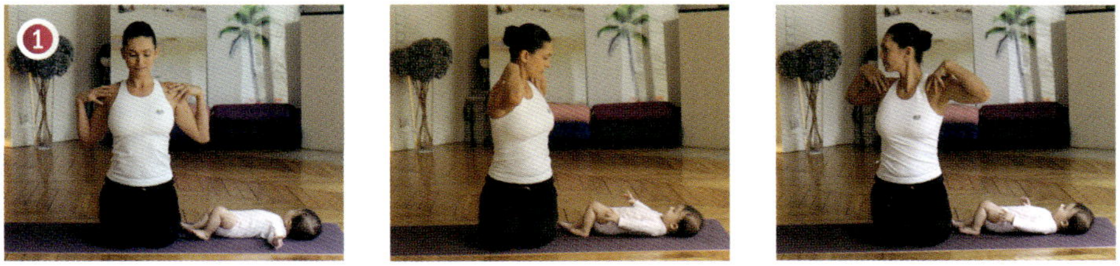

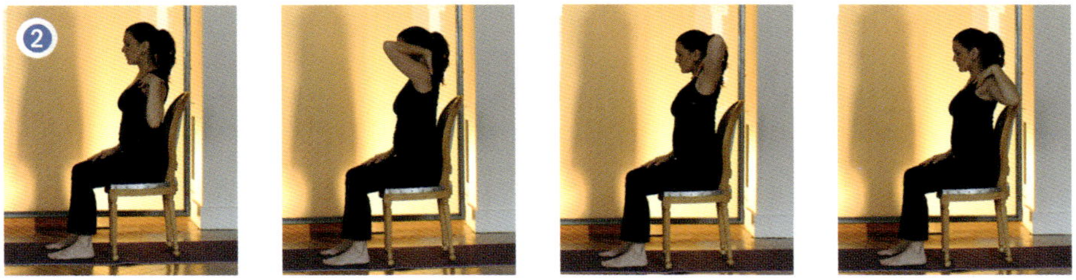

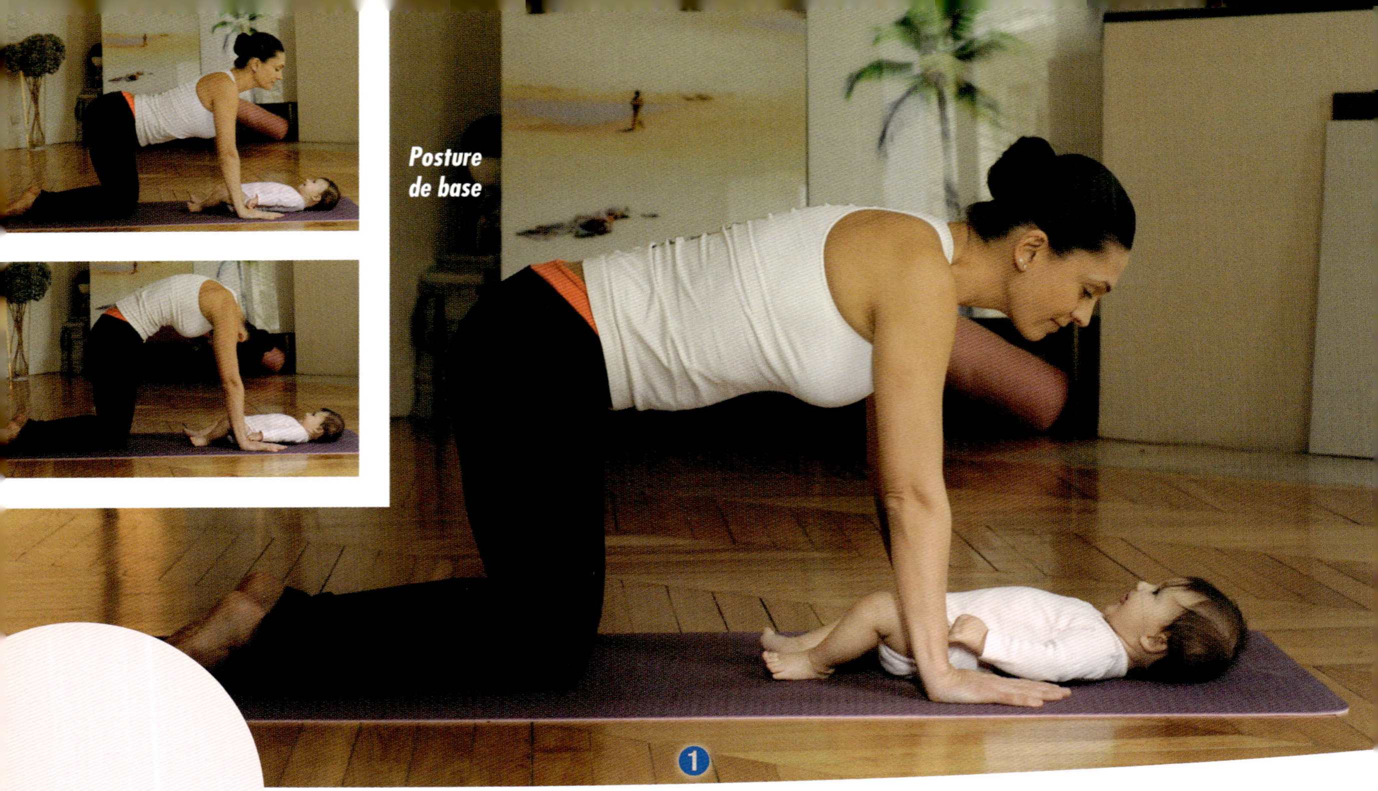

POSTURE DU CHAT – VARIANTE

échauffement • refroidissement

Entrer dans la posture

Cette posture est clairement une variante de celle du Chat (voir p. 22). À quatre pattes, le dos droit, les coups de pieds au sol, les mains à l'aplomb des épaules, les doigts écartés **(1)**. Sur une expiration, étirez une jambe, doigts de pieds au sol, ressentez l'étirement **(2)**. Restez un temps, que vous allongerez peu à peu. Revenez à quatre pattes sur une expiration. Passez à l'autre jambe. Puis prenez la posture de l'Enfant pour étirer le dos **(3)**. Recommencez.

2 VARIANTE Avant d'étirer la jambe, ramenez-la pliée, le genou à la poitrine, puis étirez-la vers l'arrière.

3 VARIANTE Une fois la jambe étirée, levez-la, parallèle au sol. Les fessiers et les abdominaux sont contractés.

Sortir de la posture

Terminez avec la posture de l'Enfant, puis remontez à genoux.

VARIANTE

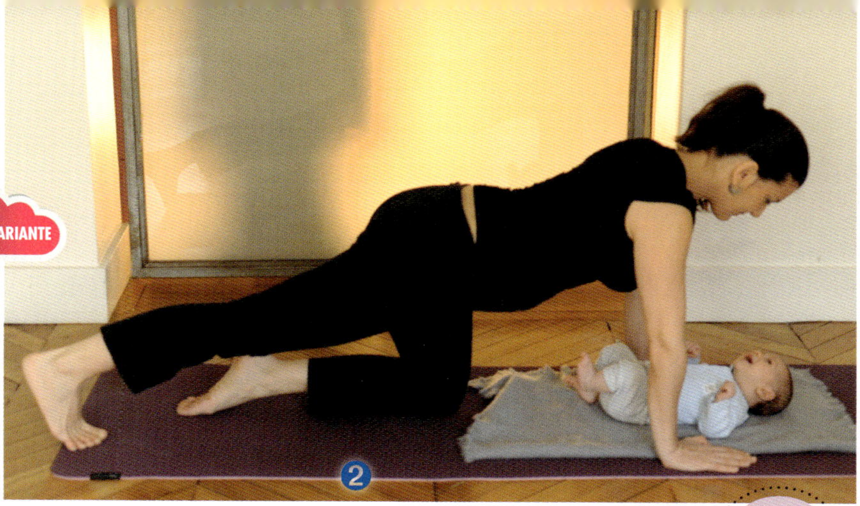

2

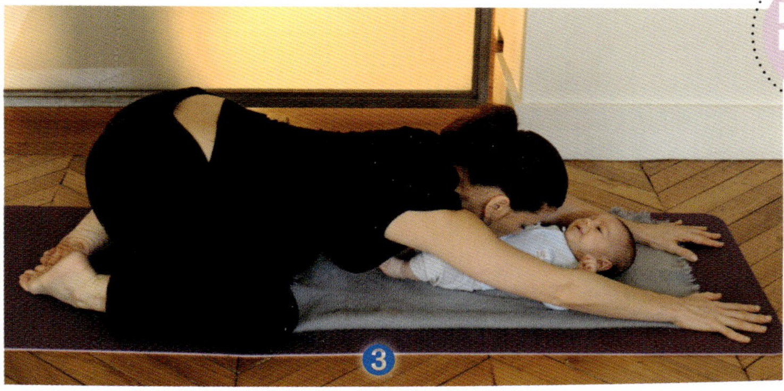

3

Le + Féminin

Cette posture commence à partir du périnée, donc pensez à le contracter dès le départ, et à en garder la conscience tout au long de l'exercice.

Respiration et répétition

Cinq fois de chaque côté, en allongeant peu à peu le nombre de respirations dans la posture. La respiration complète et lente, réalisée avec bébé, aura un effet positif et apaisant sur lui. Ajoutez la variante 3 et le Chat si vous êtes en forme !

Points importants

Répartition du poids en majorité sur les genoux.

Contre-indications

Problèmes aux genoux.

Bienfaits

- Étire les épaules, la poitrine, le cou, la colonne vertébrale, les espaces intervertébraux.
- Apaise et déstresse.
- Massage abdominal et cardiaque.
- Ventilation pulmonaire.
- Aide les disques lombaires à se « détasser ».

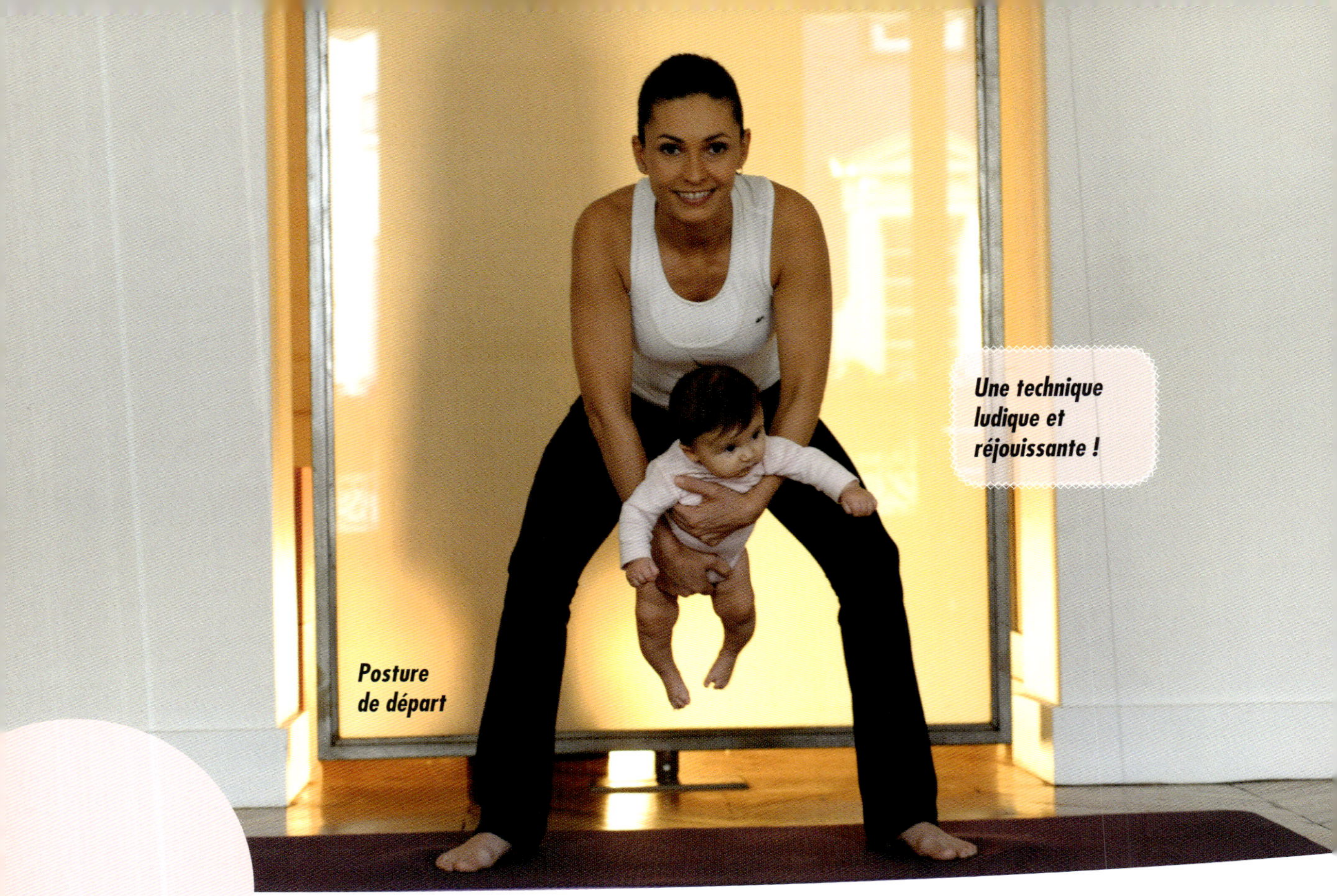

BALANCEMENTS

cœur de séance

Entrer dans la posture

Jambes écartées, genoux pliés, le buste en avant au-dessus des cuisses, presque parallèles au sol, le ventre rentré, tonique, le bassin bloqué, le dos bien droit, la tête dans le prolongement de la colonne vertébrale, le périnée contracté, les épaules basses. L'enfant est porté par les bras, le dos et les épaules.

1 VARIANTE Le bébé est balancé d'avant en arrière.

2 VARIANTE Le bébé est balancé latéralement.

3 VARIANTE Le bébé est soulevé, puis baissé. Plus le bébé grandit, plus il s'amusera de pouvoir toucher le sol avec ses pieds.

Bienfaits

- Étire et assouplit les jambes.
- Tonifie les cuisses, le dos, la sangle abdominale, le plancher pelvien, les bras, les pectoraux.

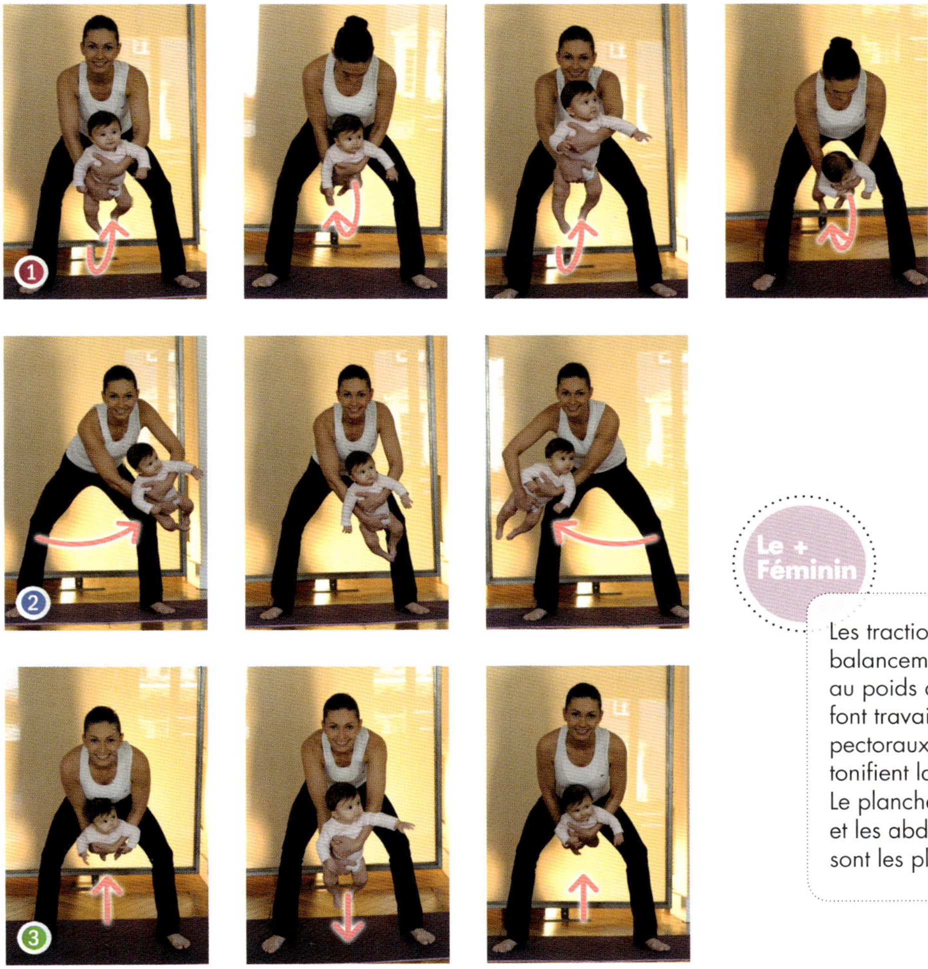

Le + Féminin

Les tractions et les balancements ajoutés au poids du bébé font travailler les pectoraux et donc tonifient la poitrine. Le plancher pelvien et les abdominaux sont les plus sollicités.

Respiration et répétition

Naturelle ou dans le dos. À ajuster en fonction de la patience de l'enfant et de votre endurance. Peu à peu, l'idéal serait de réaliser une dizaine de mouvements.

Points importants

Protégez bien votre dos en verrouillant le bassin et en gardant la colonne vertébrale la plus droite possible.

Contre-indications

Problèmes de dos.

FLEXIONS

Entrer dans la posture

Debout, les jambes légèrement écartées, les pieds parallèles, bébé maintenu contre le torse, les épaules basses, le dos droit, le ventre rentré, pliez les jambes et abaissez le bassin en ouvrant les genoux. Maintenez la posture pendant une ou plusieurs respirations, puis remontez sur une expiration. Ne descendez pas le bassin plus bas que les genoux.

Respiration et répétition

Respiration naturelle. Descendez sur l'expiration, remontez sur l'inspiration. Effectuez dix répétitions.

Points importants

Étirez bien le torse, la tête vers le ciel, les hanches loin des côtes. Le bébé ne doit pas peser sur les organes.

Contre-indications

Problèmes au dos, aux hanches ou aux jambes.

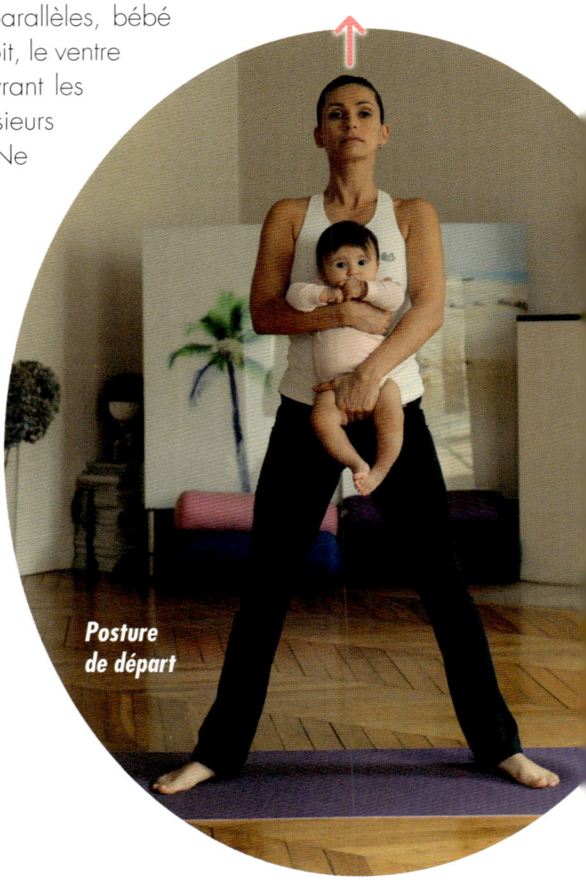

Posture de départ

Bienfaits

- Tonifie le dos, les jambes, les bras, les fesses et les abdominaux.
- Assouplit l'articulation des hanches et des genoux.
- Étire les adducteurs.

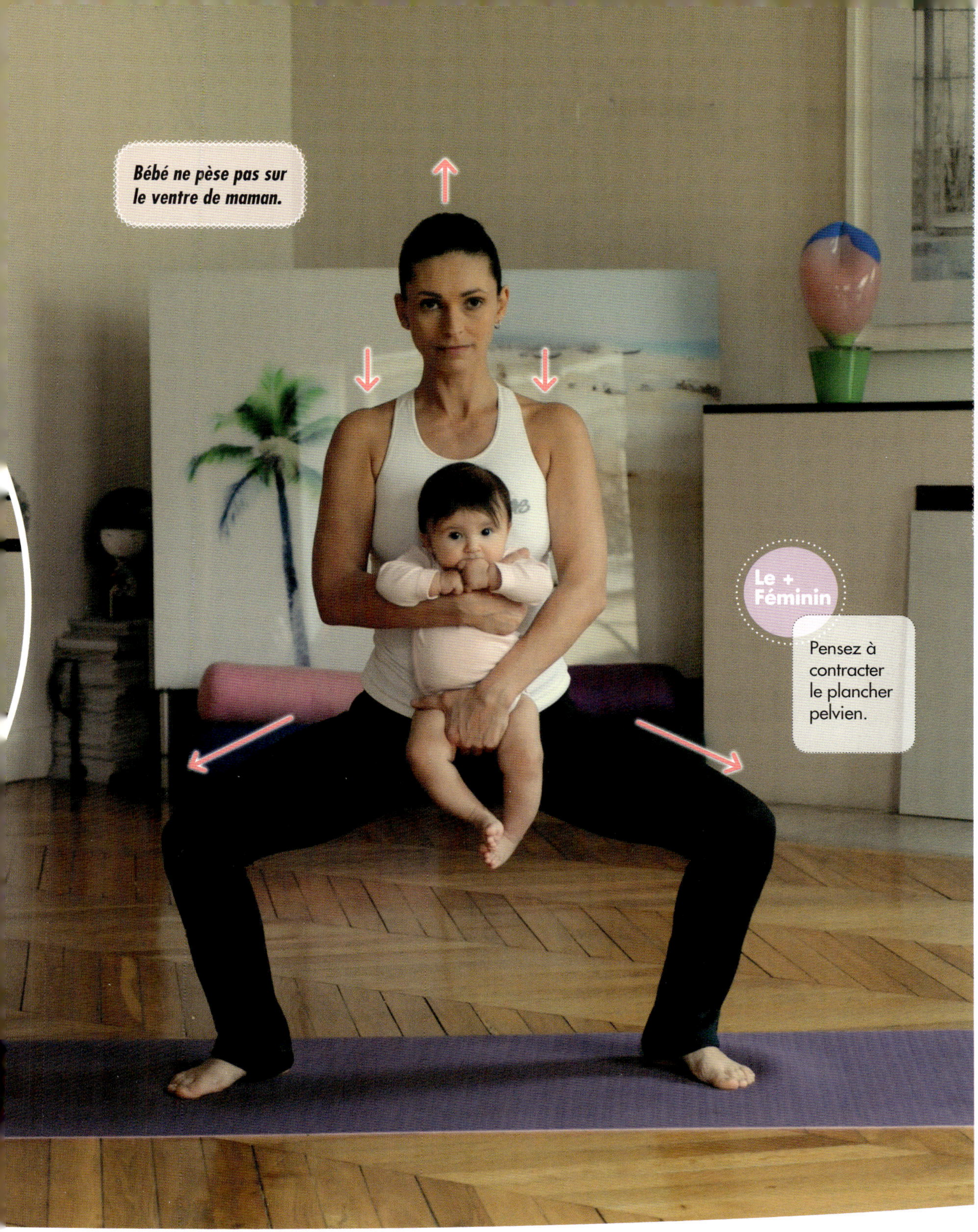
Bébé ne pèse pas sur le ventre de maman.
Le + Féminin
Pensez à contracter le plancher pelvien.

TORSIONS DEBOUT

Entrer dans la posture

En posture de la Montagne, écartez les jambes bien tendues, et pliez le buste vers l'avant à 90° en poussant les fesses vers l'arrière pour garder l'équilibre. Le ventre est rentré, les abdos toniques. Écartez les bras tendus, puis effectuez une torsion d'un côté en partant du bas du dos. Tournez doucement, les bras doivent se retrouver dans une ligne verticale. La tête accompagne le mouvement. Puis changez de côté.

Sortir de la posture.

Revenez les bras le long du corps, puis crochetez les mains dans le bas du dos, de façon à garder le dos très droit, remontez doucement, le buste ouvert, les épaules reculées.

Respiration et répétition

Respiration abdominale.
Cinq fois de chaque côté.

Le + Féminin

Travaille l'équilibre donc le maintien. Creuse la taille en postnatal.

Points importants

Pour intensifier le travail des jambes, ouvrez les fémurs vers l'extérieur, et remontez les genoux.

Contre-indications

Maux de dos ou d'épaules.

Bienfaits

- Tonifie les bras, le dos, les épaules, les abdominaux.
- Étire tout l'arrière du corps.

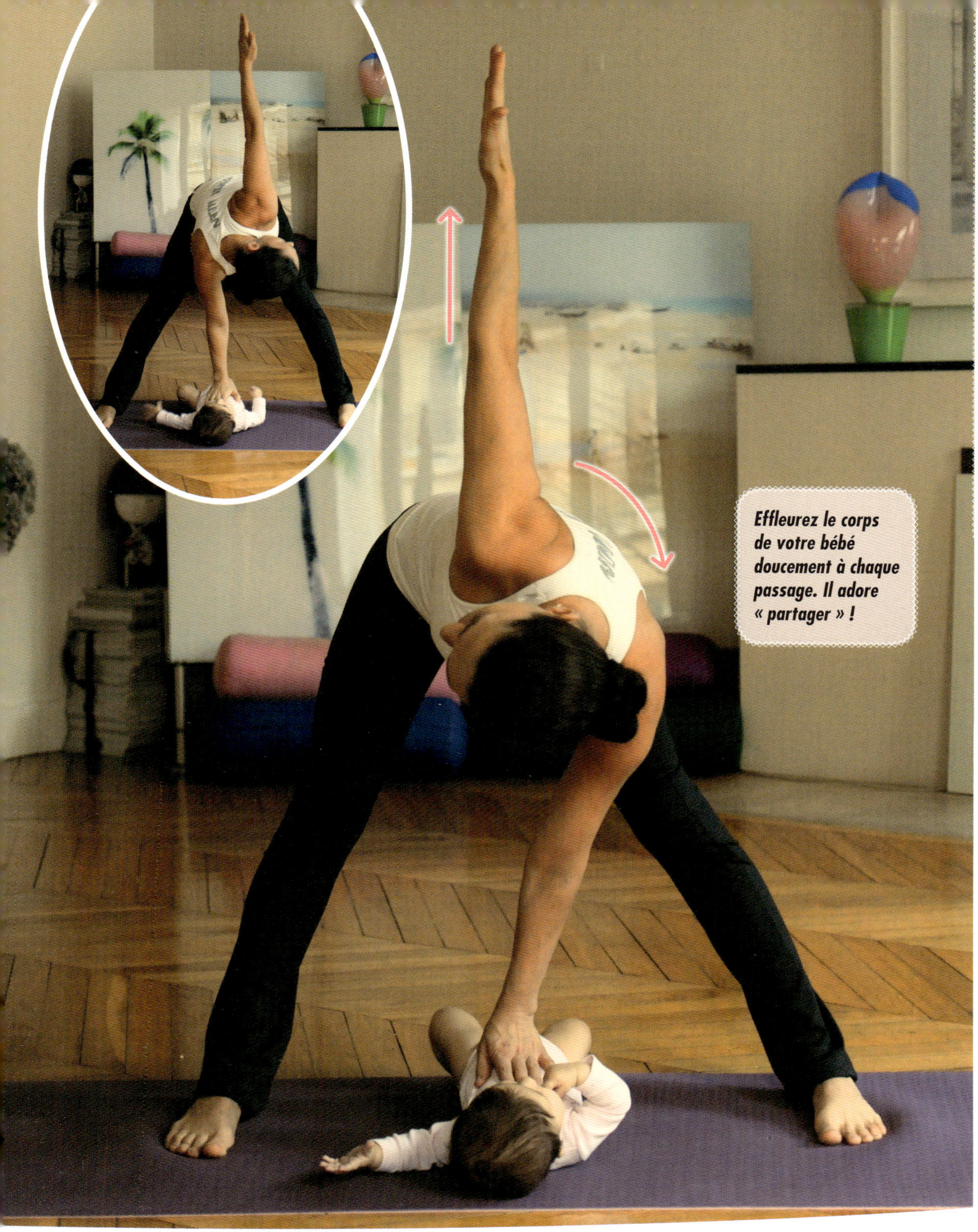

Effleurez le corps de votre bébé doucement à chaque passage. Il adore « partager » !

LA CHAISE SIMPLIFIÉE AVEC BÉBÉ

cœur de séance

Entrer dans la posture

Debout contre le mur, le bassin bien calé, laissez le moins d'espace possible entre vous et le mur. Conservez la tête haute, la ligne du menton parallèle au sol, les épaules basses, le ventre rentré et tonique, les pieds écartés de la largeur des hanches, les jambes pliées. Sentez la tension dans les cuisses, mais parce que vous portez bébé, ne forcez pas trop. Vous aurez le temps d'y revenir seule !
Votre enfant pèse sur l'os pubien, pas sur les organes.
Les épaules basses, levez un bras, restez pendant quelques respirations, puis alternez.

Respiration et répétition

Cinq fois de chaque côté, en pratiquant une respiration abdominale.

Points importants

Ne laissez pas bébé écraser vos organes !
Pensez toujours à contracter le périnée : *Mulabanda* !

Contre-indications

Problèmes aux chevilles.

Le + Féminin

Lutte contre la lourdeur des jambes, tonifie la poitrine.

Bienfaits

- Étire le dos, les jambes.
- Détend le bassin.
- Tonifie les cuisses, les fesses, le dos, les bras et les pectoraux, selon la variante.

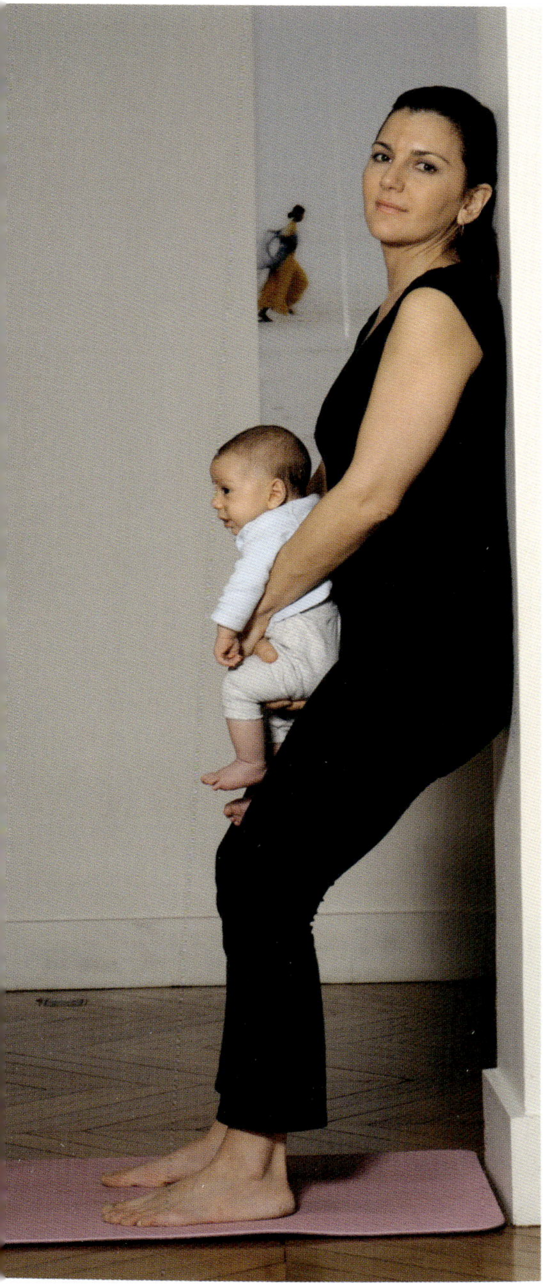

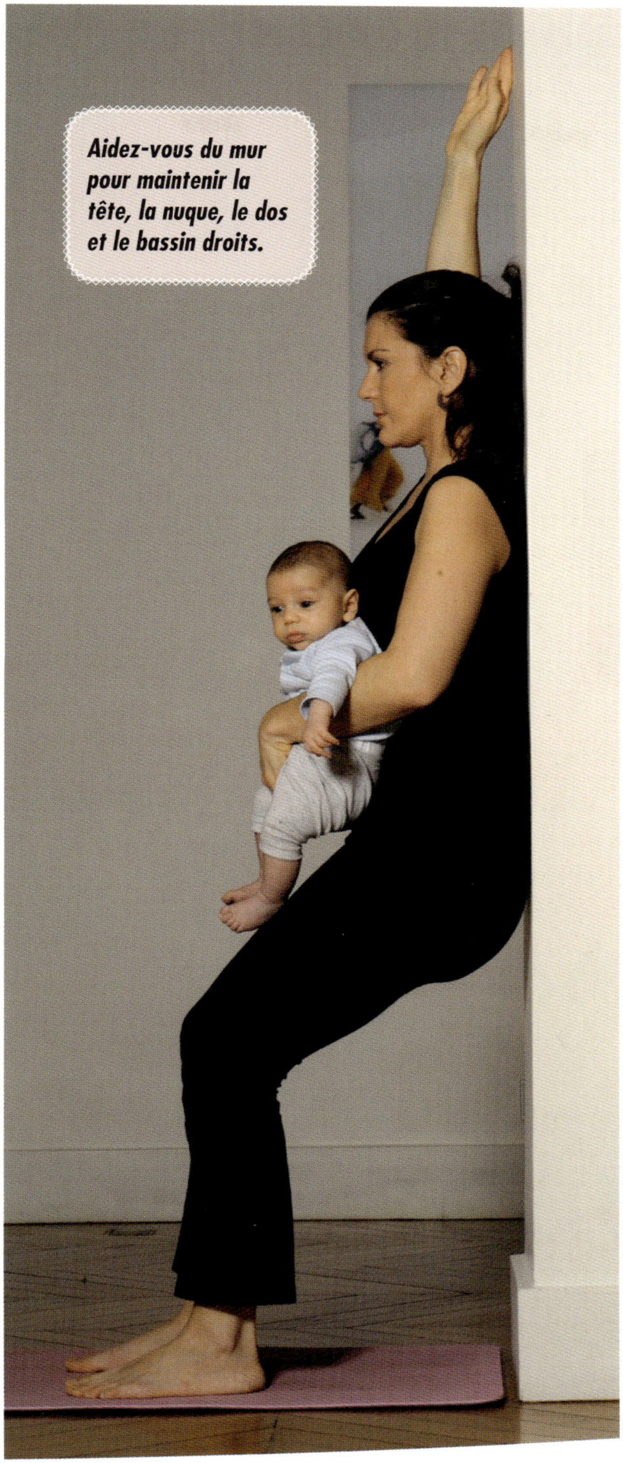
Aidez-vous du mur pour maintenir la tête, la nuque, le dos et le bassin droits.

L'ARBRE CONTRE LE MUR

cœur de séance

Dans cette variante avec bébé, vous êtes soutenue dans votre effort en vous appuyant contre un mur.

Entrer dans la posture

Debout, le bassin rétroversé, les épaules basses, déplacez le poids du corps sur une jambe. Montez le plat du pied à l'intérieur de la cuisse opposée, le talon le plus haut possible, en maintenant bébé à cheval sur votre cuisse, en position de sécurité. La plante du pied et l'intérieur de la cuisse se repoussant mutuellement, cette tension aide à tenir la posture. Accrochez votre regard à un point fixe pour maintenir l'équilibre, en gardant les épaules basses. La cage thoracique s'ouvre, respirez en élargissant les côtes. Ainsi aidée par le mur, vous pouvez même monter sur la pointe du pied et revenir à plat.

Sortir de la posture

Relâchez la tension entre l'intérieur de la cuisse et la plante du pied. Faites glisser le pied le long de la jambe jusqu'au sol.

Respiration et répétition

À maintenir quelques secondes au début, puis allongez le temps avec une respiration naturelle et régulière.

Points importants

La pression entre la plante du pied et la face interne de la cuisse s'exerce également de part et d'autre. Fixez un point devant vous et accrochez-y le regard pour maintenir l'équilibre. Visualisez-vous comme un arbre qui s'ancre dans le sol solidement.

Contre-indications

Problèmes de tension élevée ou trop basse, insomnie, maux de tête.

Bienfaits

- **Renforce les chevilles, les mollets, l'équilibre, la colonne vertébrale, les abdominaux, la poitrine, l'équilibre, la stabilité et la concentration.**
- **Étire la face intérieure des cuisses, la poitrine et les épaules.**
- **Soulage la sciatique.**

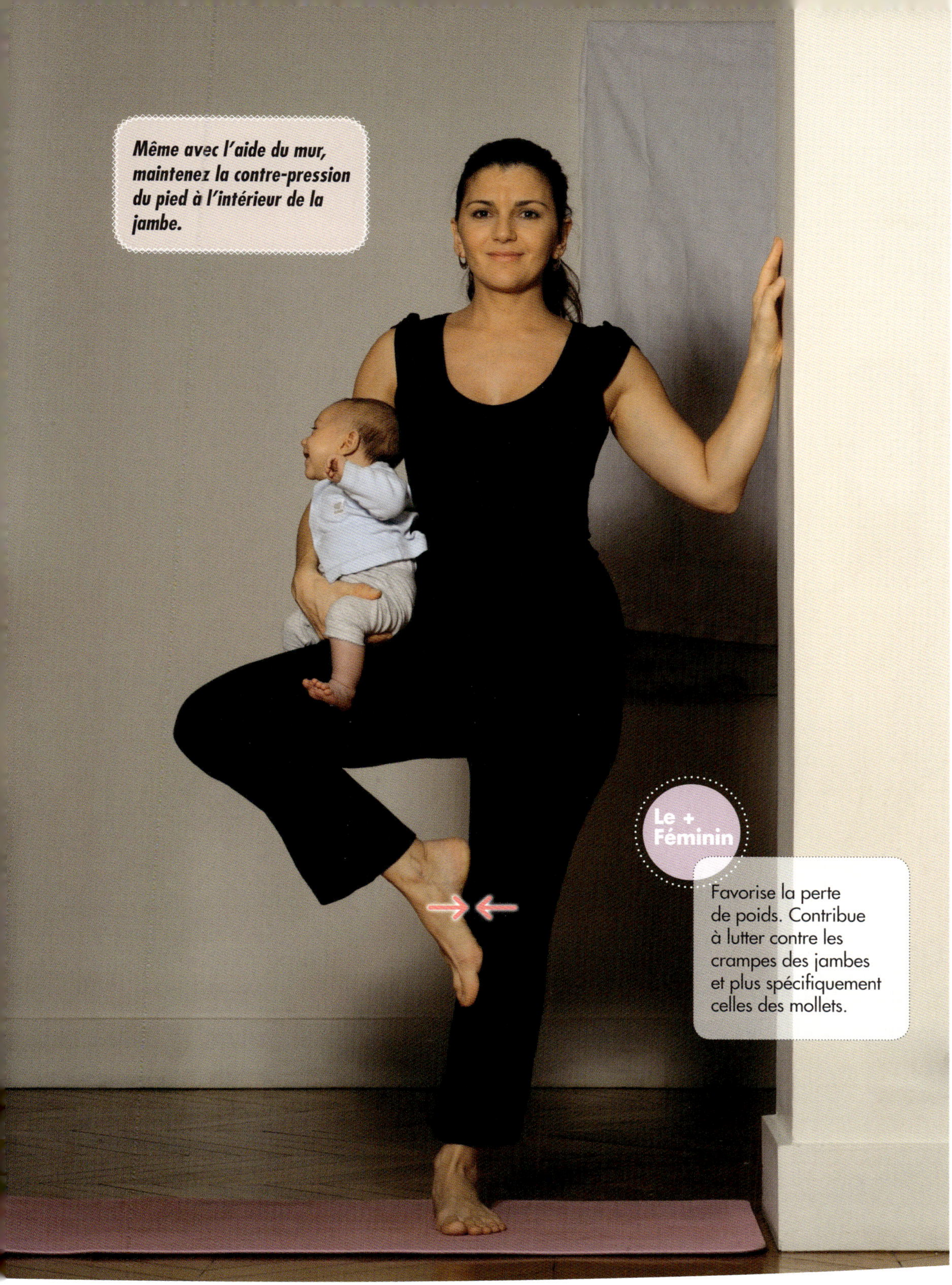

Même avec l'aide du mur, maintenez la contre-pression du pied à l'intérieur de la jambe.

Le + Féminin

Favorise la perte de poids. Contribue à lutter contre les crampes des jambes et plus spécifiquement celles des mollets.

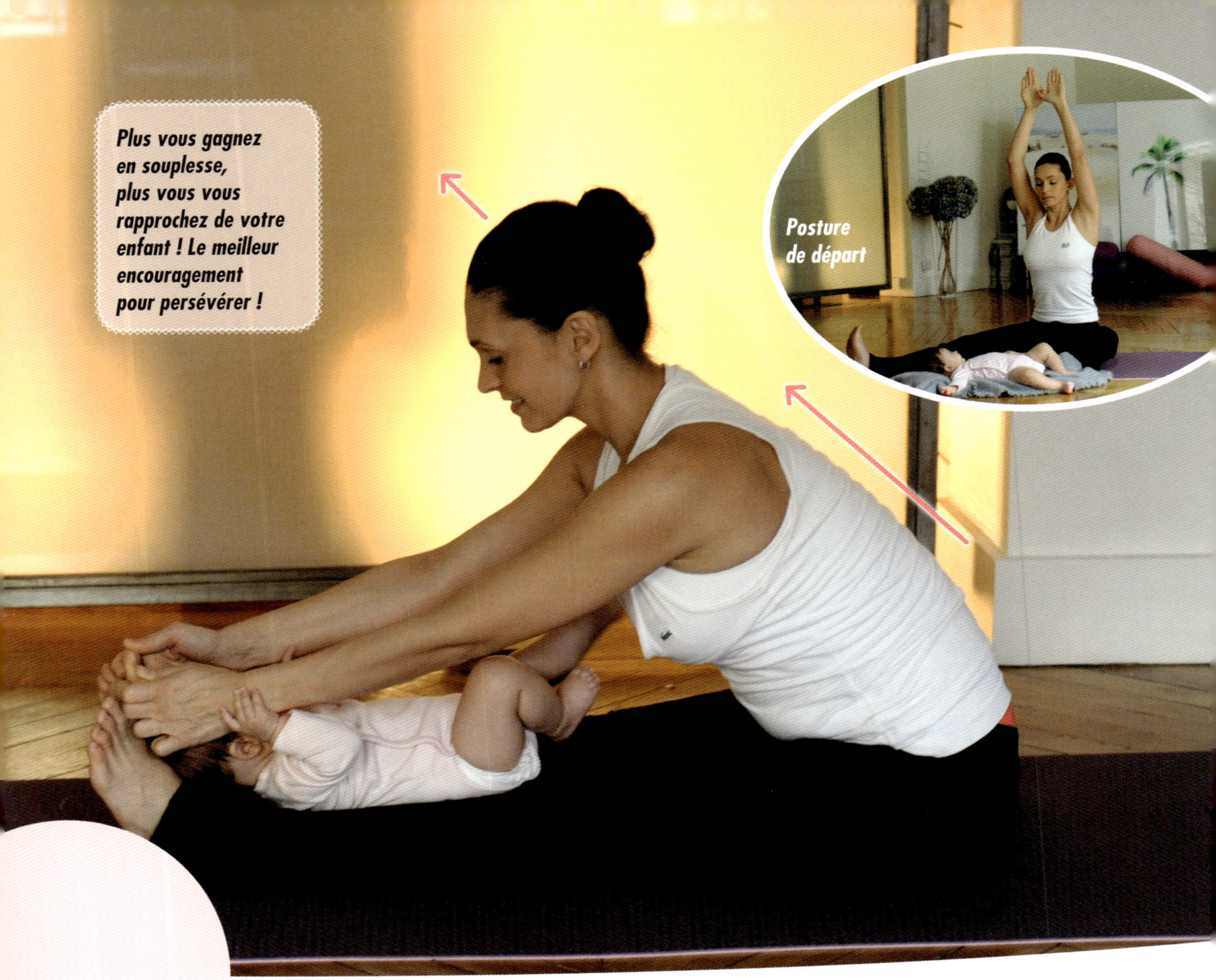
Plus vous gagnez en souplesse, plus vous vous rapprochez de votre enfant ! Le meilleur encouragement pour persévérer !
Posture de départ

LA PINCE *ou Paschimotasana*

cœur de séance

Entrer dans la posture

Assise, les jambes tendues et jointes, épaules basses, ventre rentré, les mains crochètent les gros orteils et la tête descend vers les tibias, ici vers le bébé. Le mouvement part du bas du dos afin d'étirer au maximum l'arrière des jambes. Grandissez-vous et inspirez en vous penchant vers l'avant, expirez en revenant.

Respiration et répétition

Respiration lente qui permet au corps de se calmer et de se débarrasser de ses toxines.
Respirez dans le dos.
L'effort de s'étirer se fait sur l'inspiration, et sur l'expiration, on marque une pause tout en maintenant les avancées.

Points importants

Cette posture s'exécute de façon très lente.
Ne pliez pas les genoux.
Accordez-vous la patience nécessaire à l'acquisition de la souplesse.

Contre-indications

Hernie discale.

Le + Féminin

Stimule la région pelvienne. L'abdomen étant contracté, cette posture aide à remonter les organes et fait perdre le gras sur le ventre. Élimine les désordres sexuels.

Bienfaits

- Assouplit la taille, la colonne vertébrale et les membres inférieurs.
- Étire tout l'arrière du corps, des talons jusqu'à la nuque.
- Tonifie la rate, le foie, les reins, les abdominaux, les organes sexuels.
- Aide à la digestion et lutte contre la sciatique et les hémorroïdes.
- Cette posture réchauffe le corps et l'apaise.

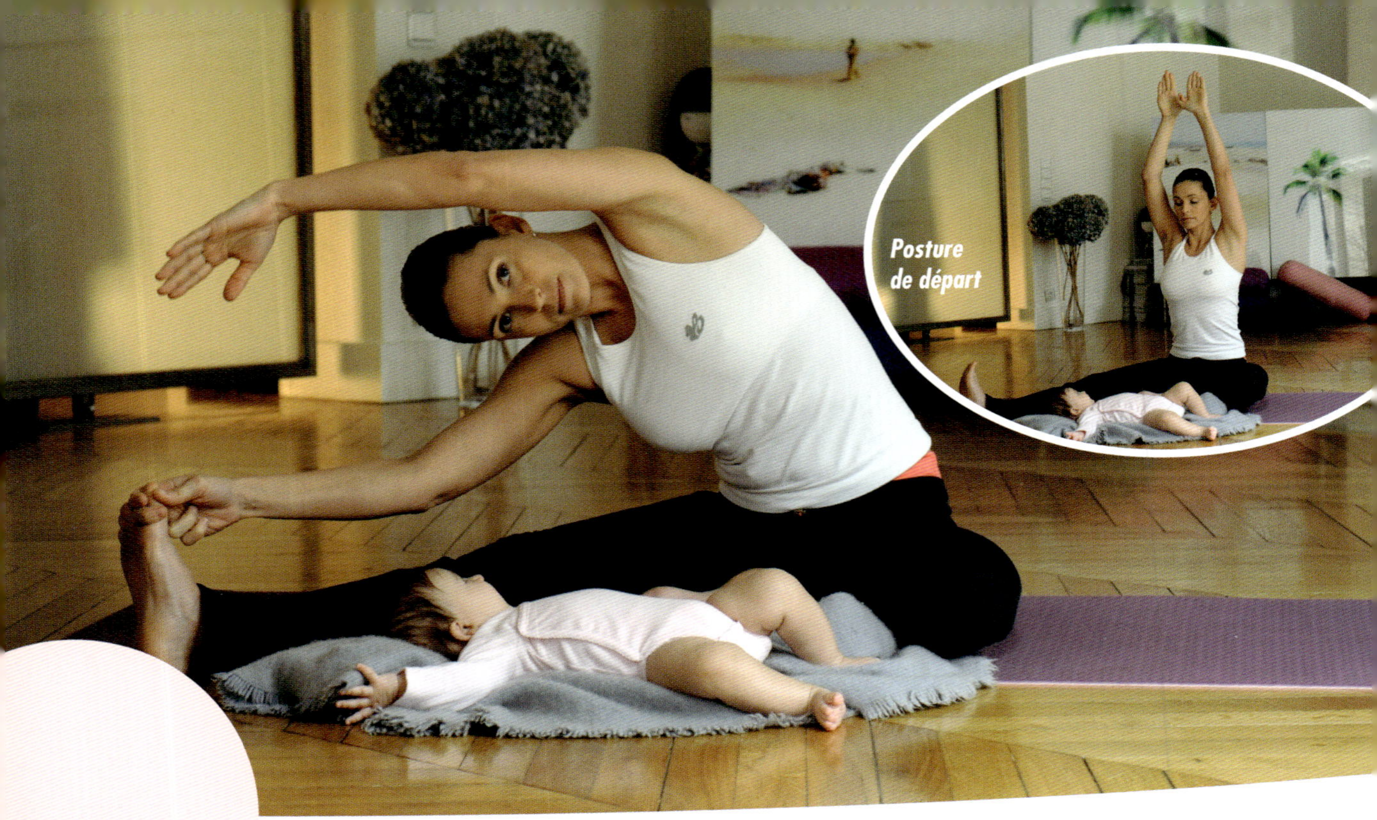

DEMI-PINCE *ou Parivrtta janu sirsasana*

cœur de séance

Entrer dans la posture

Assise au sol, le dos bien droit, repliez une jambe, cuisse au sol, plante de pied contre la cuisse opposée, talon au pubis. Tendez les bras vers le haut en crochetant les pouces et en gardant les épaules basses et la tête haute. Puis en partant du bas du dos, penchez-vous latéralement sur la jambe tendue de façon à venir attraper le gros orteil.

Respiration et répétition

Respiration dans le côté étiré. Deux fois de chaque côté.

Points importants

Conservez le dos bien droit et faites partir le mouvement du bas du dos, même si vous ne descendez pas beaucoup.

Bienfaits

- Étire l'arrière des jambes, le dos, les bras.
- Ouvre les hanches.

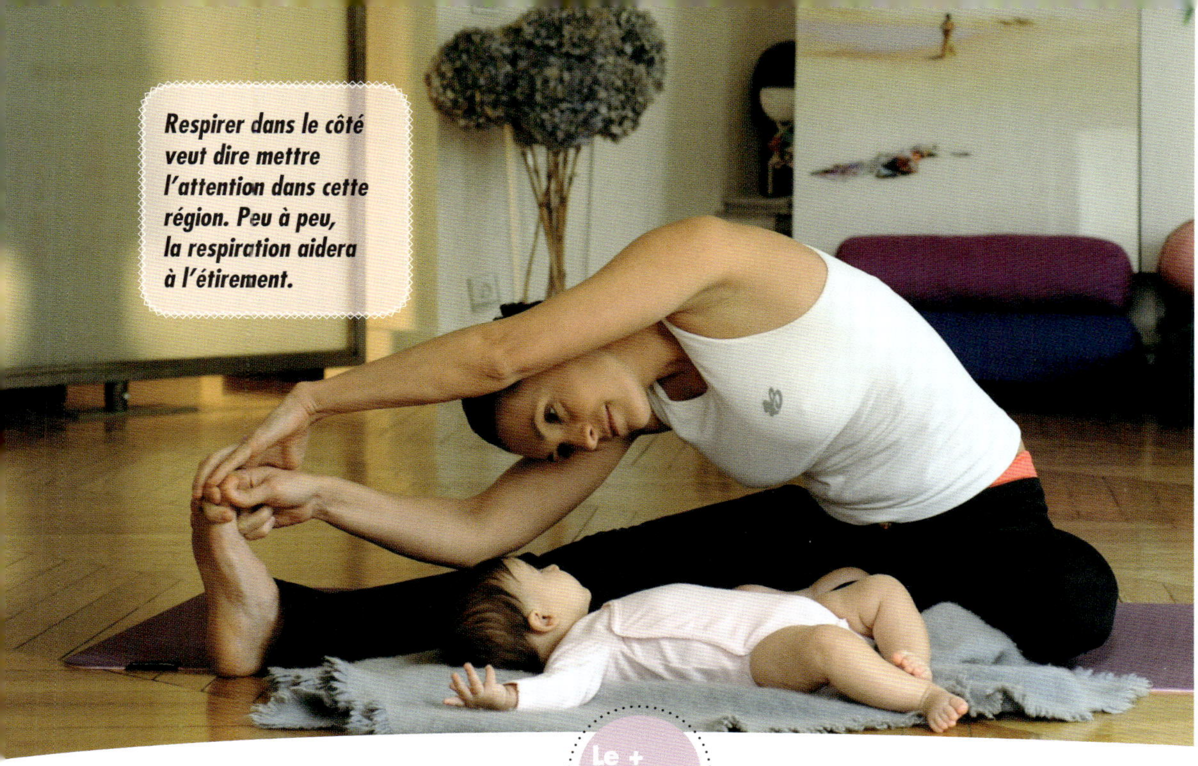

Respirer dans le côté veut dire mettre l'attention dans cette région. Peu à peu, la respiration aidera à l'étirement.

Le + Féminin

Affine la taille et assouplit l'arrière de la jambe, luttant ainsi contre la cellulite.

Contre-indications

Problèmes de lombaires.

1 VARIANTE

Le dos bien droit, crochetez l'orteil de la jambe tendue afin d'étirer l'arrière de celle-ci.

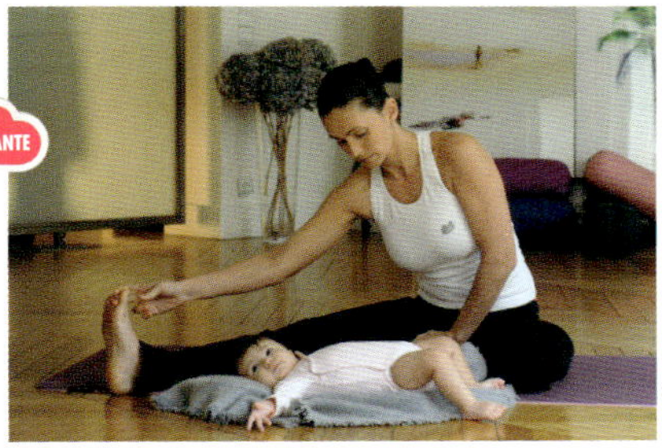

2 VARIANTE

En donnant le sein.

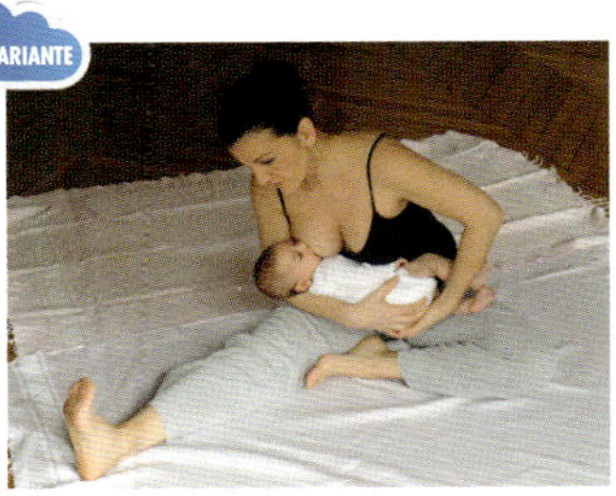

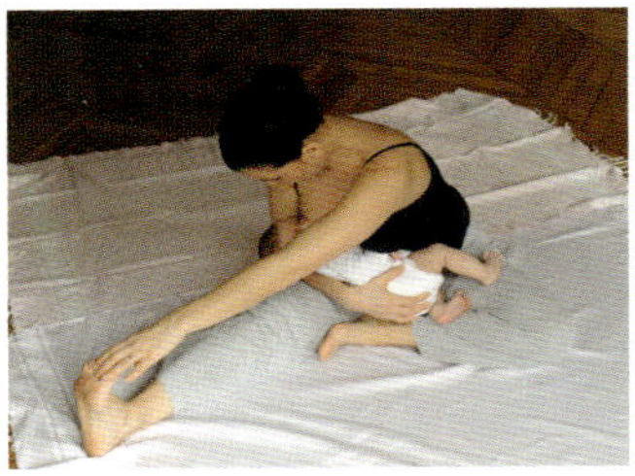

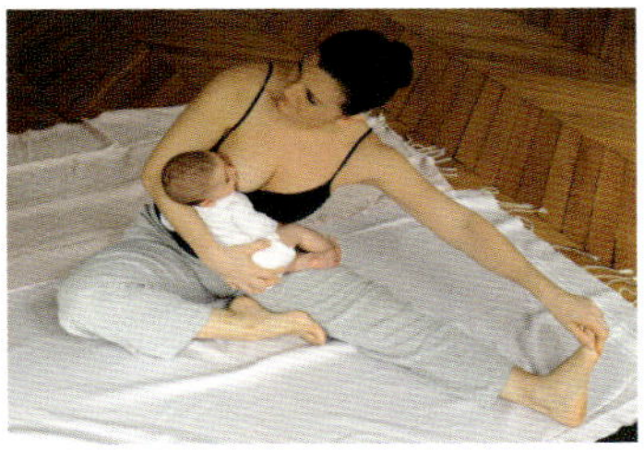

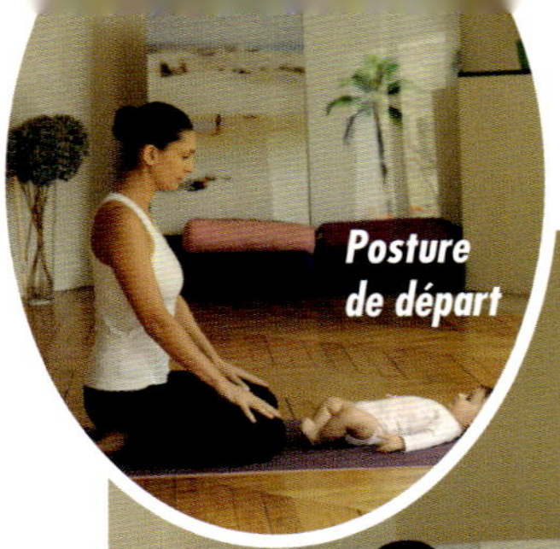

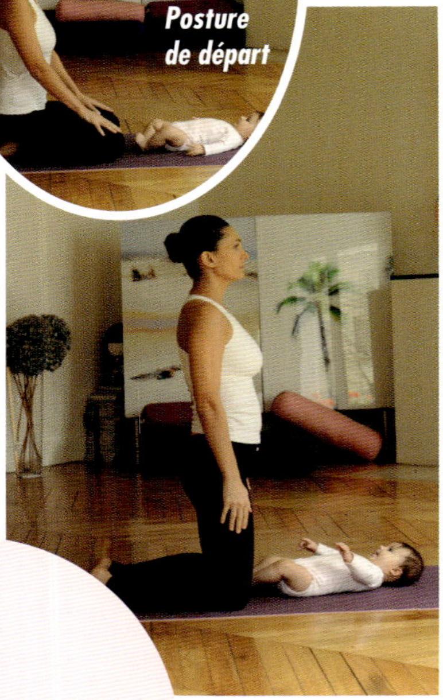

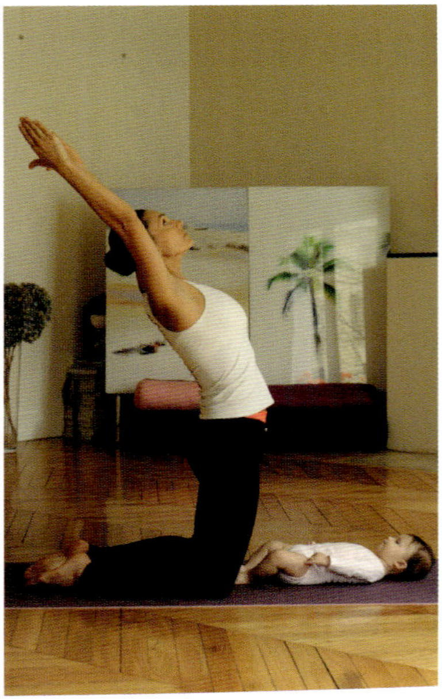

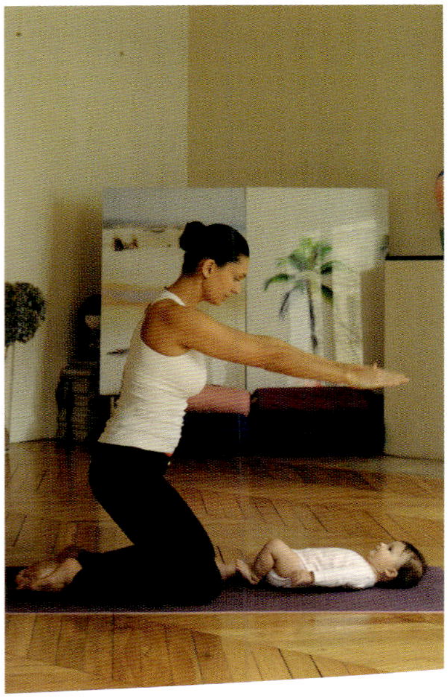

LA FOUDRE *ou Utthana vajrasana*

cœur de séance

Entrer dans la posture

À genoux, assise sur les talons, bébé allongé devant vous. Sur une inspiration, le pubis monte en avant, les bras se tendent vers le ciel, la cage thoracique s'ouvre, les omoplates se rapprochent, les cuisses s'étirent, le ventre est rentré. Des genoux jusqu'au bout des doigts, votre corps forme un arc. Sur une expiration, descendez, les bras tendus viennent caresser l'abdomen du bébé.

Respiration et répétition

Élargissez les côtes, répétez la posture cinq fois.

Points importants

Ne cambrez pas !

Contre-indications

Problèmes au dos, aux genoux, aux épaules.

Bienfaits

- Tonifie le dos, les jambes, les bras, le cou, les abdominaux, les fesses et les cuisses.
- Assouplit l'articulation des hanches et des genoux.
- Étire le dos, le devant des cuisses.
- Ouvre la cage thoracique.

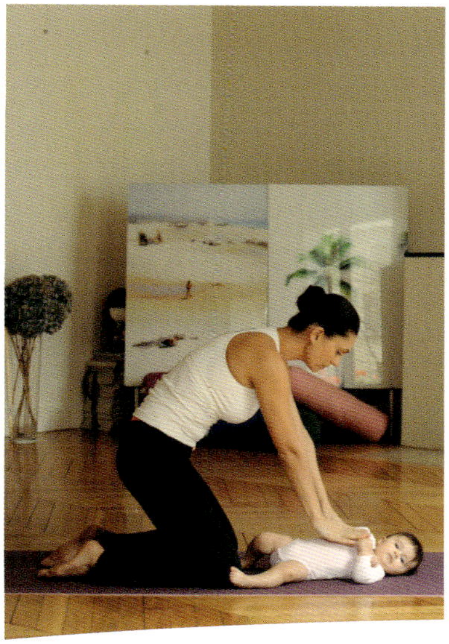
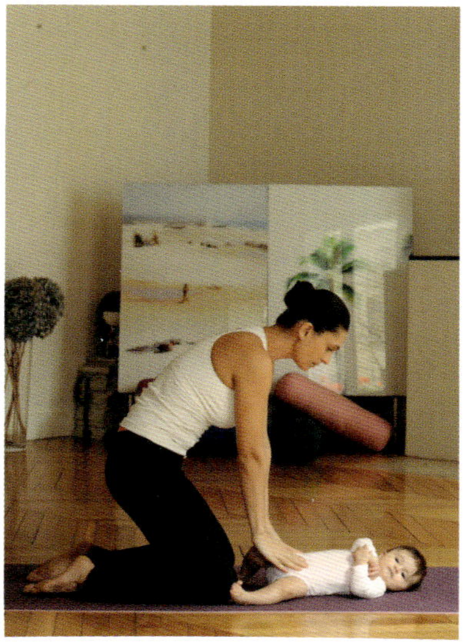
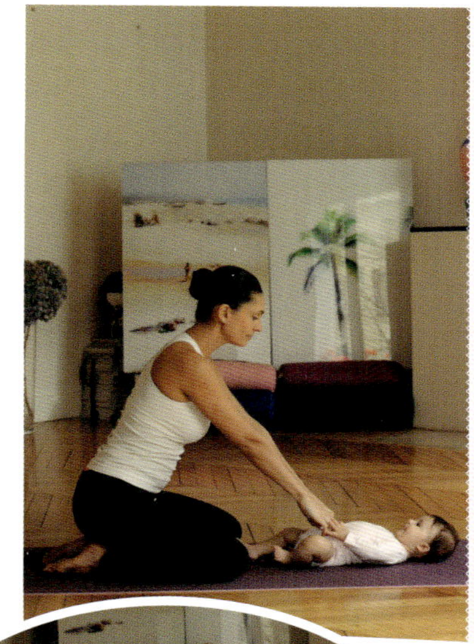
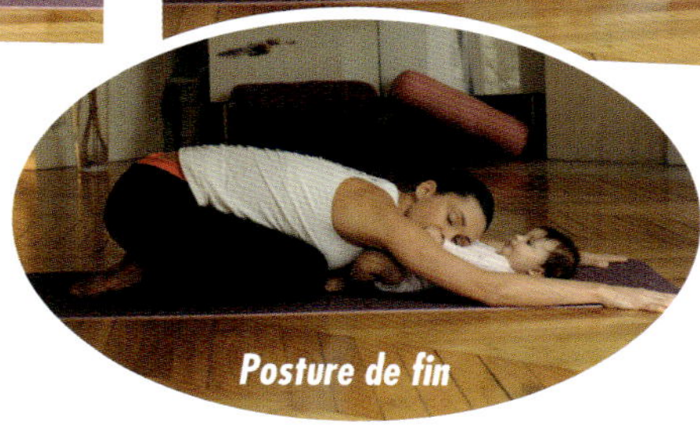

Posture de fin

Le + Féminin

Tonifie les fesses !
Et permet de travailler le plancher pelvien.

1 VARIANTE

Avec bébé dans les bras, assise à genoux, les fesses sur les talons. Sur une inspiration, levez-vous, le pubis monte vers l'avant, le ventre est rentré, les épaules sont basses. Redescendez doucement sur l'expiration, le dos bien droit.

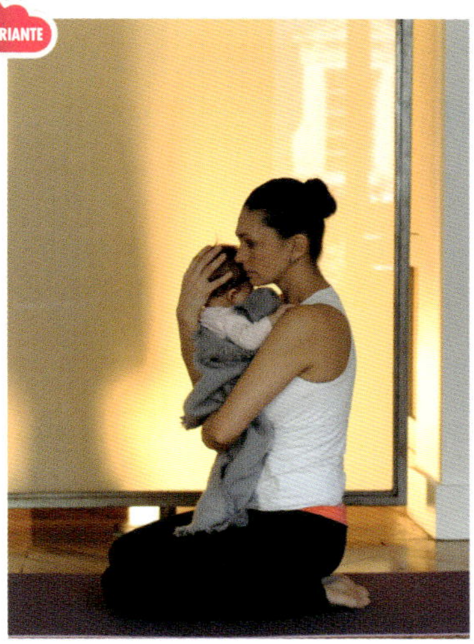
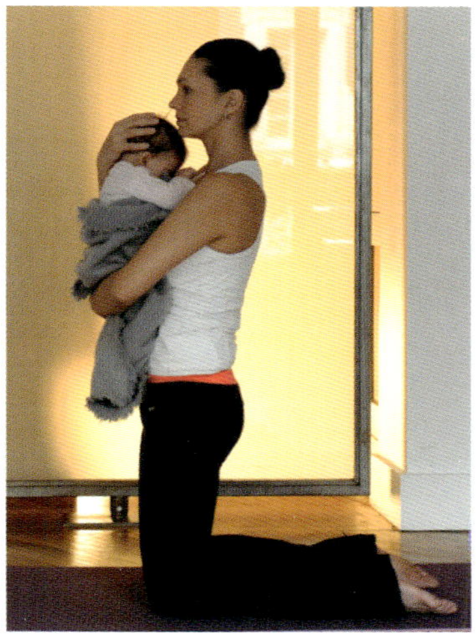

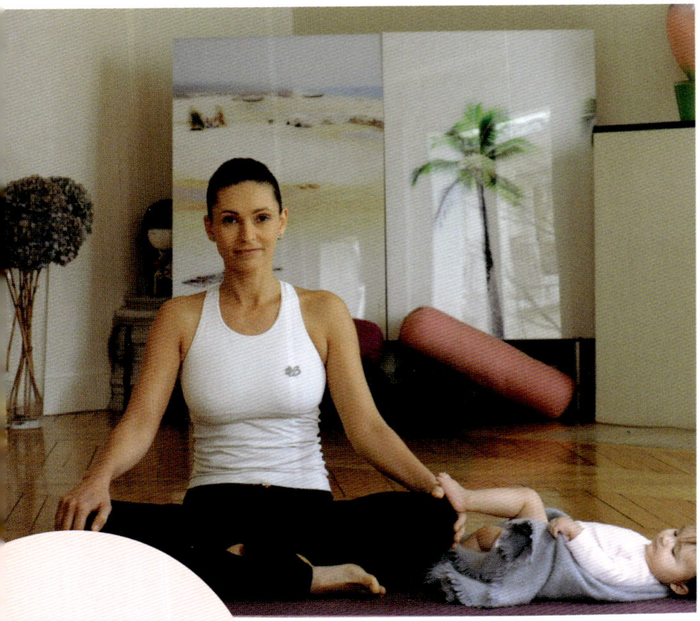

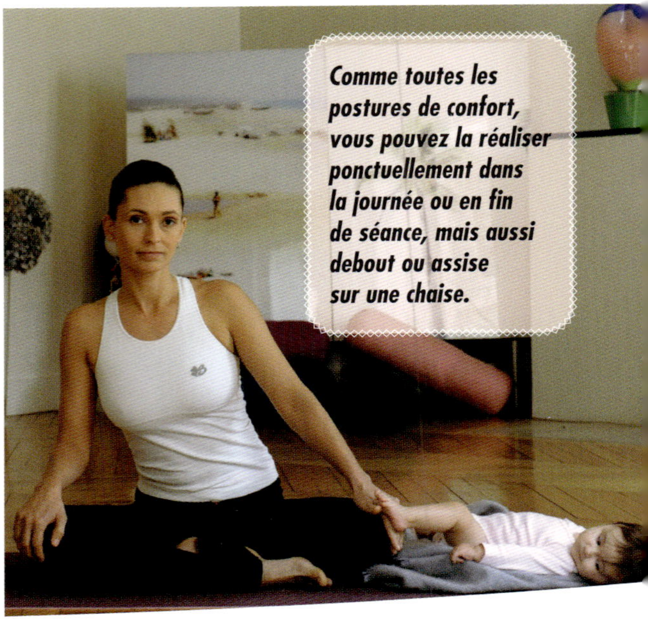

Comme toutes les postures de confort, vous pouvez la réaliser ponctuellement dans la journée ou en fin de séance, mais aussi debout ou assise sur une chaise.

ROTATIONS TAILLE

cœur de séance

Les photos vous expliquent ici comment réaliser la posture Rotations taille avec bébé. Vous pouvez vous reporter à la version du deuxième trimestre, p. 82.

Entrer dans la posture

Assise en tailleur ou en demi-lotus, le bassin le plus immobile possible, le haut du corps décrit des cercles, dans un sens puis dans l'autre. Les épaules sont basses, les mains posées sur les genoux.

Sortir de la posture

Revenez au centre. Enchaînez sur des postures en tailleur ou à genoux.
Sinon, décroisez les jambes, passez à genoux et levez-vous doucement.

Respiration et répétition

Effectuez une respiration naturelle. Une dizaine de rotations de chaque côté.

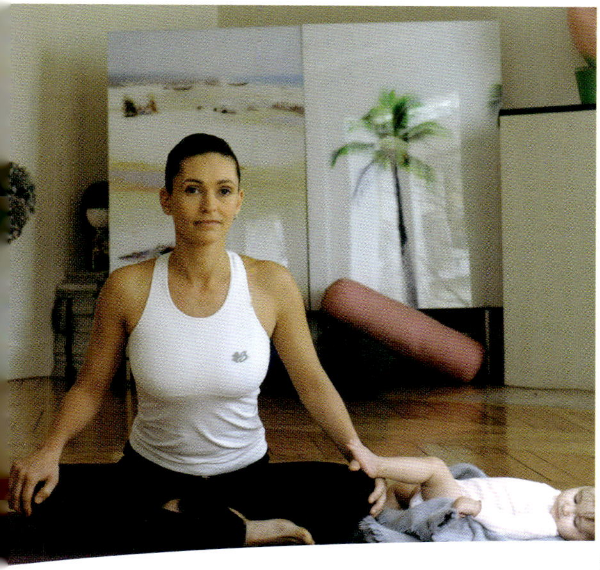

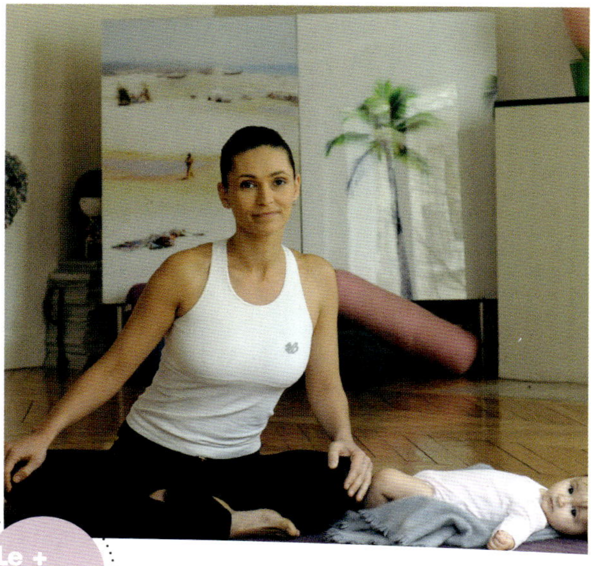

Le + Féminin

Permet de travailler le plancher pelvien et affine la taille.

Points importants

Conservez les épaules basses. Accrochez votre regard à un point pour garder l'équilibre le plus longtemps possible. Restez immobile ! La position des mains peut varier, on peut aussi les poser sur le ventre.

Contre-indications

Aucune.

Bienfaits

- Développe l'équilibre et la concentration.
- Tonifie l'abdomen.
- Assouplit les hanches, le bassin.
- Soulage les maux du dos et les tiraillements du bas du ventre.

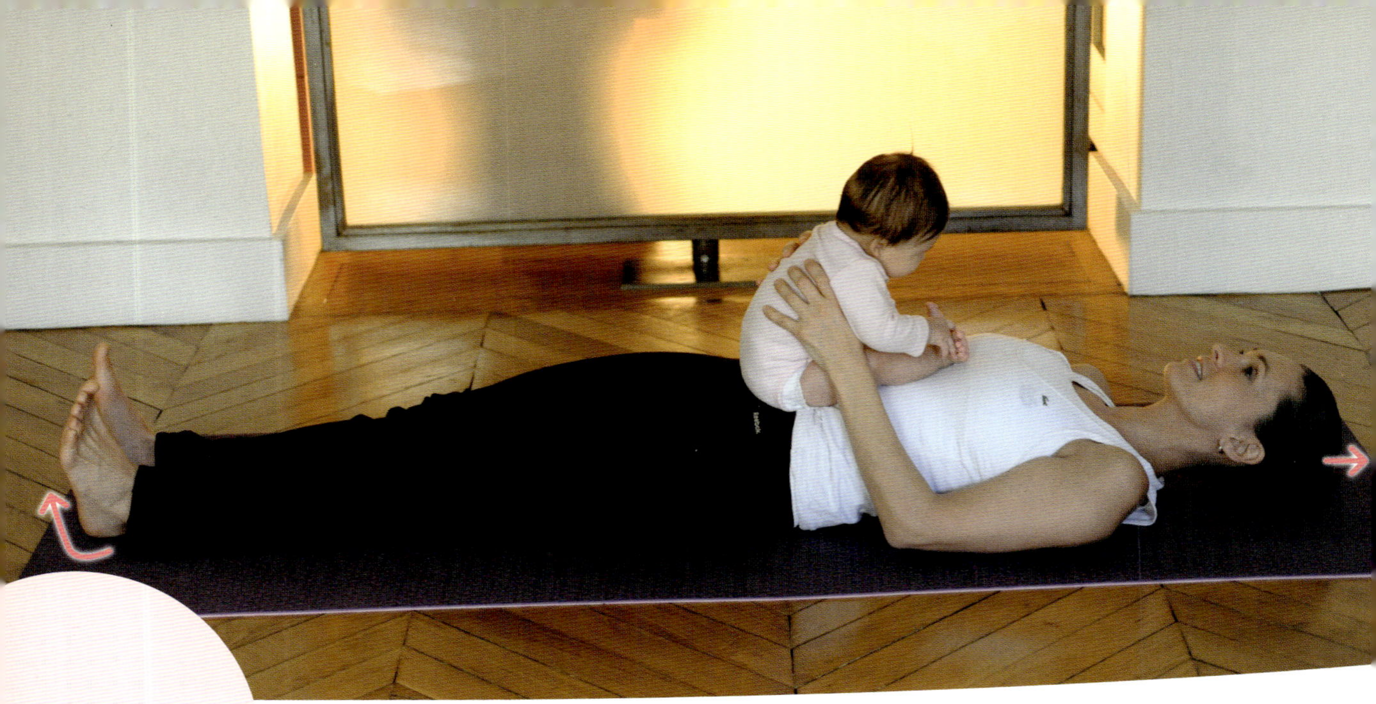

JAMBES À L'ÉQUERRE

cœur de séance

Entrer dans la posture

Allongez-vous, bien alignée. Les jambes sont tendues au sol. Sur une expiration, montez une jambe à 45° puis à l'équerre, le pied flex. Le bassin est bien verrouillé, collé au sol, le ventre rentré. Restez une respiration et redescendez sur une expiration, très lentement.
Vous pouvez faire des arrêts à différents stades de la montée ou de la descente pour intensifier l'exercice.

Respiration et répétition

Respiration abdominale. Au moins dix fois de chaque côté.

Points importants

Cette posture travaille essentiellement les abdominaux. Pour ne pas pousser sur les organes en les sollicitant, contractez le plancher pelvien en expirant, le ventre rentré.

Contre-indications

À priori, aucune.

Bienfaits

- Étire l'arrière des jambes et le dos.
- Grande stimulation des abdominaux.

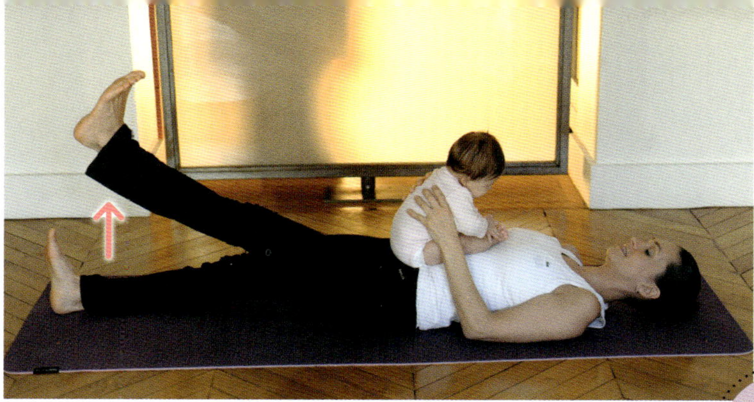

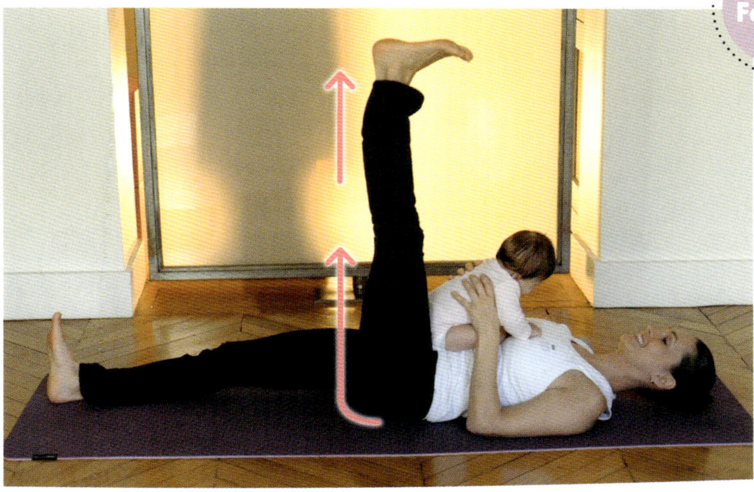

Le + Féminin

Lutte contre les jambes lourdes et la cellulite de l'arrière des cuisses.

Plus facile, la jambe au sol est pliée. C'est une bonne entrée en matière.

VARIANTE

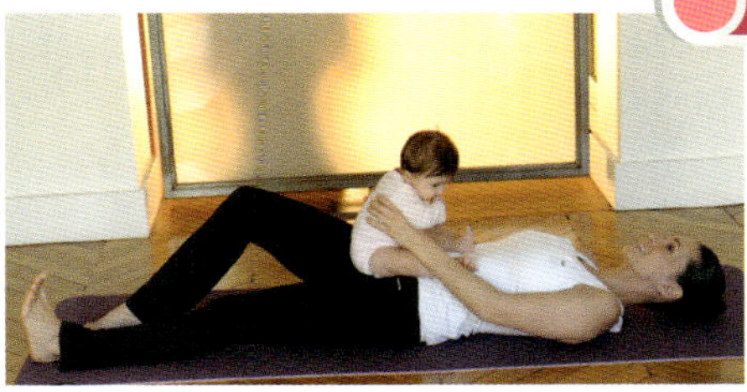

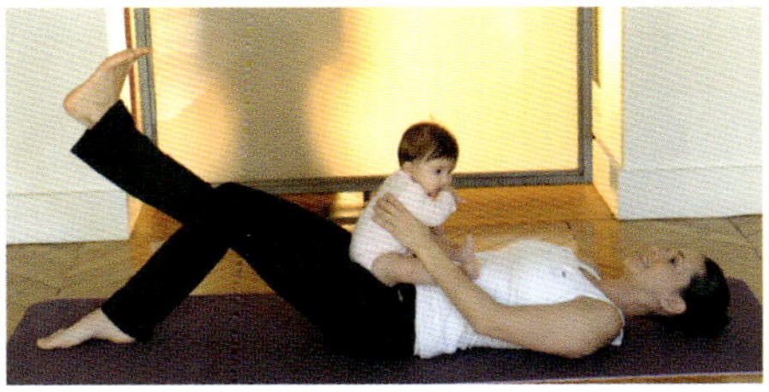

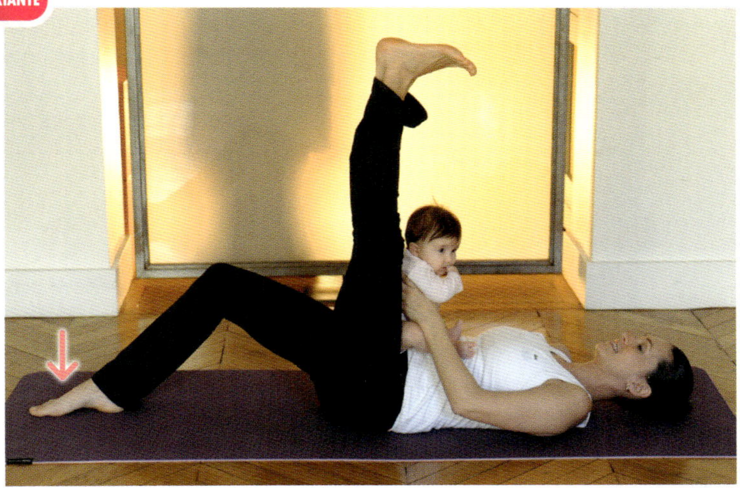

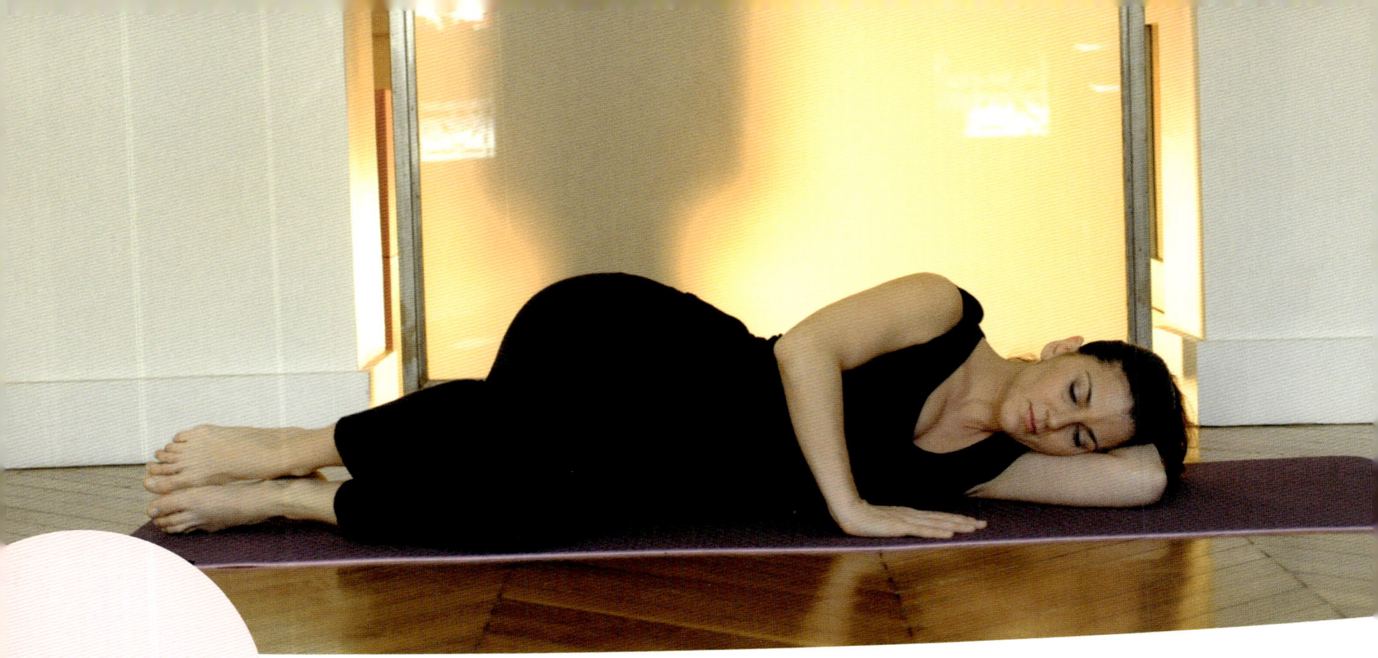

ROTATION DES HANCHES

cœur de séance

Entrer dans la posture

Agenouillez-vous au sol, puis glissez sur le côté gauche en vous aidant de la main du même côté. Le bras au sol se replie sous la tête. La main droite vient se poser devant la poitrine pour garder l'équilibre. Les jambes sont repliées. Tout en gardant le genou droit plié, levez-le et exercez des rotations en partant de la hanche. Les cercles se font de plus en plus larges selon votre souplesse, dans un sens puis dans l'autre.

Bienfaits

- Étire et tonifie les jambes. Lutte contre les jambes lourdes.
- Assouplit les abducteurs.
- Assouplit les hanches qui ont été mises à rude épreuve !
- Fait travailler les abdominaux.
- Étire et tonifie les bras.
- Soulage le bas du dos qui se remet peu à peu lui aussi…

Sortir de la posture

Les jambes pliées, aidez-vous de vos bras pour revenir à genoux. Relevez-vous lentement.

Respiration et répétition

Respiration complète. Dans l'idéal, une dizaine de fois de chaque côté. Mais au début, cinq suffiront.

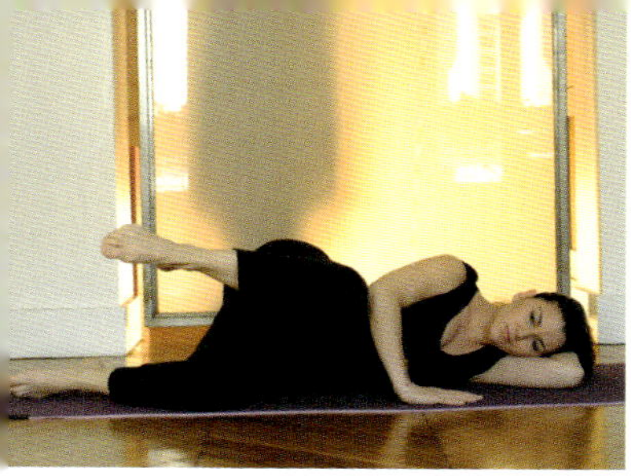
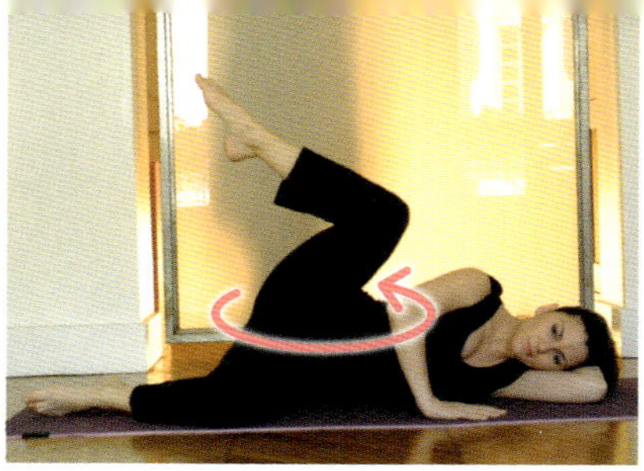
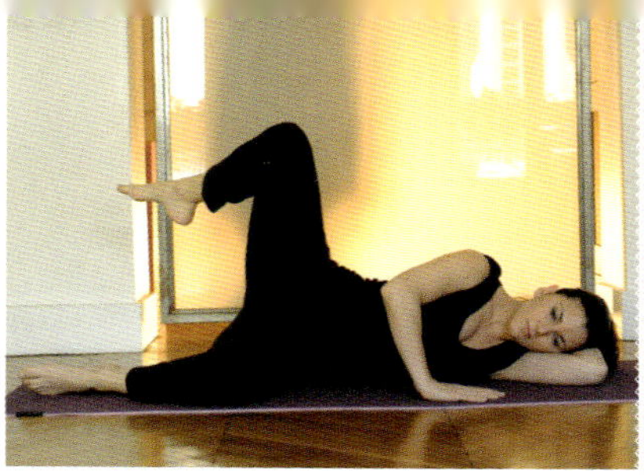
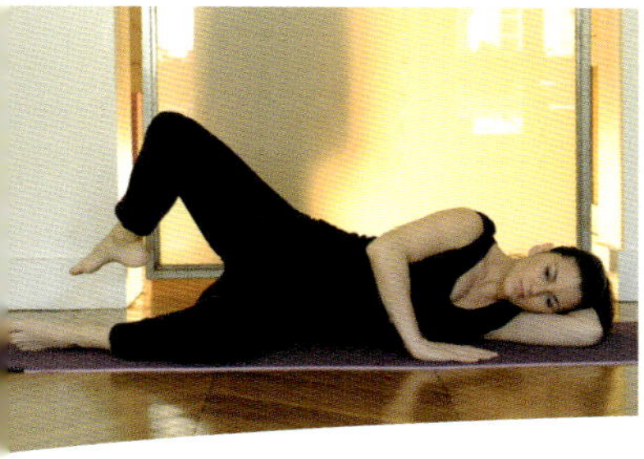
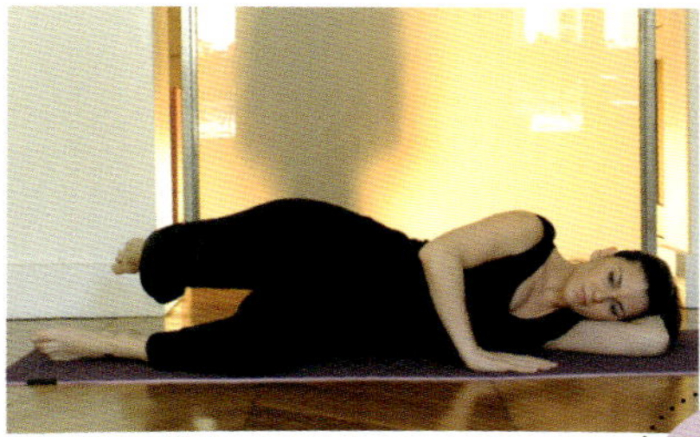
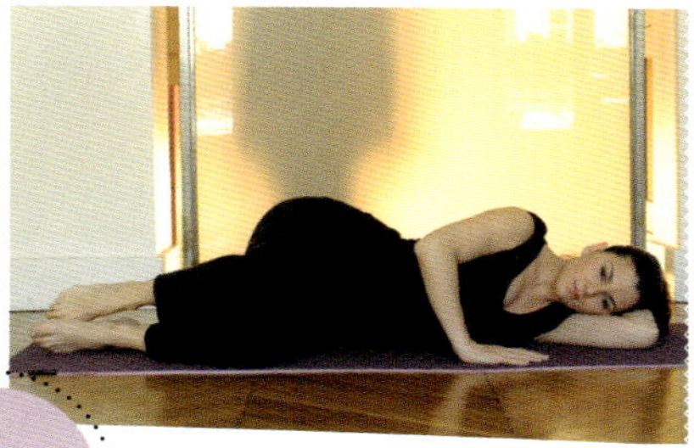

Le + Féminin

Aide à retonifier le ventre par le travail abdominal. *Mulabanda* !

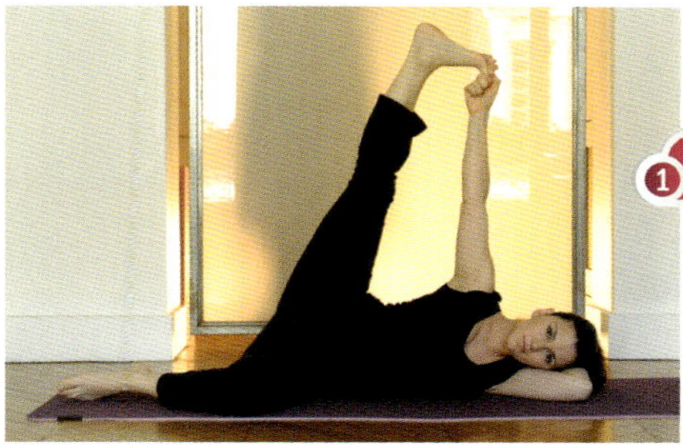

1 VARIANTE

Profitez-en pour étirer tout l'arrière de la jambe. Allongez le temps de la posture pour gagner en souplesse en vous servant de la respiration. Changez de côté.

Points importants

C'est grâce au poids que vous mettrez sur le bras plié devant votre poitrine que vous garderez l'équilibre. Trouvez un point fixe à regarder pour une aide supplémentaire. Prenez bien conscience que le mouvement part de la hanche.

Contre-indications

Douleur aux hanches.

Contre-posture

Elle sert à soulager les muscles après certains exercices.

CONTRE POSTURE

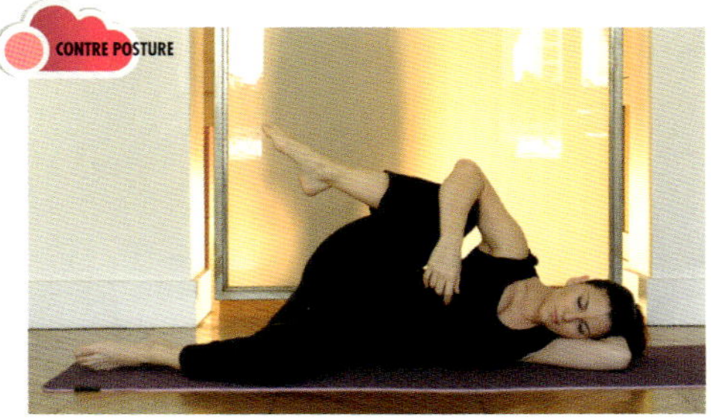

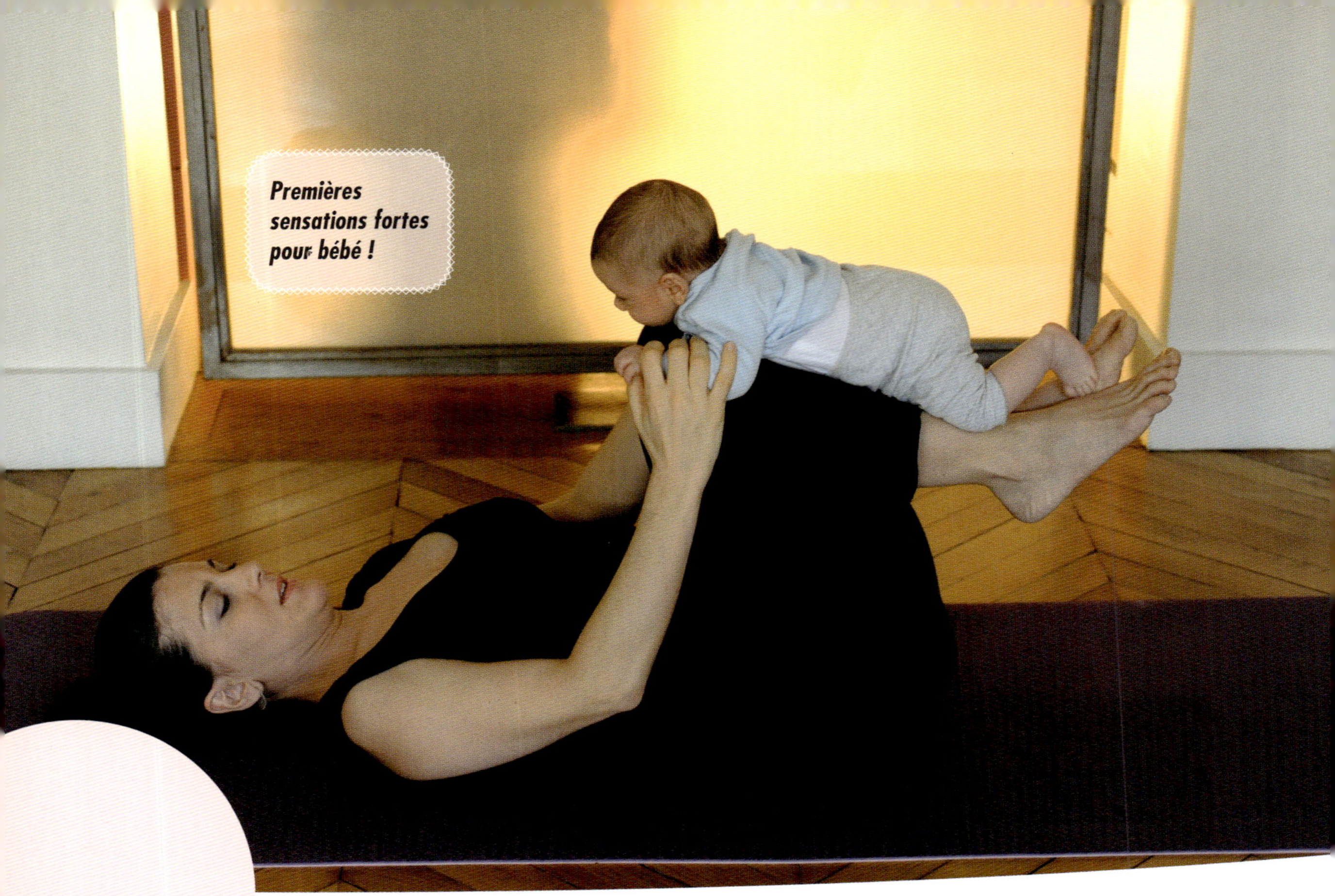

L'AVION

coeur de séance

Entrer dans la posture

Allongée, bien alignée, les genoux relevés, jambes pliées, bébé est bien calé sur les tibias. Sur une expiration, levez la tête, les épaules, le haut du dos s'arrondit, les genoux se rapprochent de votre visage. Bébé s'anime, il vous voit nette à partir de 30 cm… Doucement, reposez la tête.
Avec le temps, votre enfant s'amusera de cette posture et, bientôt, il se calera de lui-même ! Vous sentirez ses jambes et ses pieds trouver des accroches…

Respiration et répétition

Respiration naturelle. Effectuez dix répétitions.

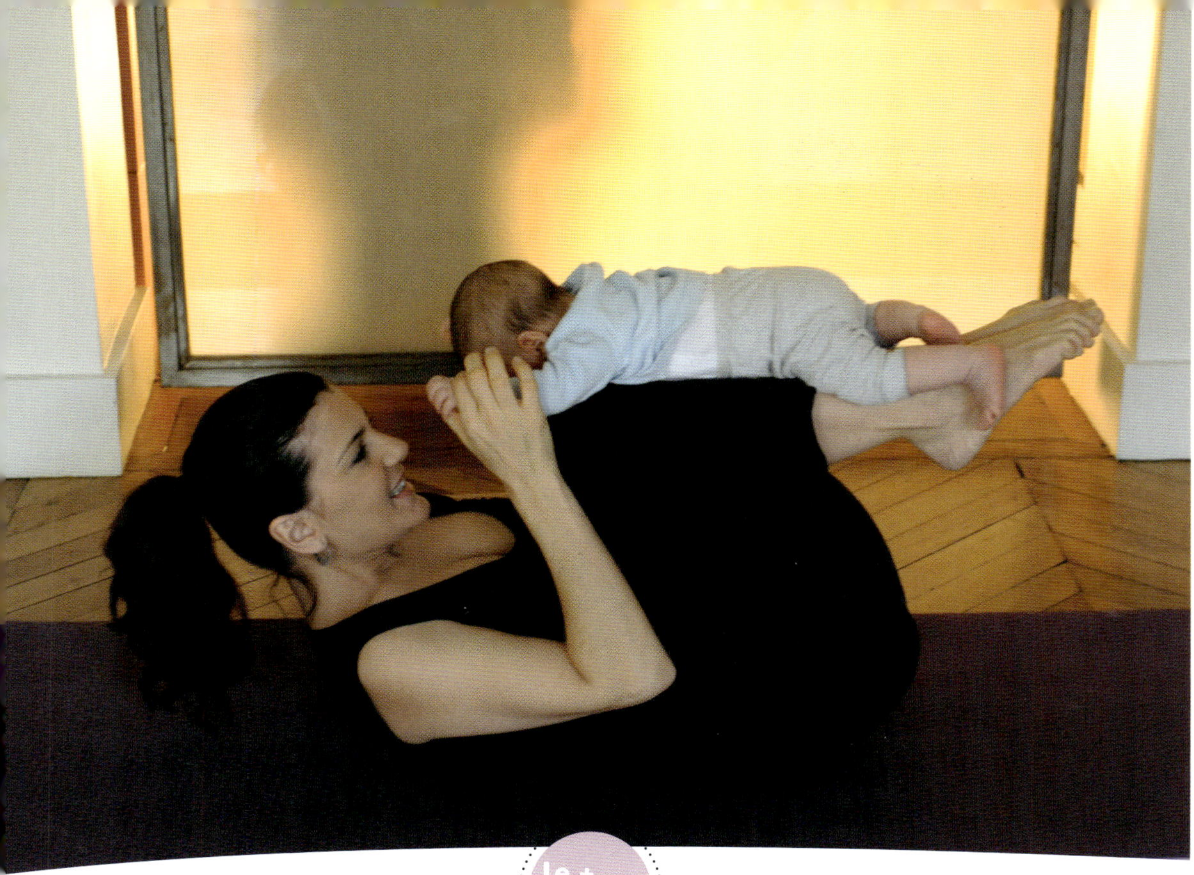

Le + Féminin

Pensez à avaler le ventre et à contracter le périnée sur l'expiration.

Points importants

Ne ccmbrez pas.
Rentrez le ventre.

Contre-indications

Problèmes de dos.

Bienfaits

- Tonifie le dos, les jambes, les bras, le cou et les abdominaux.
- Assouplit l'articulation des hanches et des genoux.

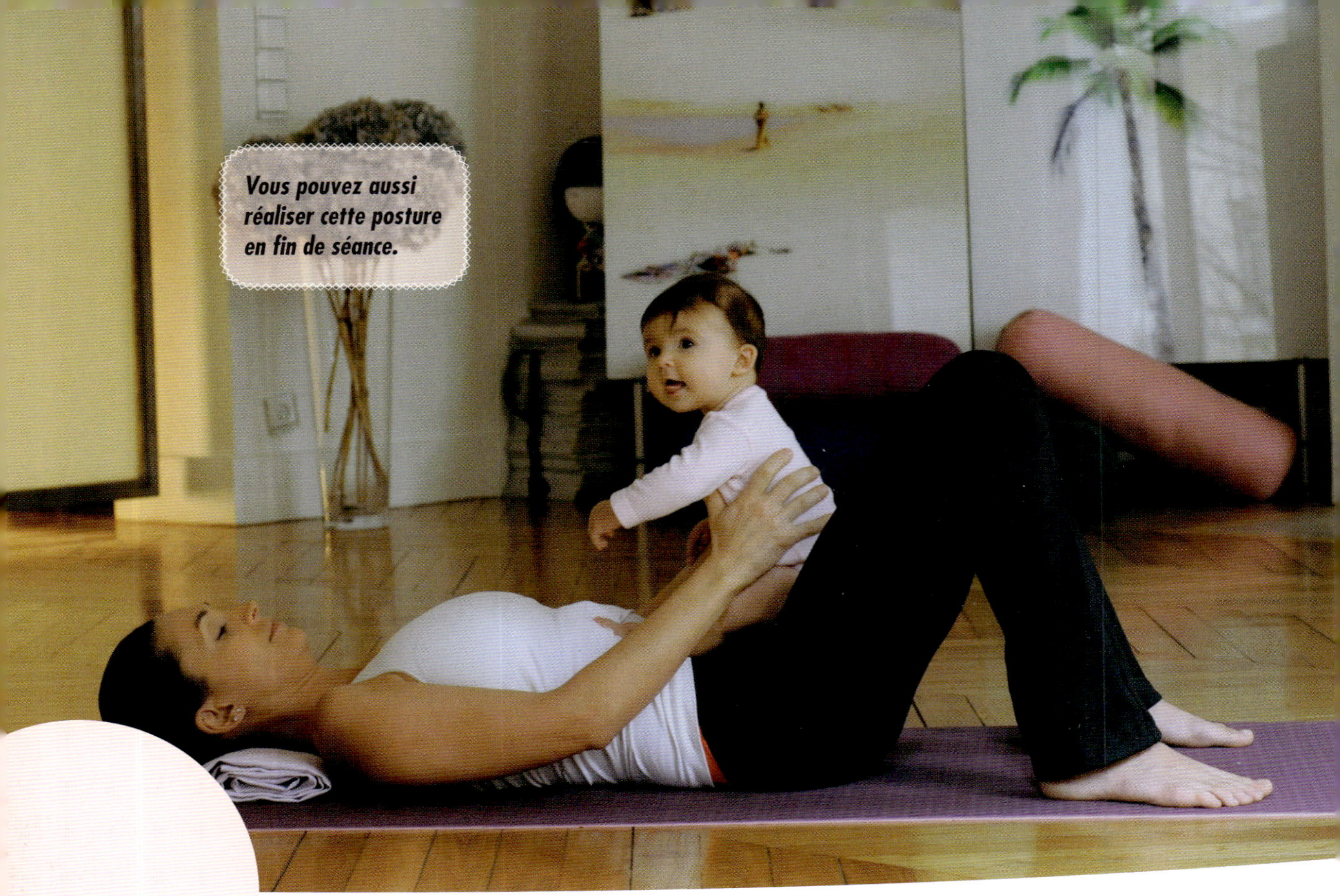

Vous pouvez aussi réaliser cette posture en fin de séance.

DEMI-PONT SIMPLIFIÉ

coeur de séance

Les photos vous expliquent ici comment réaliser la posture Demi-pont avec bébé. Vous pouvez vous reporter à la version du deuxième trimestre, p. 88.

Entrer dans la posture

Allongée, bébé doit être assis sur l'os pelvien et non sur le bas du ventre, car cela pourrait être douloureux s'il pesait sur vos organes. Tenez toujours bien votre enfant. Pliez les jambes, les talons au plus près des fesses, le bassin est rétroversé, le pubis monte vers le ciel, le dos se décolle du sol jusqu'aux omoplates sur l'inspiration. Les épaules et les omoplates restent collées au sol. Le menton est proche du sternum.

Sortir de la posture

Redescendez vertèbre par vertèbre sur l'expiration. Recommencez puis, lentement, roulez sur le côté.

Respiration et répétition

Respiration naturelle. Montez en expirant. Maintenez la position 1 minute 30, puis redescendez sur une expiration. Effectuez au moins deux répétitions.

Points importants

Le mentor doit rester fixe et ne pas rentrer dans la poitrine. La tête doit être « posée » correctement. En montant, utilisez les muscles des cuisses autant que ceux des fesses. Vous pouvez rouler une couverture sous la nuque pour plus de confort.

Contre-indications

Problèmes de dos, de cou ou d'épaules.

Bienfaits

- Renforce les fesses, les cuisses, les abdominaux, tous les muscles profonds du dos, les épaules, les bras.
- Étire la poitrine, la colonne vertébrale.
- Stimule le cœur, la digestion.
- Calme le stress.
- L'afflux sanguin vers la gorge stimule la glande thyroïde et nettoie la gorge.
- Cette posture équivaut presque à un automassage.

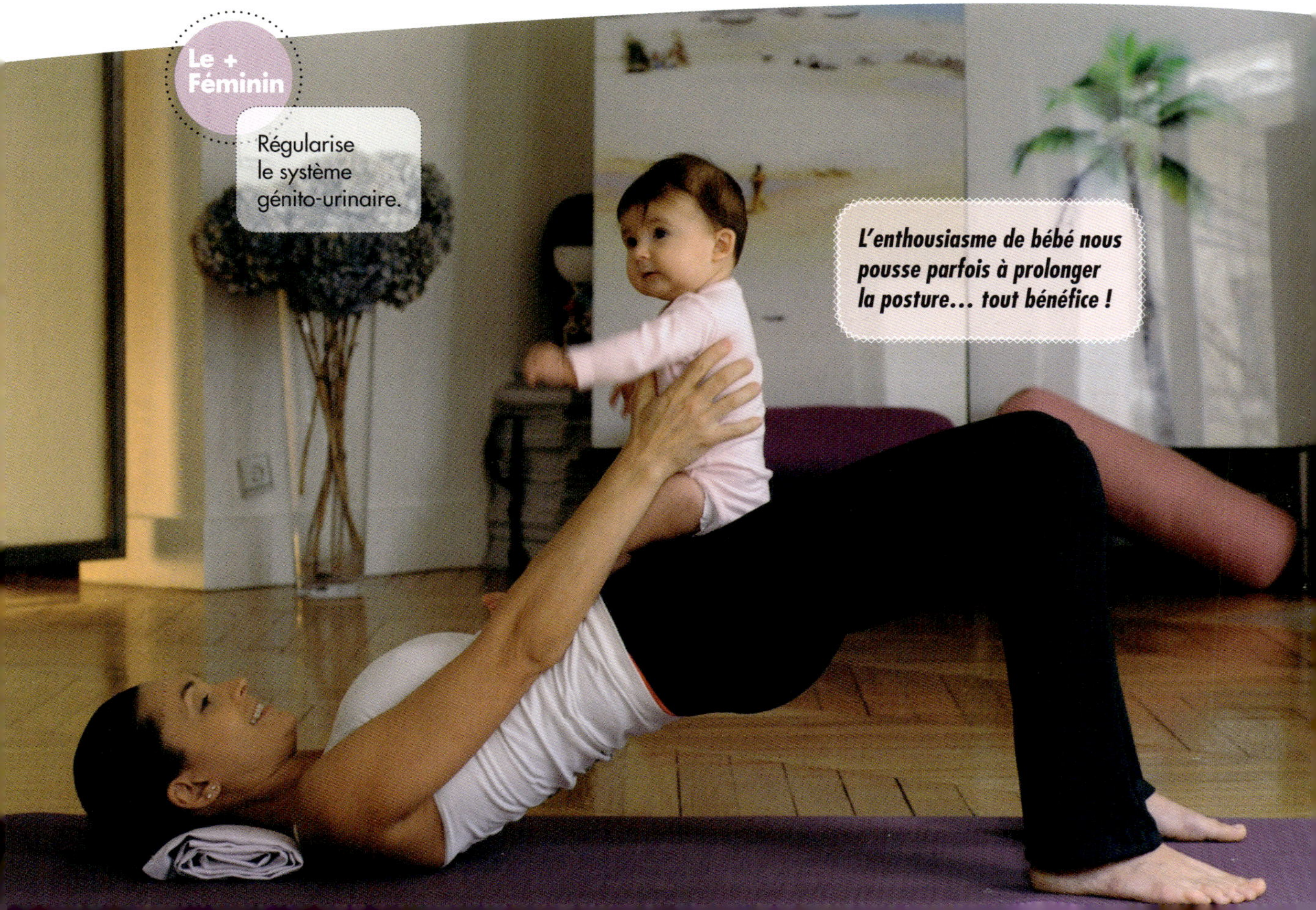

Le + Féminin

Régularise le système génito-urinaire.

L'enthousiasme de bébé nous pousse parfois à prolonger la posture… tout bénéfice !

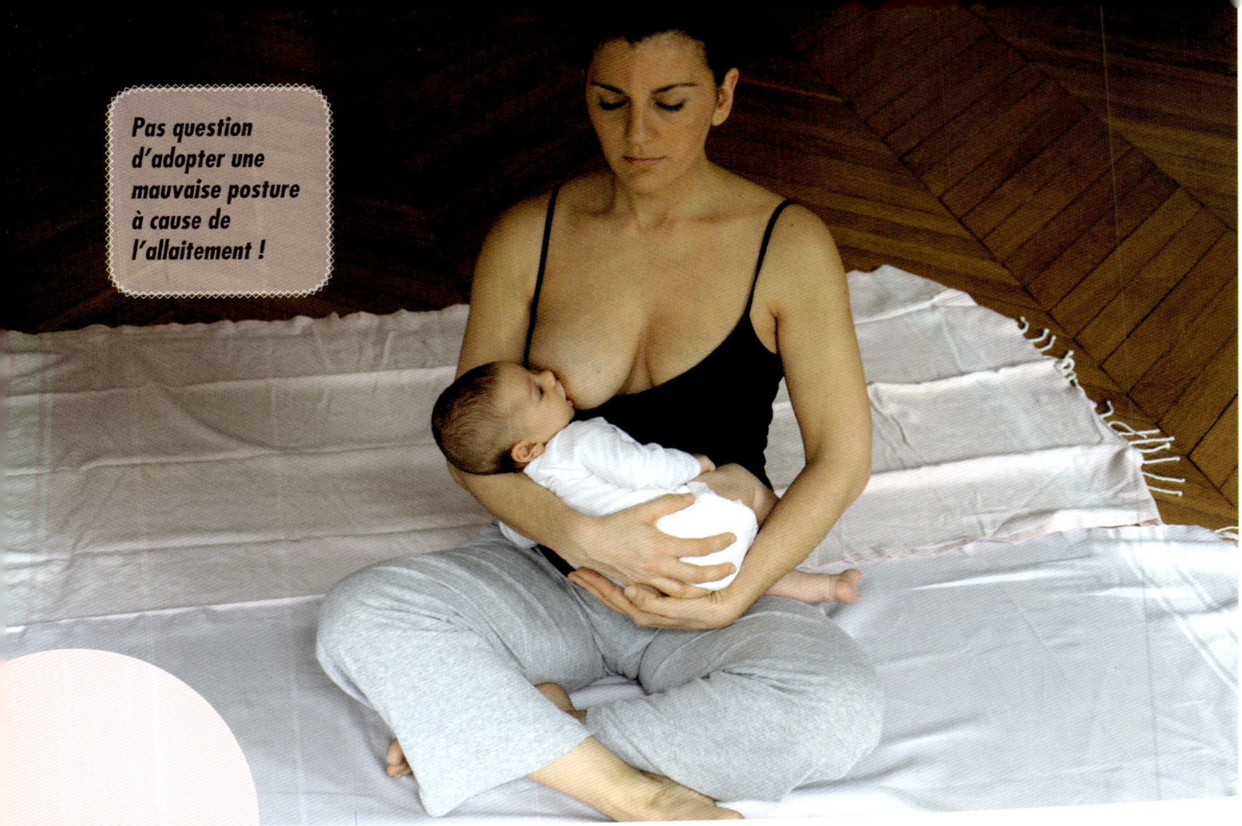

Pas question d'adopter une mauvaise posture à cause de l'allaitement !

COU, ASSISE EN TAILLEUR

cœur de séance

Nous vous proposons ici plusieurs postures parfaitement compatibles avec l'allaitement (ou la pause biberon), qui peuvent être réalisées sans déranger bébé. Profitez de ce moment pour détendre certaines zones du corps.

Entrer dans la posture

Assise en tailleur, le poids également réparti sur les ischions, le dos droit, les épaules basses, le bébé est porté dans les bras, le ventre rentré, avec la sensation d'étirer au maximum la colonne vertébrale vers le haut.

1. **Cercles** : très lentement, effectuez des cercles avec la tête comme si vous vouliez toucher les épaules avec vos oreilles.
2. **En avant et en arrière** : les mouvements se font d'avant en arrière, le menton venant effleurer le sternum puis s'étirant vers le ciel.
3. **Côté** : penchez la tête à droite et à gauche en gardant le visage dans l'axe du corps.

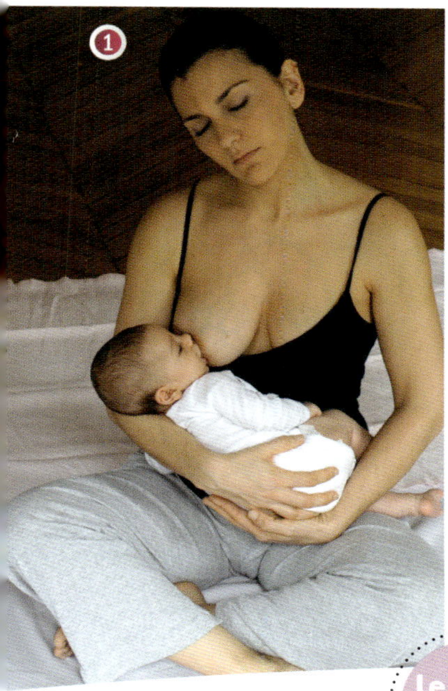

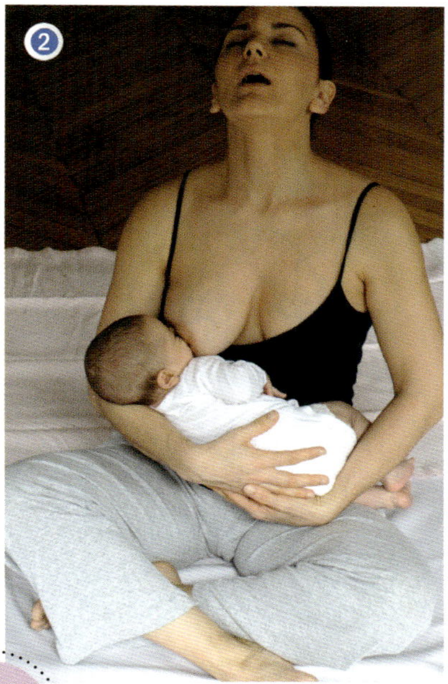

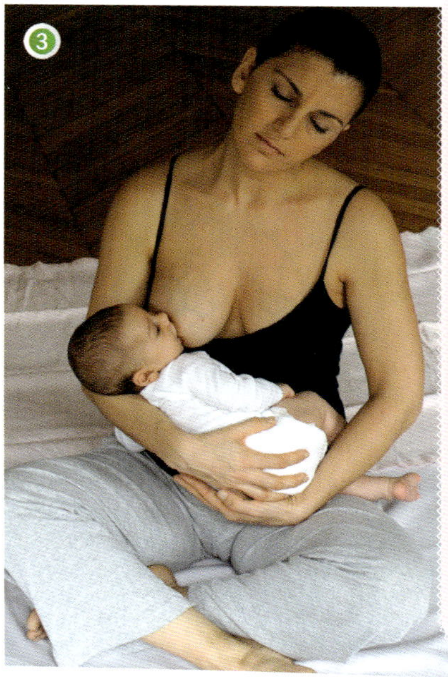

Le + Féminin

Pensez à contracter votre périnée !

Bienfaits

- Améliore la posture du bassin et évite ainsi les maux de dos.
- Permet de détendre le cou et tous les muscles du haut du dos.

Respiration et répétition

Respiration abdominale lente, qui aura un effet bénéfique et relaxant sur bébé. Deux fois de chaque côté minimum.

Points importants

Conservez le dos droit, le buste bien étiré. On doit sentir le cou se détendre et s'assouplir durant l'exercice. Ne forcez pas.

Contre-indications

Problèmes de cou.

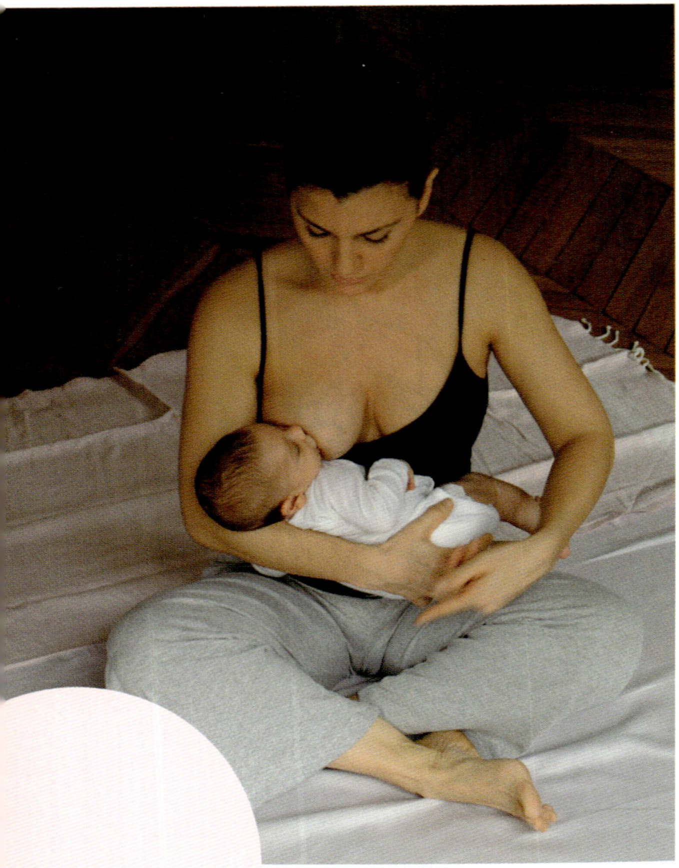

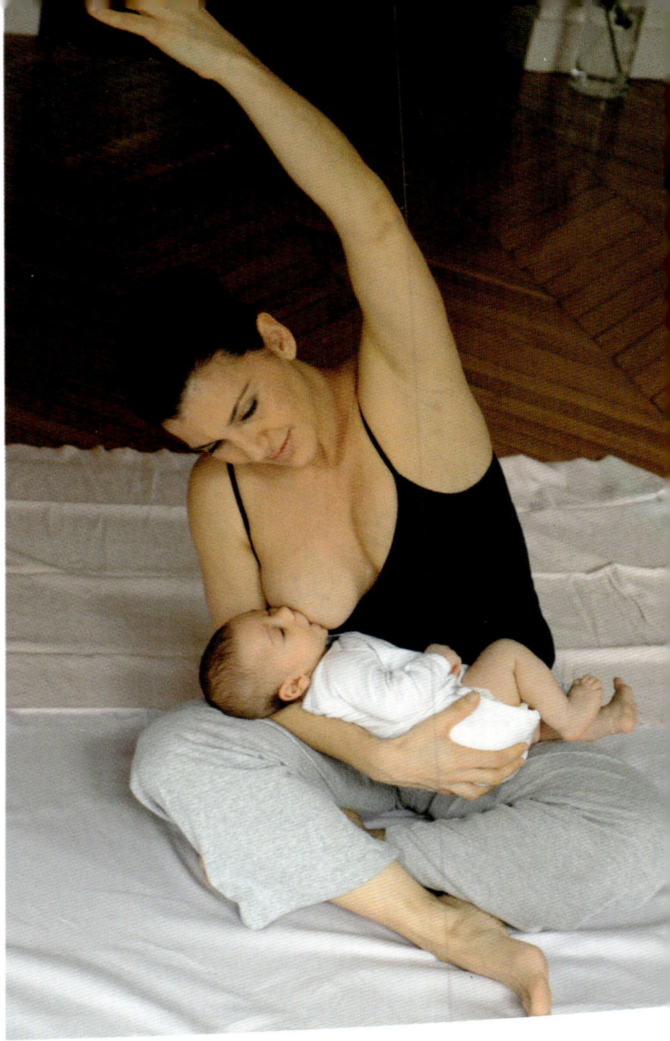

ÉTIREMENT DES BRAS

cœur de séance

Entrer dans la posture

Assise en tailleur, le poids également réparti sur les ischions, le dos droit, les épaules basses, la tête dans le prolongement de la colonne vertébrale. Le poids du bébé est supporté par la cuisse du côté opposé au bras qui s'étire. Dépliez un bras, levez-le vers le ciel en étirant bien le torse, à partir du bassin, le haut du corps formant un arc.

Respiration et répétition

Respirez dans les côtes, et adaptez le côté en fonction de la tétée du bébé…

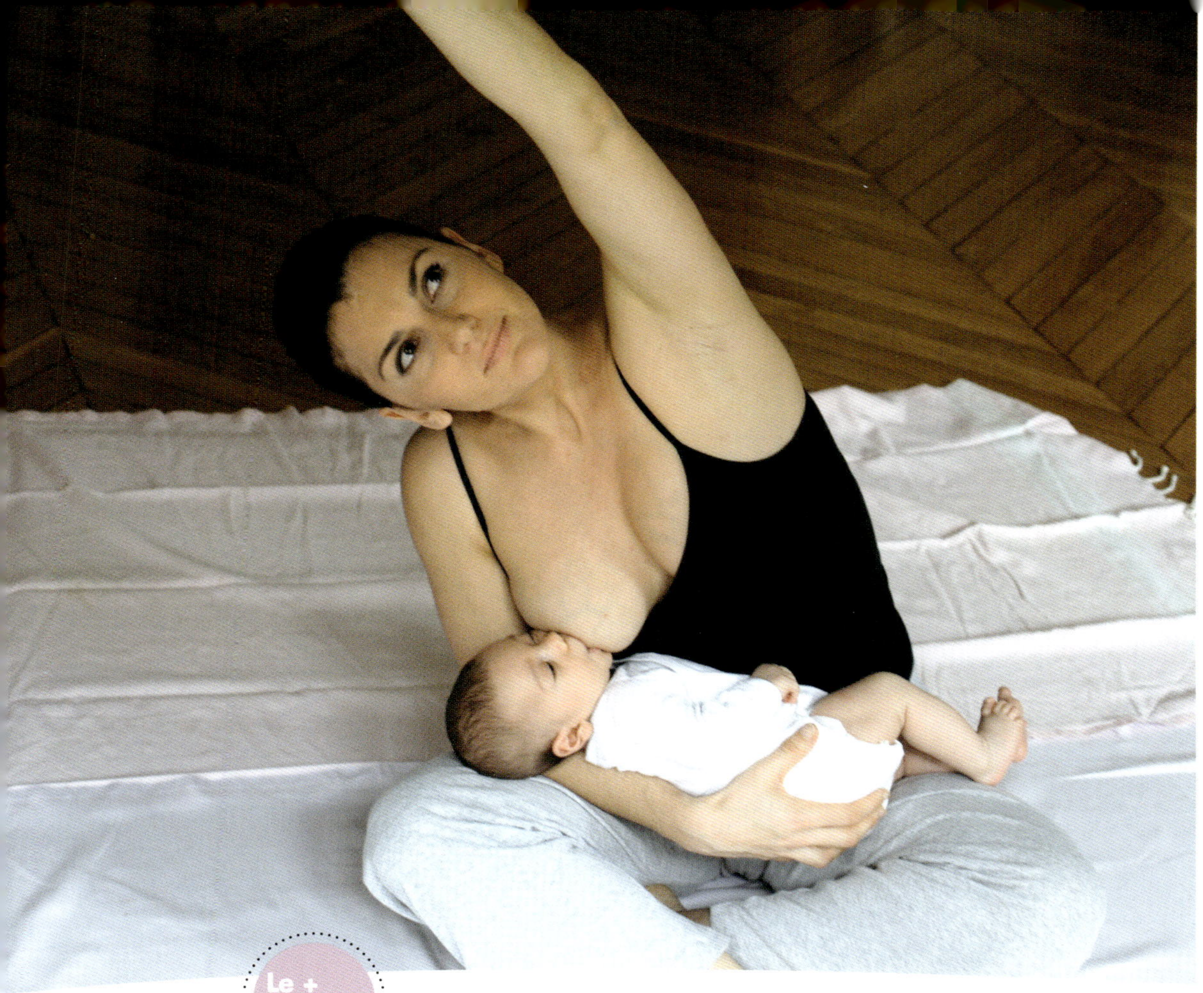

Le + Féminin

Soulage des maux dus aux mauvaises postures d'allaitement parfois douloureuses.

Bienfaits

- Améliore la posture du bassin et évite ainsi les maux de dos.
- Tonifie le dos, les épaules, les bras, les articulations des épaules.
- Étire le dos, la colonne vertébrale, tout le côté du corps, du haut de la hanche jusqu'au bout des doigts.

Points importants

Conservez l'épaule basse du côté qui n'est pas étiré.

Contre-indications

Aucune.

FLEXION ASSISE ANGLE OUVERT

ou Upavistha konasana

Entrer dans la posture

Assise, le dos bien droit, le haut du corps formant un angle droit avec les jambes. Écartez les jambes le plus largement possible, les pieds flex. Sentez que les os du bassin, tout comme les cuisses, sont appuyés sur le sol. Les jambes sont toniques. N'arrondissez pas le dos, la tête reste haute et le cou étiré.

Respiration et répétition

Respiration abdominale, restez les jambes écartées 30 secondes minimum, puis allongez le temps jusqu'à 2 minutes. Alternez les trois variantes.

Points importants

Le dos doit toujours être bien placé, quitte à réduire l'écart des jambes.

Contre-indications

Douleurs aux lombaires, au bassin, sciatique.

Bienfaits

- Redresse le dos.
- Tonifie le dos, la colonne vertébrale, les jambes.
- Étire les ischio-jambiers, l'arrière de la jambe.
- Tonifie le système urinaire.

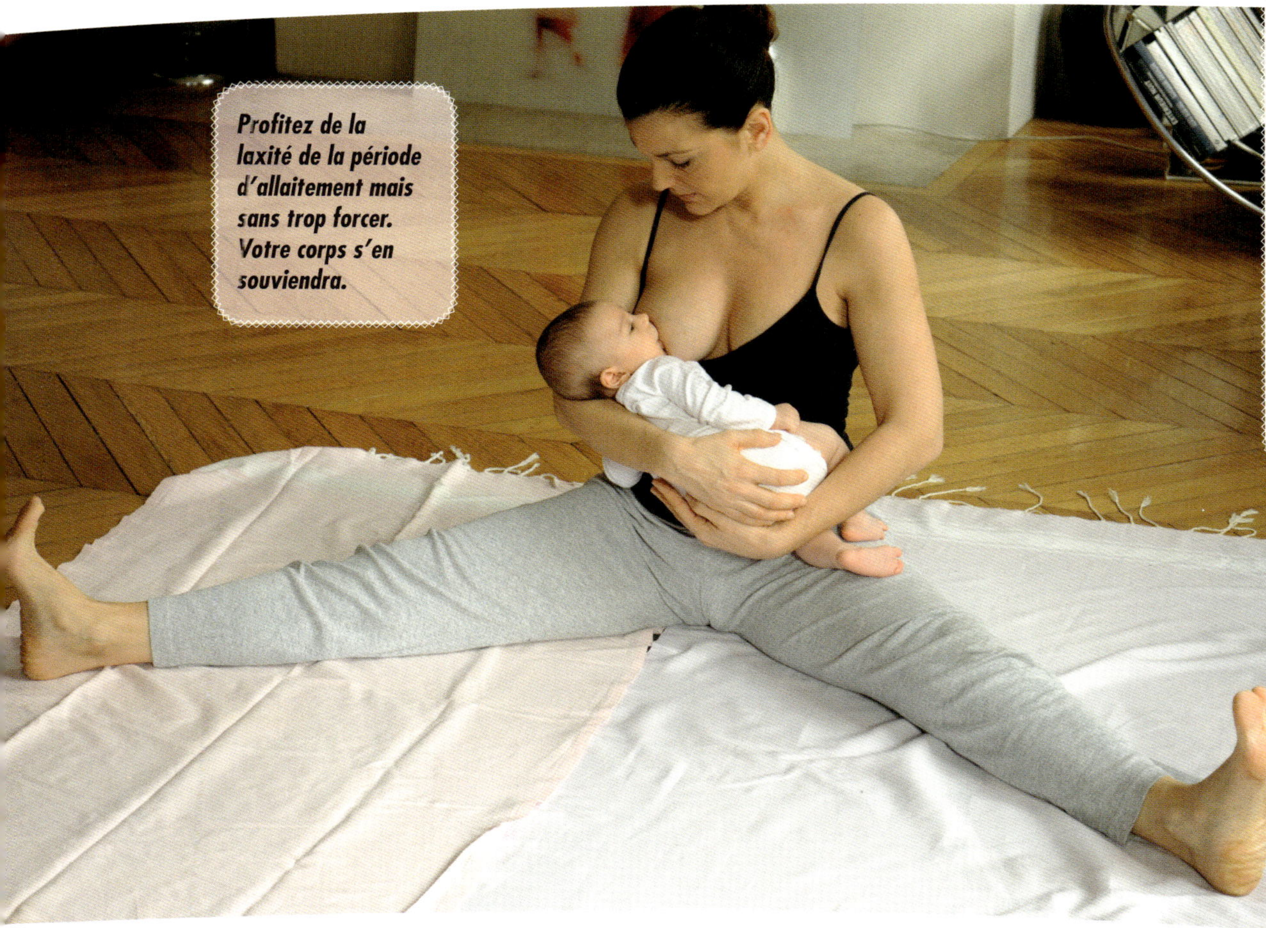

Profitez de la laxité de la période d'allaitement mais sans trop forcer. Votre corps s'en souviendra.

Le + Féminin

Très bénéfique en prénatal pour favoriser l'ouverture des hanches et du bassin.

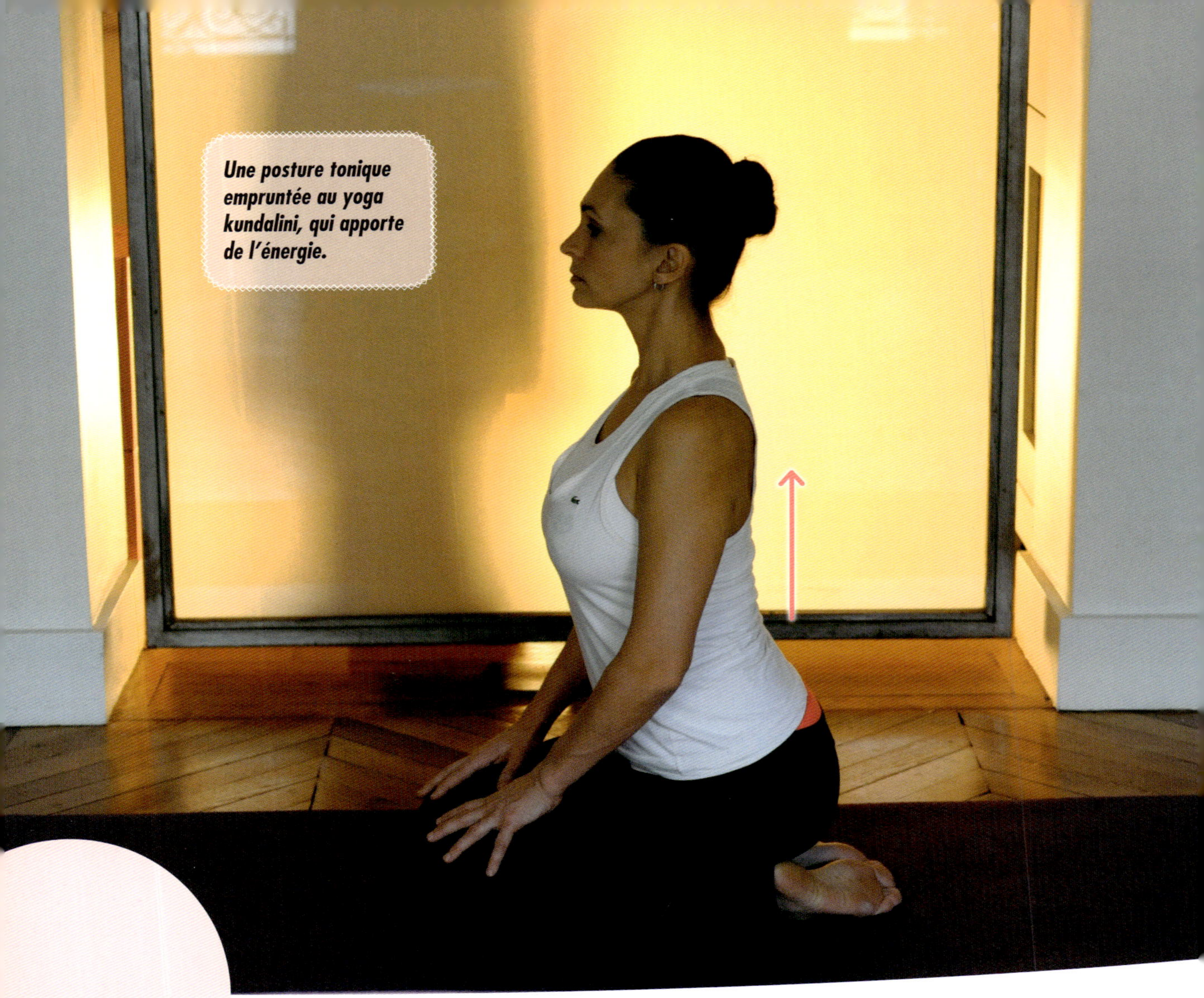
Une posture tonique empruntée au yoga kundalini, qui apporte de l'énergie.

BASCULE DU BASSIN

échauffement • refroidissement

Entrer dans la posture

À genoux, assise sur les talons, les mains sur les cuisses, le dos droit, la tête dans l'alignement de la colonne, le menton parallèle au sol. Inspirez en ouvrant les côtes puis, sur une expiration, arrondissez le dos en creusant le ventre qui se vide d'air et contractez les abdominaux. Inspirez, revenez bien droite, expirez. Inspirez, ouvrez les épaules, la cage thoracique, et cambrez le dos. Vous pouvez enchaîner avec fluidité la position cambrée et celle du dos arrondi au fil des respirations. Contractez bien le plancher pelvien.

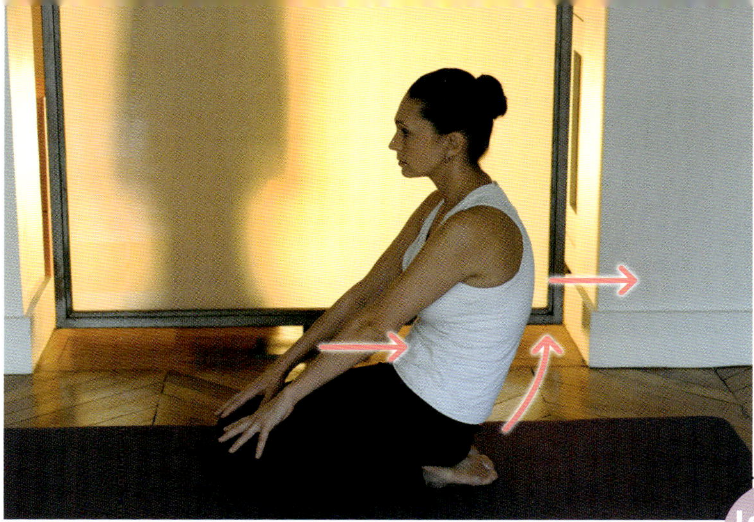

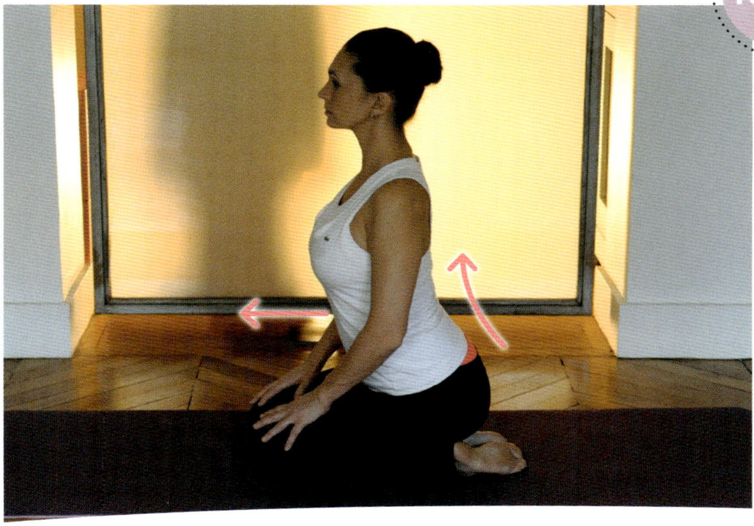

Le + Féminin

Contraction du périnée.

Respiration et répétition

Commencez lentement puis, si vous le pouvez, accélérez le rythme. Respiration abdominale tonique. Videz l'air d'un coup. Inspirez franchement en faisant du bruit. Augmentez peu à peu les séries. Attention à ne pas hyperventiler !

Points importants

Conservez une fluidité dans le mouvement, sans faire d'à-coup.

Contre-indications

Problèmes de lombaires et de genoux.

Bienfaits

- Assouplit le bassin, la colonne vertébrale et les articulations des épaules.
- Ouvre la cage thoracique.
- Stimule les abdominaux et le plancher pelvien.
- Étire l'avant des cuisses.

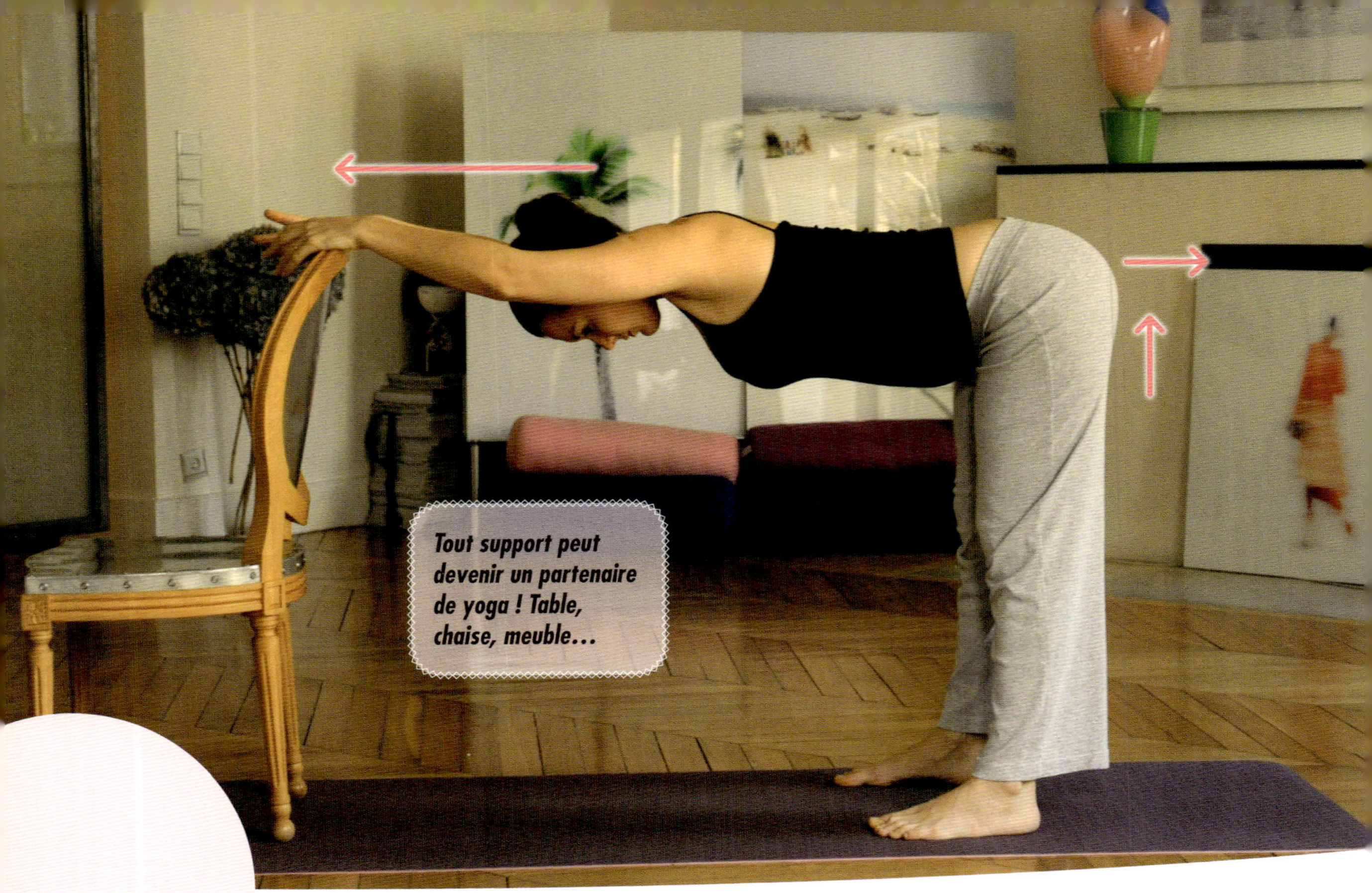
Tout support peut devenir un partenaire de yoga ! Table, chaise, meuble…

ÉTIREMENT DU DOS, PLACEMENT DU BASSIN

échauffement • refroidissement

Entrer dans la posture

Debout devant la chaise, inclinez-vous pour saisir le dossier fermement. Formez un angle droit avec votre buste et les jambes. Les bras et les jambes sont tendus. Le coccyx est comme tiré vers l'arrière tandis que les mains étirent les bras vers l'avant. Étirez le dos au maximum. Les aisselles regardent le sol. Les pieds sont ancrés dans le sol, les jambes sont contractées et se « grandissent ».

Respiration et répétition

Respirez dans les côtes en ouvrant bien la cage thoracique sur les côtés.
Restez au moins 30 secondes dans la posture, puis allongez le temps jusqu'à 2 ou 3 minutes. Effectuez deux répétitions.

1 VARIANTE Aidez-vous d'un mur pour gagner du « terrain ».

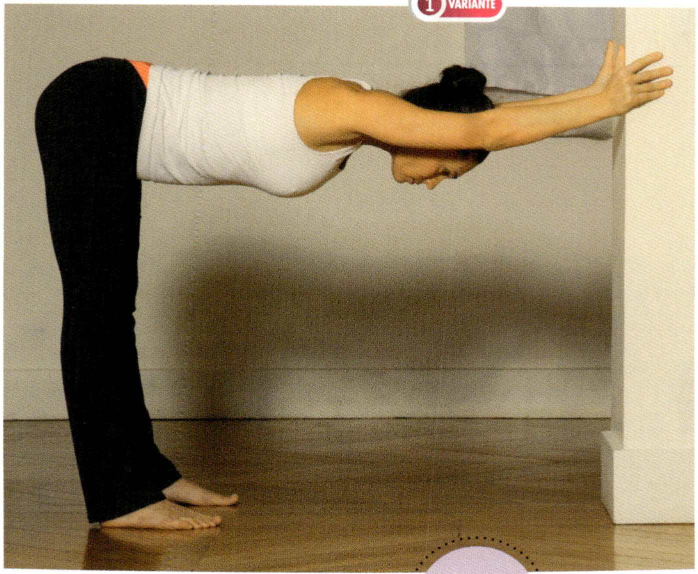

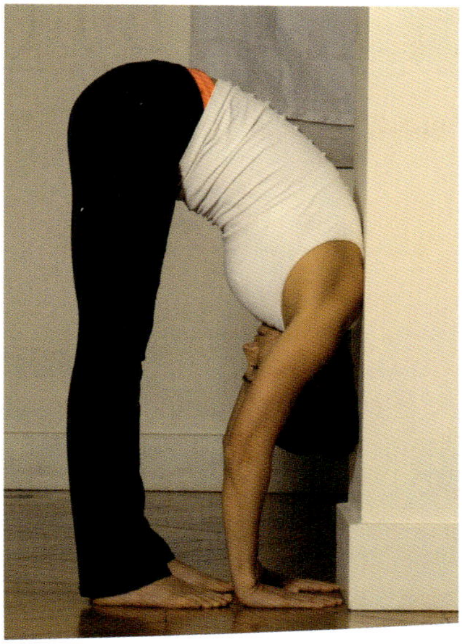

Le + Féminin

Le fait d'étirer la nuque et le dos favorise le maintien et donc l'allure générale.

Points importants

Étirez sur l'inspiration, et gardez le terrain gagné dans l'expiration pour accompagner la petite douleur délicieuse de l'étirement (qui doit rester totalement supportable) ! Peut tout à fait se pratiquer ponctuellement au cours de la journée pour se détendre ou soulager le bas du dos.

Contre-indications

Problèmes lombaires.

2 VARIANTE

La position des pieds peut varier en montant sur les pointes.

Bienfaits

- Étire le dos, et tout l'arrière de la jambe, les bras, l'articulation des épaules.
- Lutte contre les maux de dos.
- Tonifie les jambes, les bras, le dos, les abdominaux.
- Ouvre le haut du buste.

ÉTIREMENT DU DOS AU SOL

échauffement • refroidissement

Entrer dans la posture

Allongée, la tête correctement et délicatement posée, la ligne du menton perpendiculaire au sol. Les jambes pliées, le ventre rentré, verrouillez le bas du ventre pour favoriser l'étirement. Tendez les bras loin derrière la tête, paumes des mains tournées vers le plafond. Les bras sont toniques, les épaules sont éloignées des oreilles le plus possible, collées au sol.

Respiration et répétition

La respiration se fait dans les côtes pour ouvrir la cage thoracique. Puis passez en respiration abdominale. Si vous le pouvez, ayez la sensation de coller le nombril à la colonne vertébrale en expirant.

Points importants

Ne cambrez pas. Cette posture de confort est aussi une posture de base importante pour de nombreux exercices au sol.

Contre-indications

Aucune.

Bienfaits

- Replace le bassin.
- Étire le dos.
- Soulage les douleurs lombaires.
- Tonifie les abdominaux, les bras.
- Ouvre la cage thoracique.

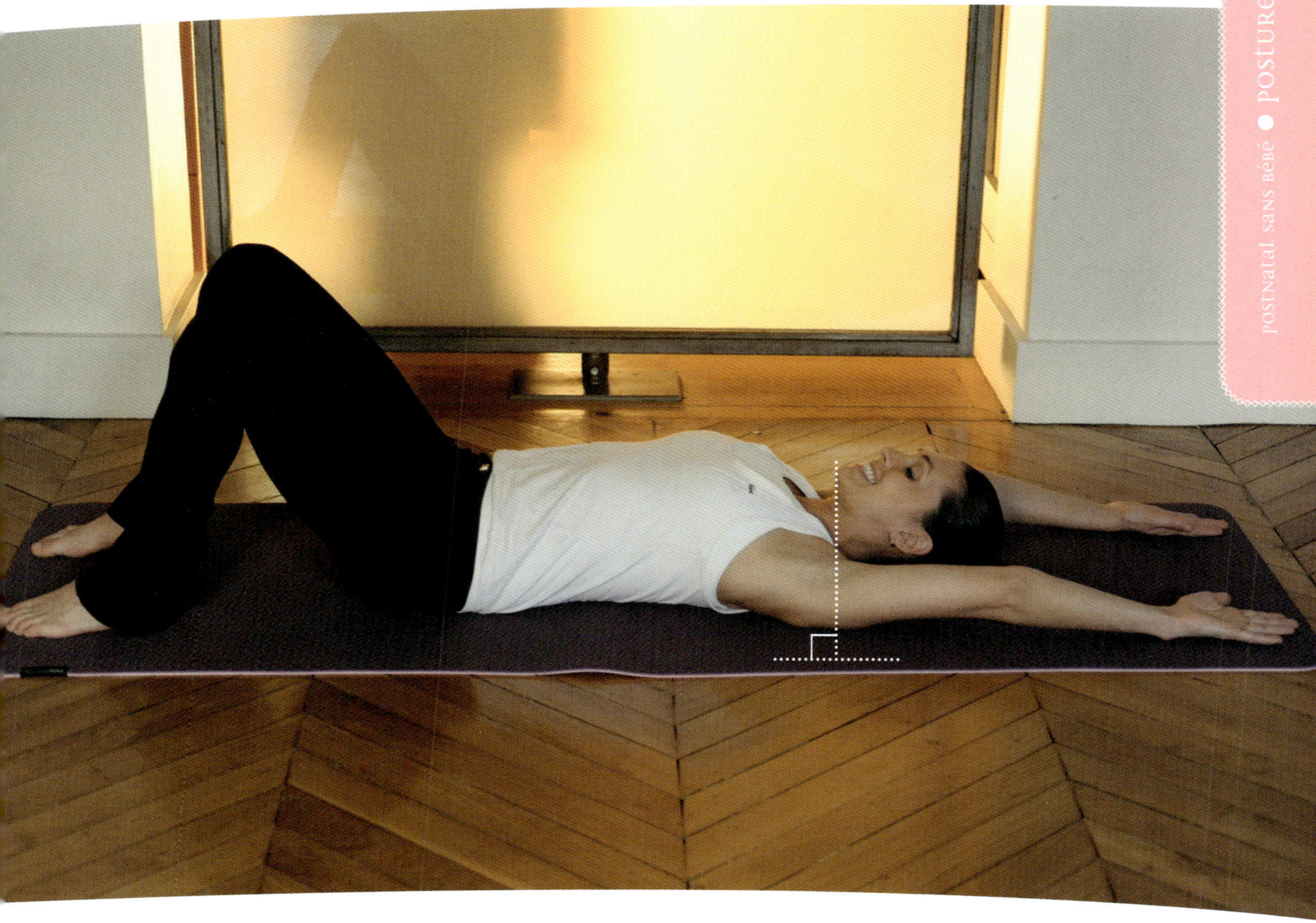

Le + Féminin

Contraction du périnée sur l'expiration.

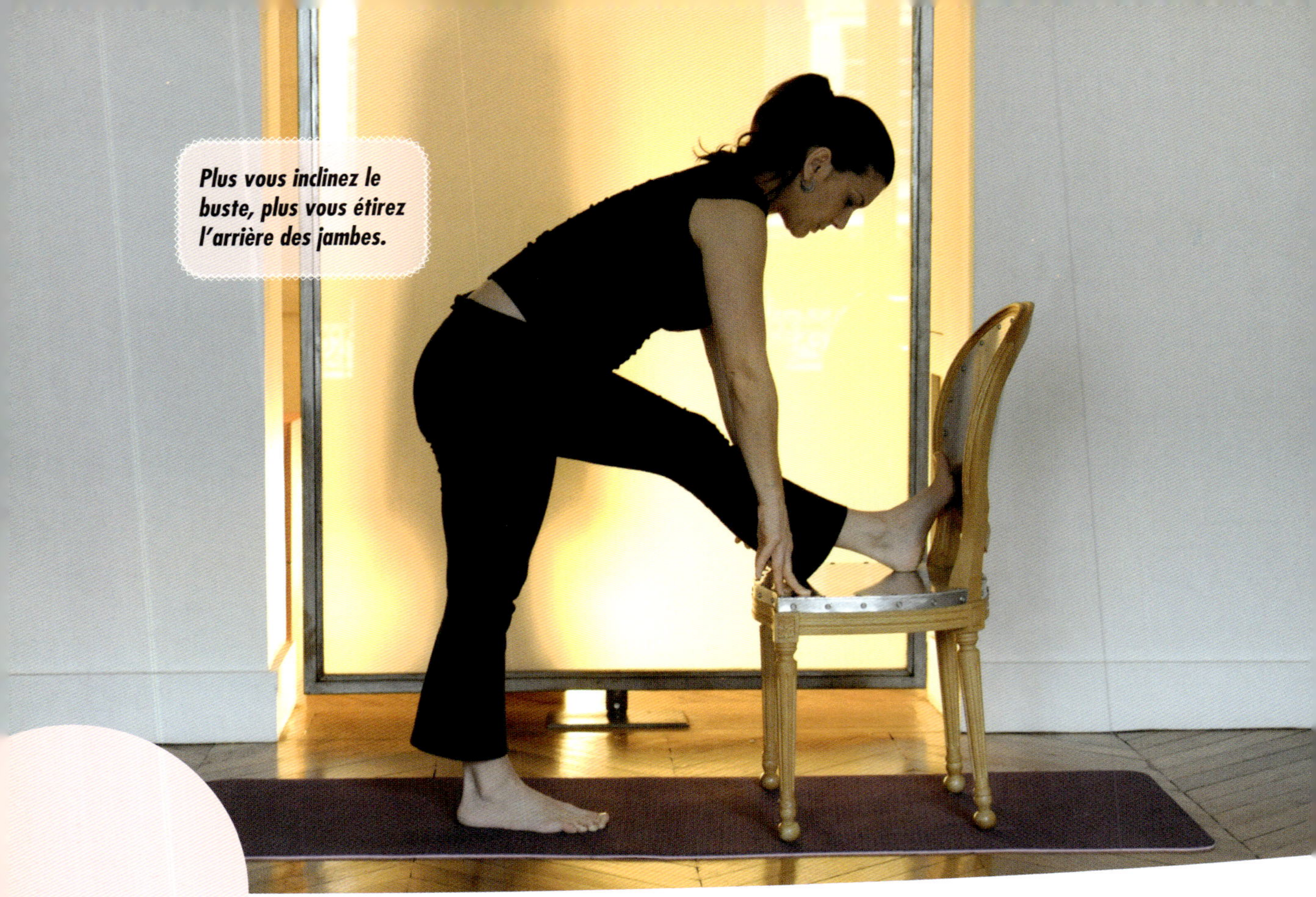

Plus vous inclinez le buste, plus vous étirez l'arrière des jambes.

ÉTIREMENT DES JAMBES AVEC UNE CHAISE

cœur de séance

Entrer dans la posture

Debout devant la chaise, inclinez-vous pour saisir le dossier fermement. Montez une jambe, le talon sur l'assise, le haut du pied contre le dossier. La jambe sur la chaise est tendue, l'autre aussi. Si vous avez du mal à tendre les deux jambes, pliez légèrement la jambe porteuse. Le dos doit être le plus droit possible, la tête dans le prolongement. Commencez par poser les mains de part et d'autre du pied, puis attrapez le dossier pour approfondir la posture.

Respiration et répétition

Respiration abdominale. Répétez au moins deux fois de chaque côté. Maintenez l'étirement durant 4 respirations.

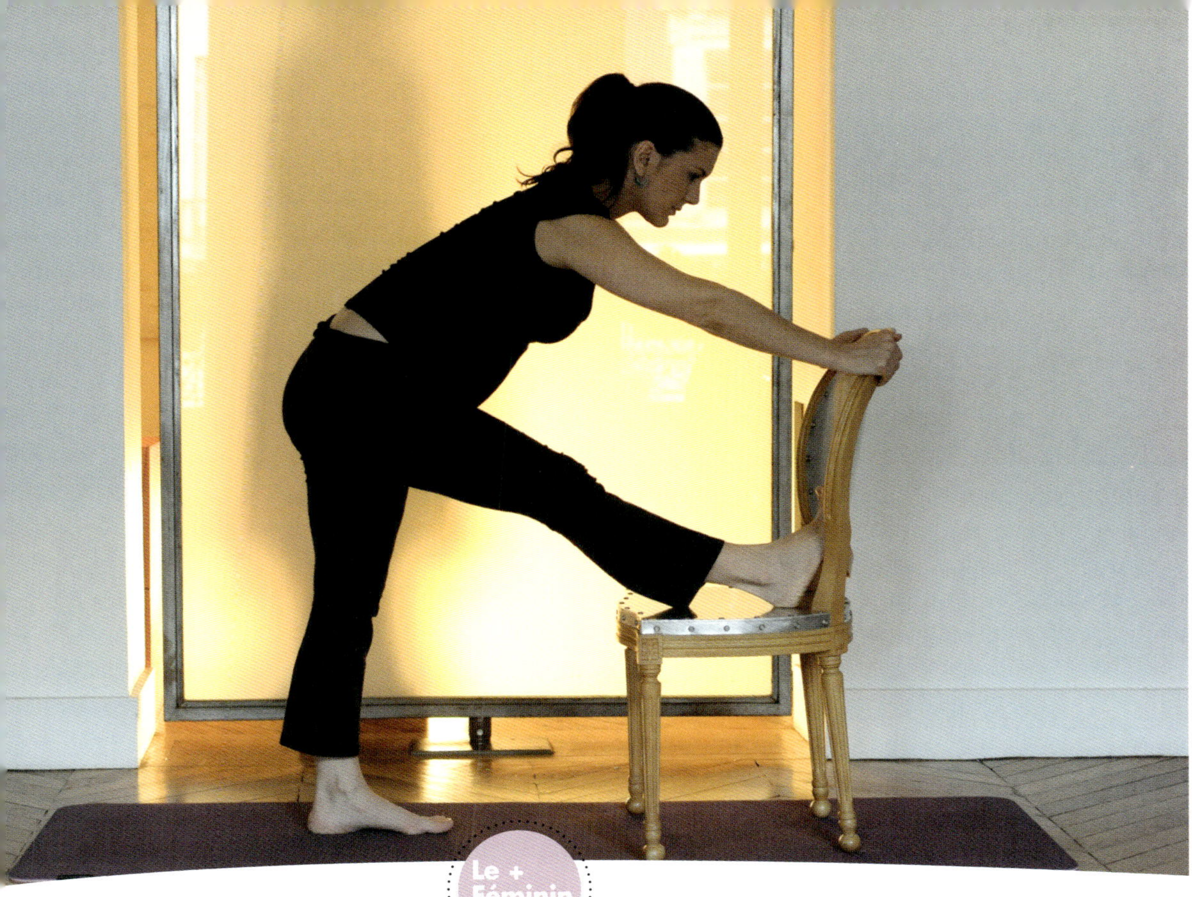

Le + Féminin

Comme toutes les postures debout, favorise la perte de poids, et étire l'arrière de la cuisse, aidant ainsi à lutter contre la cellulite.

Points importants

Il est préférable de plier un peu la jambe plutôt que de risquer un mauvais positionnement. La souplesse s'acquiert avec la pratique.

Contre-indications

Problèmes lombaires et de genoux.

Bienfaits

- Étire le dos, et tout l'arrière de la jambe.
- Lutte contre les maux de dos.
- Tonifie les jambes, les bras, le dos, les pectoraux, les abdominaux.

SALUTATION À LA TERRE

La Salutation à la Terre est comme la Salutation au Soleil : un enchaînement de différentes postures. Il est donc possible de la répéter plusieurs fois de suite.

Points importants

L'enchaînement se réalise de façon fluide. Vous pouvez varier la vitesse et prendre le temps de respirer dans chacune des postures, mais dans ce cas, prenez le même temps pour chacune d'entre elles, en comptant les respirations. Respectez bien les respirations selon que vous entriez ou sortiez de la posture.

Contre-indications

Problèmes de chevilles.

Bienfaits

- Sollicite un grand nombre de muscles.
- Assouplit et énergise le corps.

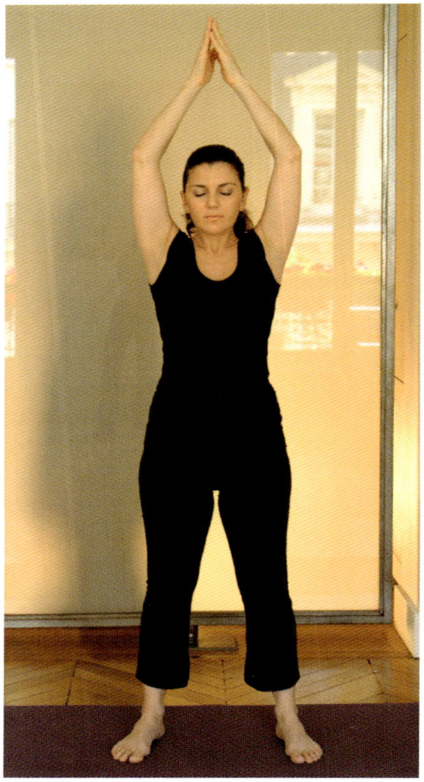

1 Inspirez, levez les bras, les mains jointes, les épaules basses, tout le corps est tonique.

2 Expirez, pliez les jambes, accroupissez-vous en posture de la Guirlande. Inspirez.

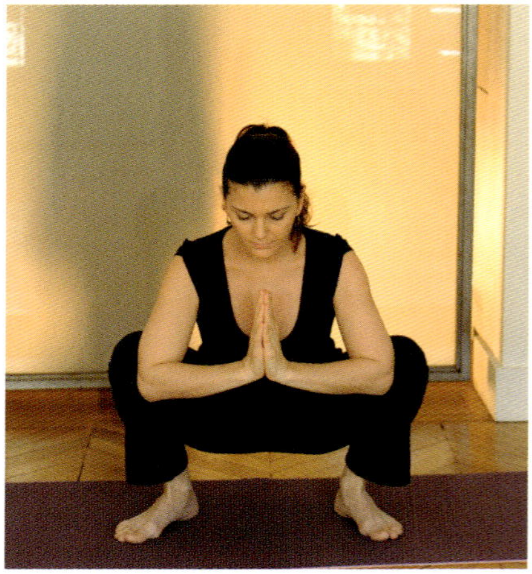

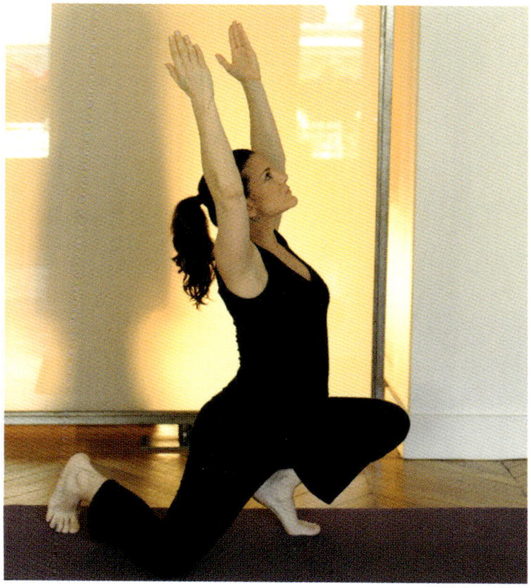

3 Inspirez, pivotez sur le côté, un genou à terre, levez les bras au-dessus de la tête en ouvrant la cage thoracique. Revenez en 2.

4

Les jambes se tendent, le haut du corps est en flexion avant. Expirez.

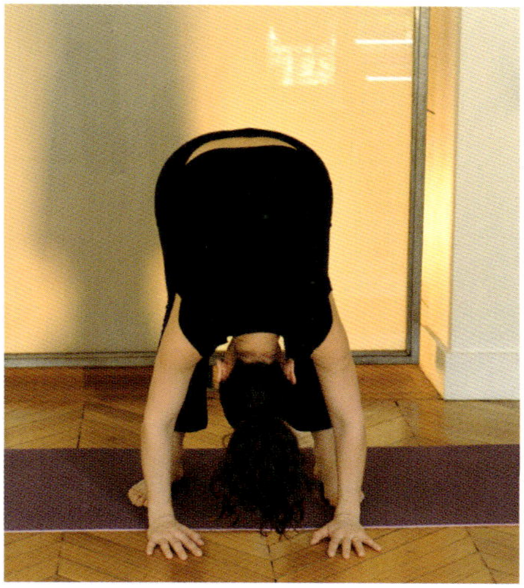

5

Sur une inspiration, remontez lentement, le dos rond.

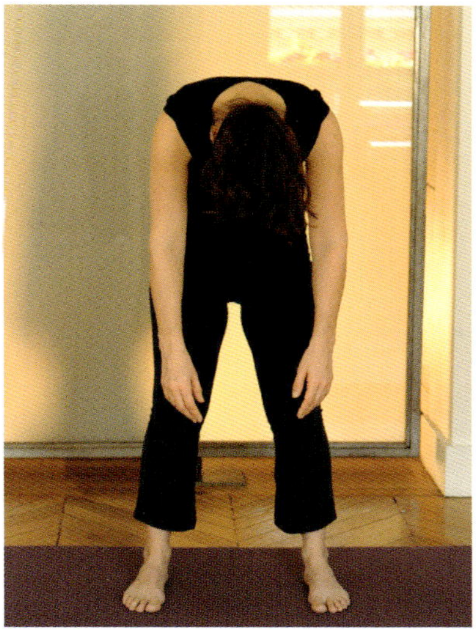

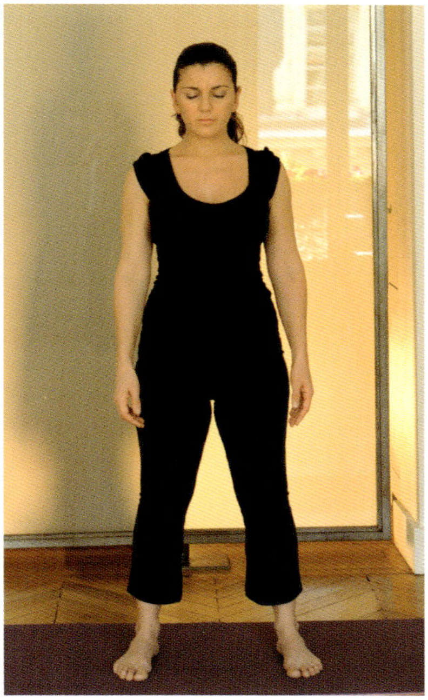

6

Une fois revenue en position initiale, recommencez la Salutation, l'étape 3 se faisant de l'autre côté.

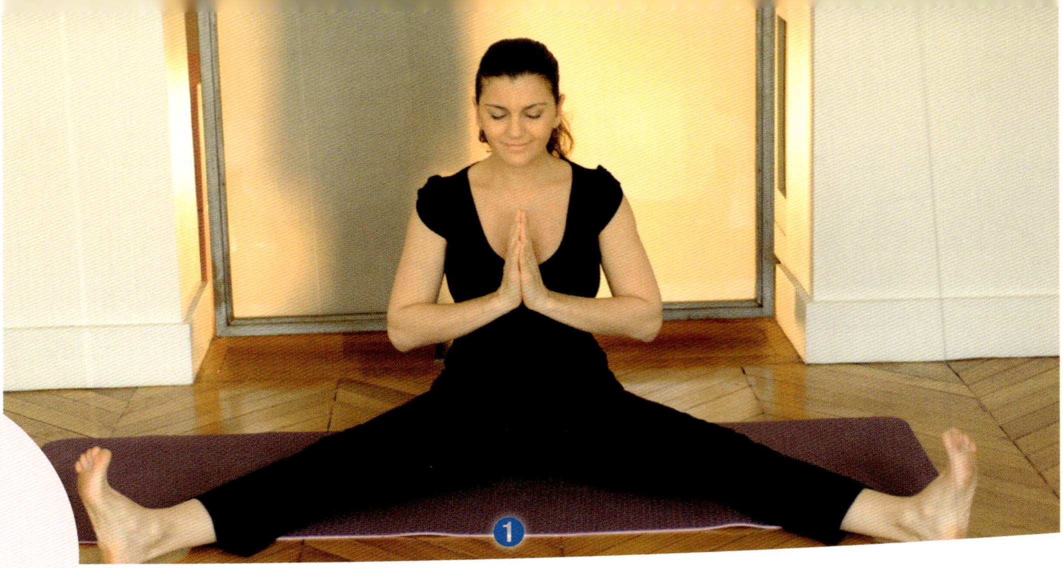

ANGLE OUVERT *ou Upavistha kanasana*

cœur de séance

Bienfaits

- Assouplit les jambes, le bassin, la colonne vertébrale et les articulations des épaules.
- Ouvre les hanches.
- Étire toute la jambe, le dos, les épaules.
- Tonifie les zones génitales, urinaires car le sang circule plus facilement dans la région pelvienne.
- Stimule les ovaires.
- Stimule les abdominaux et donc la digestion.
- Lutte contre les maux de dos.

Entrer dans la posture

Assise, les jambes allongées et écartées selon vos possibilités pour qu'elles restent tendues, bien en appui sur les ischions, pieds flex, mains jointes en namaste, le dos droit, les épaules basses, la tête dans l'alignement de la colonne vertébrale. Inspirez, expirez **(1)**. Sur une inspiration, grandissez-vous, levez les bras en l'air en étirant l'espace entre les côtes et les hanches. Maintenez les épaules basses, ressentez l'étirement. Expirez **(2)**. Inspirez, les bras descendent en croix, ouvrant la cage thoracique, la tête bascule légèrement en arrière. Expirez, ramenez la tête **(3)**. Inspirez en pivotant le buste face à la jambe. Sur une expiration, allez crocheter votre gros doigt de pied avec vos deux mains. La tête vers le tibia, étirez l'arrière de la jambe et le dos à partir du bassin sans arrondir. Descendez selon vos possibilités. Restez un instant pour approfondir la posture avec la respiration. À l'inspiration, on gagne du terrain ; à l'expiration, on le garde **(4)**. Lâchez l'orteil sur une expiration, revenez de face, arrondissez le dos, avancez les mains devant vous. Respirez dans le dos un instant et reprenez avec l'autre jambe **(5)**.

Respiration et répétition

Respirez dans les parties du corps étirées, le dos, les côtes ; prenez le temps de ressentir comme la respiration vous aide dans l'étirement et l'assouplissement. Répétez deux à trois fois de chaque côté, en allongeant le temps de la posture.

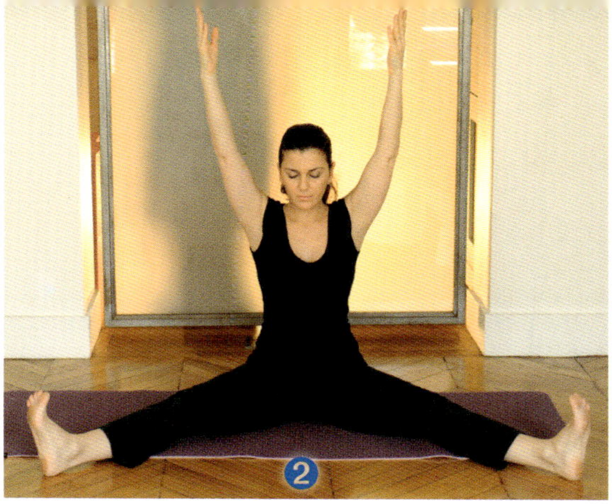

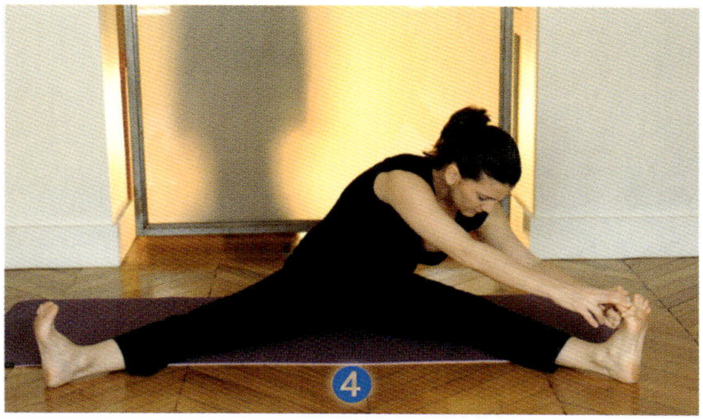

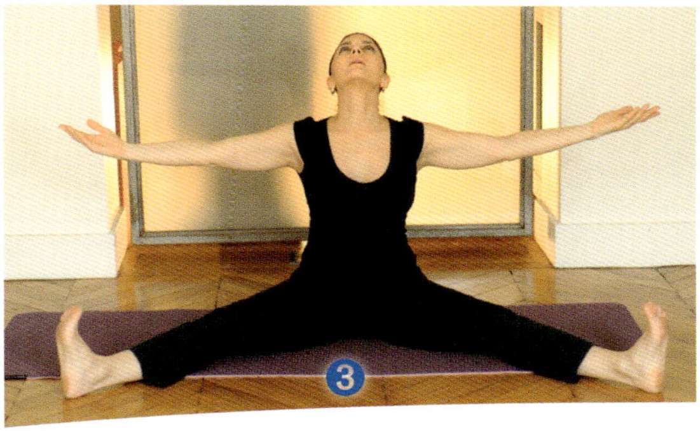

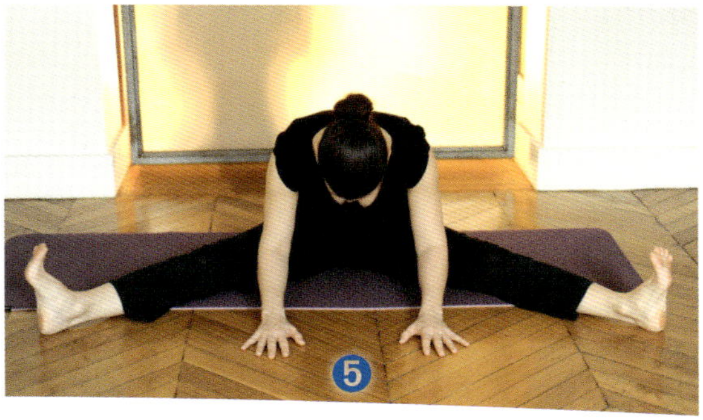

Points importants

Une posture bienfaitrice pour les femmes !

Contre-indications

Problèmes lombaires et de genoux.

Le + Féminin

Posture très bénéfique pour les futures mamans. En postnatal, soulage les règles douloureuses et peut éventuellement en réguler le flux.

VARIANTE

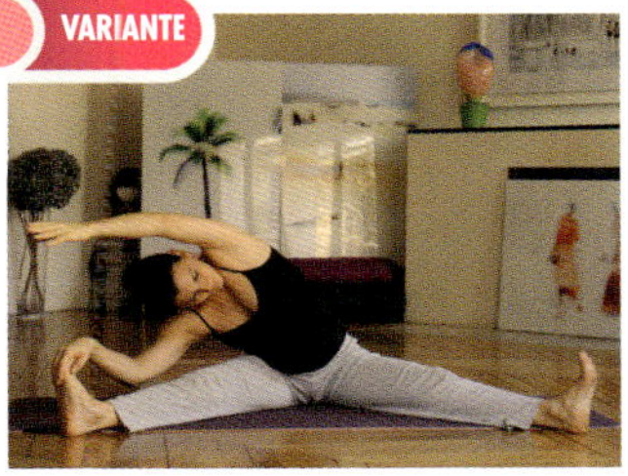

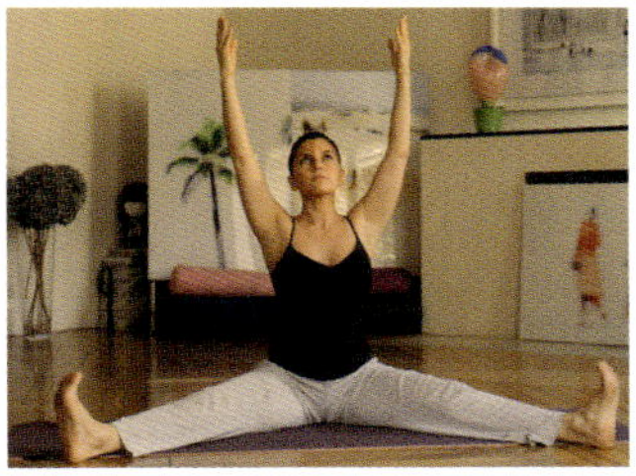

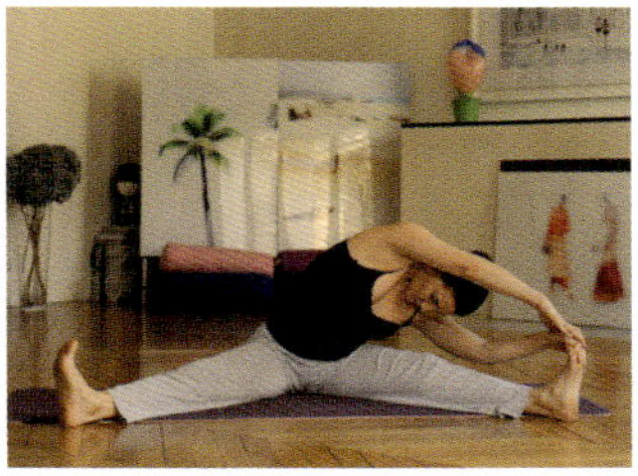

Étirement latéral : partez de la posture de base **(1)** puis crochetez l'orteil droit avec la main droite. Étirez-vous latéralement sur la jambe, respirez quand le côté gauche s'étire, revenez sur une inspiration les bras en l'air. Grandissez-vous. Recommencez de l'autre côté. Pour faciliter la posture, il est possible de la réaliser en « Demi-pince ».

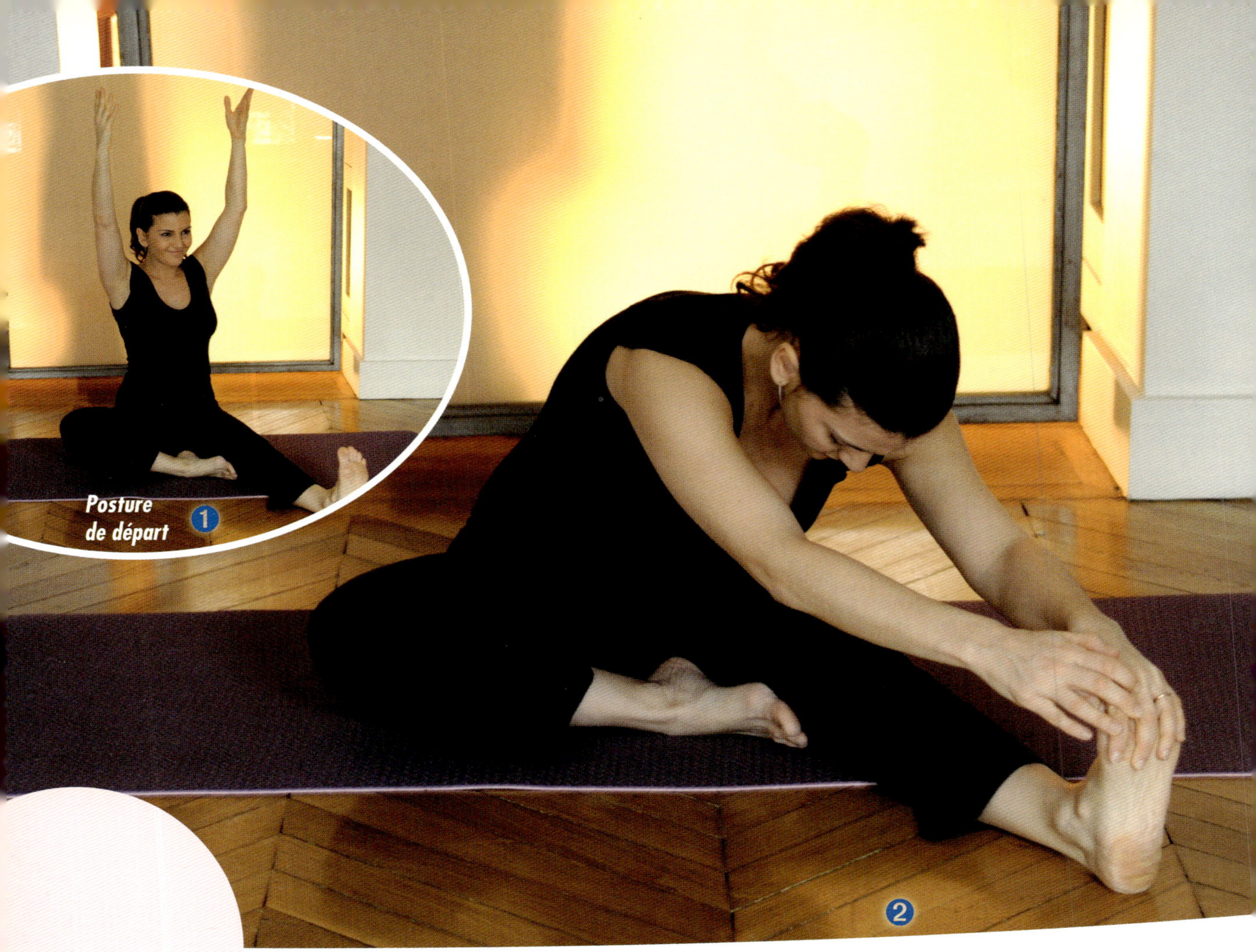

ANGLE DEMI-OUVERT

cœur de séance

Entrer dans la posture

Assise, le dos droit, la tête haute, les épaule basses. Une jambe tendue et tonique, l'autre repliée, le pied à l'intérieur de la cuisse opposée, au plus proche de l'os pubien. Grandissez-vous, le ventre est rentré et tonique ; sur une inspiration, levez les bras **(1)**. Sur une expiration, en partant du bas du dos, penchez-vous en avant sur la jambe, les yeux regardant le tibia, et crochetez les doigts de pieds avec les deux mains. Restez quelques respirations pour vous étirer **(2)**. Sur une inspiration, lâchez la main côté jambe pliée **(3)**, ouvrez votre buste latéralement et effectuez un grand cercle, large et lent, tout en suivant votre main. Expirez quand le bras redescend **(7, 8)**.

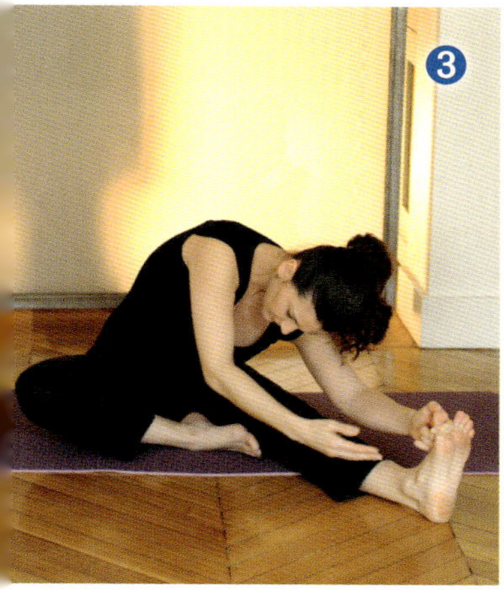

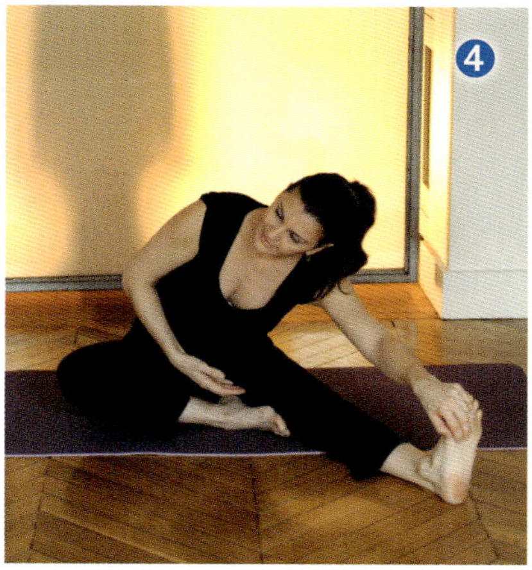

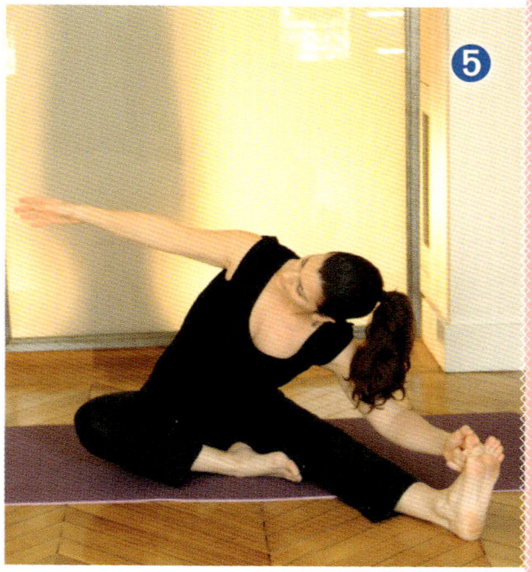

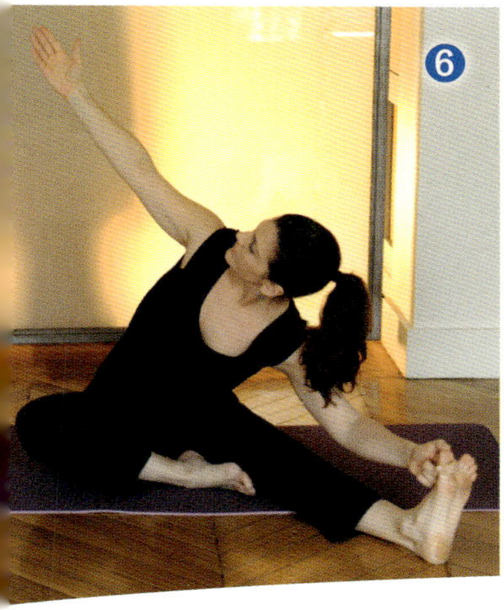

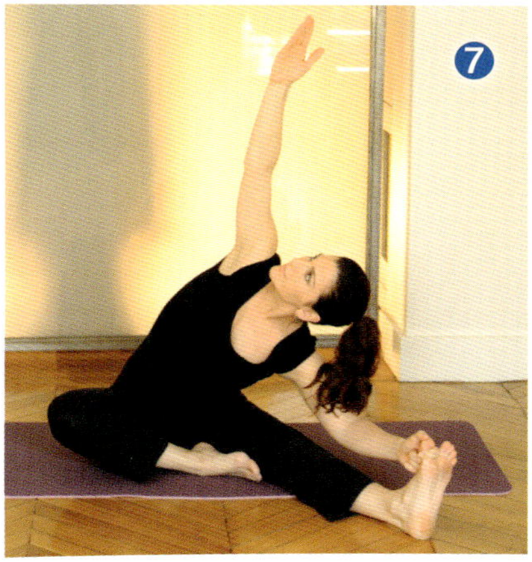

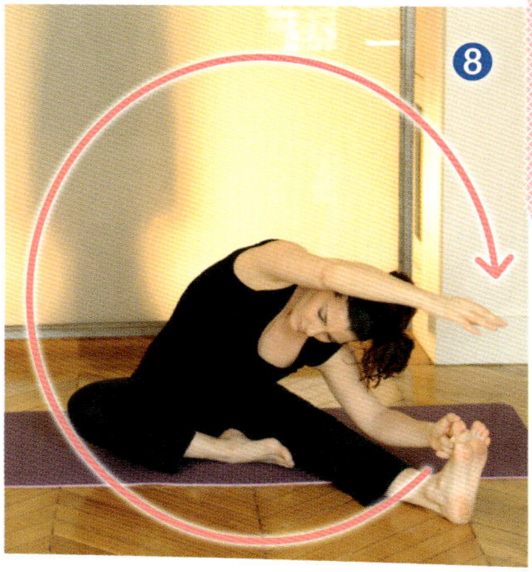

Respiration et répétition

Inspirez quand le bras se lève, expirez quand il se baisse. Respirez dans la cage thoracique. Donnez de l'amplitude au cercle à chaque répétition. Au moins cinq répétitions de chaque côté.

Points importants

Vous sentez l'étirement derrière la jambe, c'est la douleur « délicieuse », mais elle ne doit jamais faire trop mal, la souplesse s'acquiert peu à peu !

Bienfaits

- Tonifie et étire le dos, les bras, les épaules, la nuque, les jambes et les plantes de pieds.
- Assouplit l'articulation des épaules.
- Ouvre la cage thoracique.

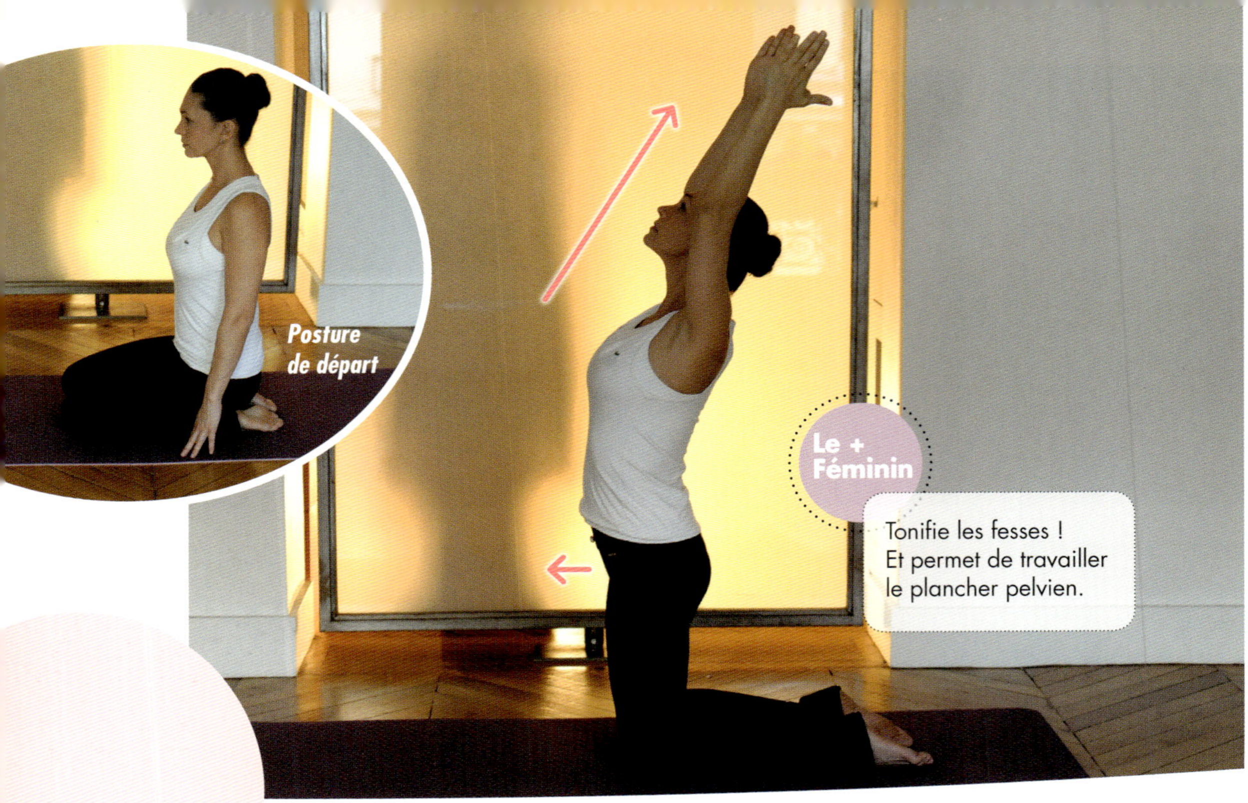
Posture de départ
Le + Féminin
Tonifie les fesses ! Et permet de travailler le plancher pelvien.

LA FOUDRE SANS BÉBÉ

cœur de séance

Entrer dans la posture

À genoux, assise sur les talons, sur une inspiration, le pubis monte en avant, les bras se tendent vers le ciel, la cage thoracique s'ouvre, les omoplates se rapprochent. Des genoux jusqu'au bout des doigts, votre corps forme un arc. Sur une expiration, descendez, les bras tendus.

Bienfaits

- Tonifie le dos, les jambes, les bras, le cou, les abdominaux, les fesses et les cuisses.
- Assouplit l'articulation des hanches et des genoux.
- Étire le dos, le devant des cuisses.
- Ouvre la cage thoracique.

Respiration et répétition

Élargissez les côtes, répétez la posture cinq fois.

Points importants

Ne cambrez pas !

Contre-indications

Problèmes au dos, aux genoux, aux épaules.

ÉTIREMENT DES CHEVILLES

cœur de séance

Entrer dans la posture

Debout, effectuez une légère fente, le talon des mains placé à la hauteur des épaules sur le mur. Appuyez sur la paume tout en étirant l'arrière de la jambe tendue. Les épaules sont basses. Servez-vous de l'appui du mur pour étirer au maximum le talon d'Achille, le mollet, l'arrière de la cuisse tout en contractant la fesse. Grandissez-vous. Le bassin est verrouillé, cambrez le moins possible. Puis changez de côté.

Respiration et répétition

Respirez dans le dos. Soit vous restez plusieurs respirations dans la posture, une fois de chaque côté, soit vous faites plusieurs répétitions, au minimum quatre de chaque côté.

Points importants

Ressentez bien l'étirement du talon jusqu'à la fesse.

Contre-indications

Entorse de la cheville.

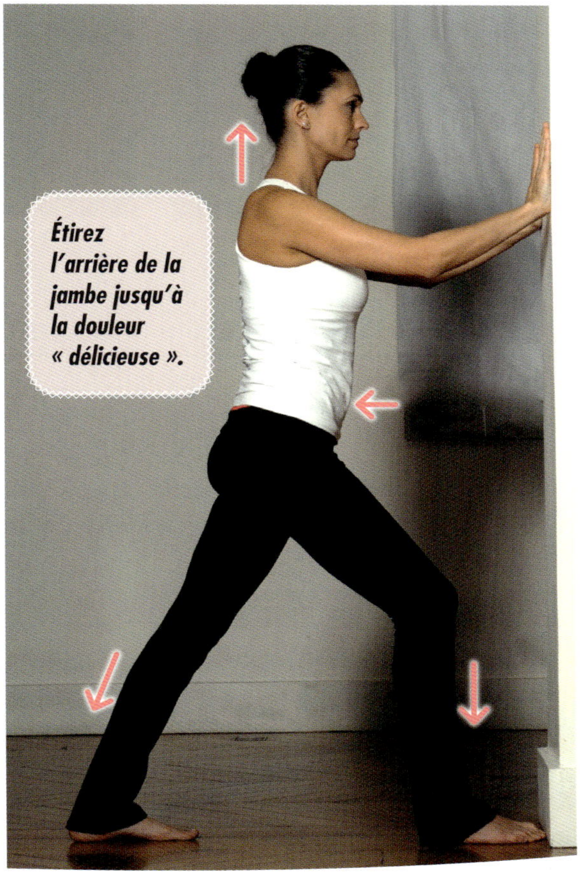

Étirez l'arrière de la jambe jusqu'à la douleur « délicieuse ».

Bienfaits

- Étire le mollet, la cheville et le talon d'Achille.
- Lutte contre les maux de dos.
- Tonifie les jambes, les bras, le dos, les abdominaux, les chevilles.

Le + Féminin

Plus les zones sont étirées et assouplies, moins la graisse s'installe !

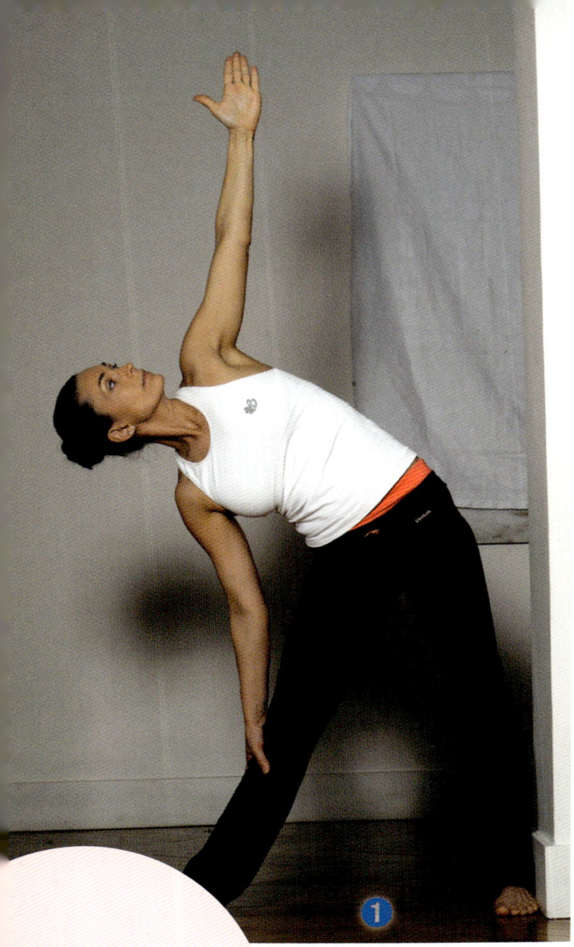

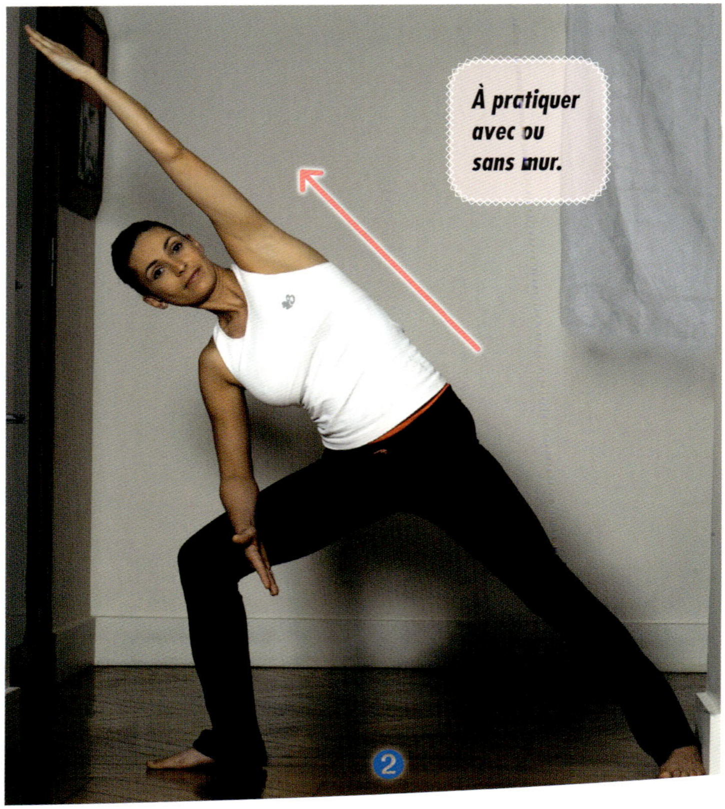

LE GUERRIER *ou Virabhadrasansa 2*

cœur de séance

Cette posture s'apparente à celle de l'angle latéral étiré. Ici, nous nous servons du mur pour caler le pied et faciliter l'équilibre de la posture.

Entrer dans la posture

Les jambes écartées, le pied gauche à l'aplomb du mur, l'autre perpendiculaire à l'aplomb du genou. Étirez le bras gauche au-dessus de la tête en étirant le côté au maximum. L'autre bras est en appui sur la cuisse droite **(1)**. Changez de côté.
En fente, un bras en appui sur la cuisse, l'autre étiré dans le prolongement de la jambe et du buste, respirez dans le côté **(2)**. Ressentez l'étirement du pied jusqu'à la main. Changez de côté.
En fente, inversez la répartition du poids du corps en le faisant reposer prioritairement sur la jambe côté mur. On étire le flanc, la main touche le mur, l'autre main se pose sur la cuisse **(3)**.

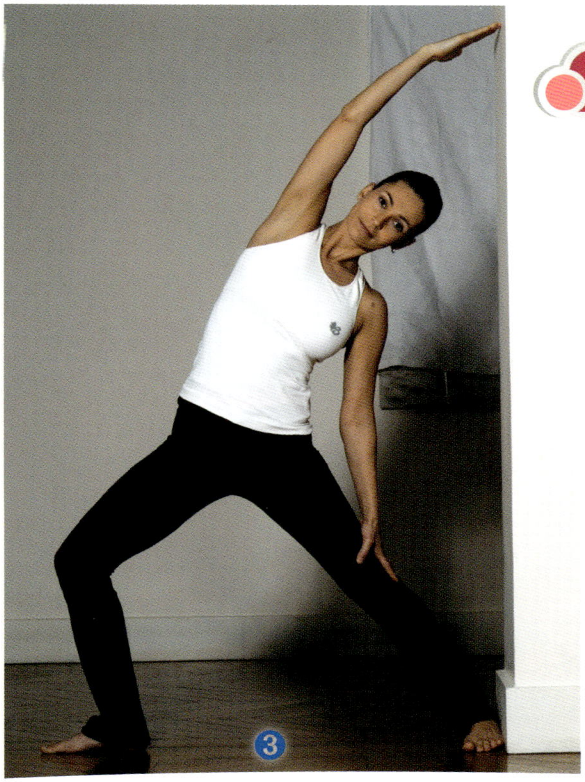

VARIANTE

Formez un arc avec le haut du corps. Inversez le mouvement des jambes.

Le + Féminin

Les postures qui sollicitent l'ensemble du corps permettent de reprendre contact avec lui.

Respiration et répétition

La respiration se fait dans le côté étiré pour aller encore plus loin dans l'étirement. Restez plusieurs respirations dans la posture, puis changez de côté. Au moins deux fois de chaque côté. Ou maintenez la posture plus longtemps, une fois de chaque côté.

Points importants

Fixez un point pour conserver l'équilibre.

Contre-indications

Douleurs au dos, aux épaules.

Bienfaits

- **Renforce les jambes, les genoux, les chevilles, l'équilibre, les abdominaux, les cuisses, les fessiers, les muscles intercostaux.**
- **Étire les jambes, les adducteurs, les abducteurs, la poitrine, les épaules, les genoux, la colonne vertébrale.**
- **Action digestive par la stimulation abdominale.**

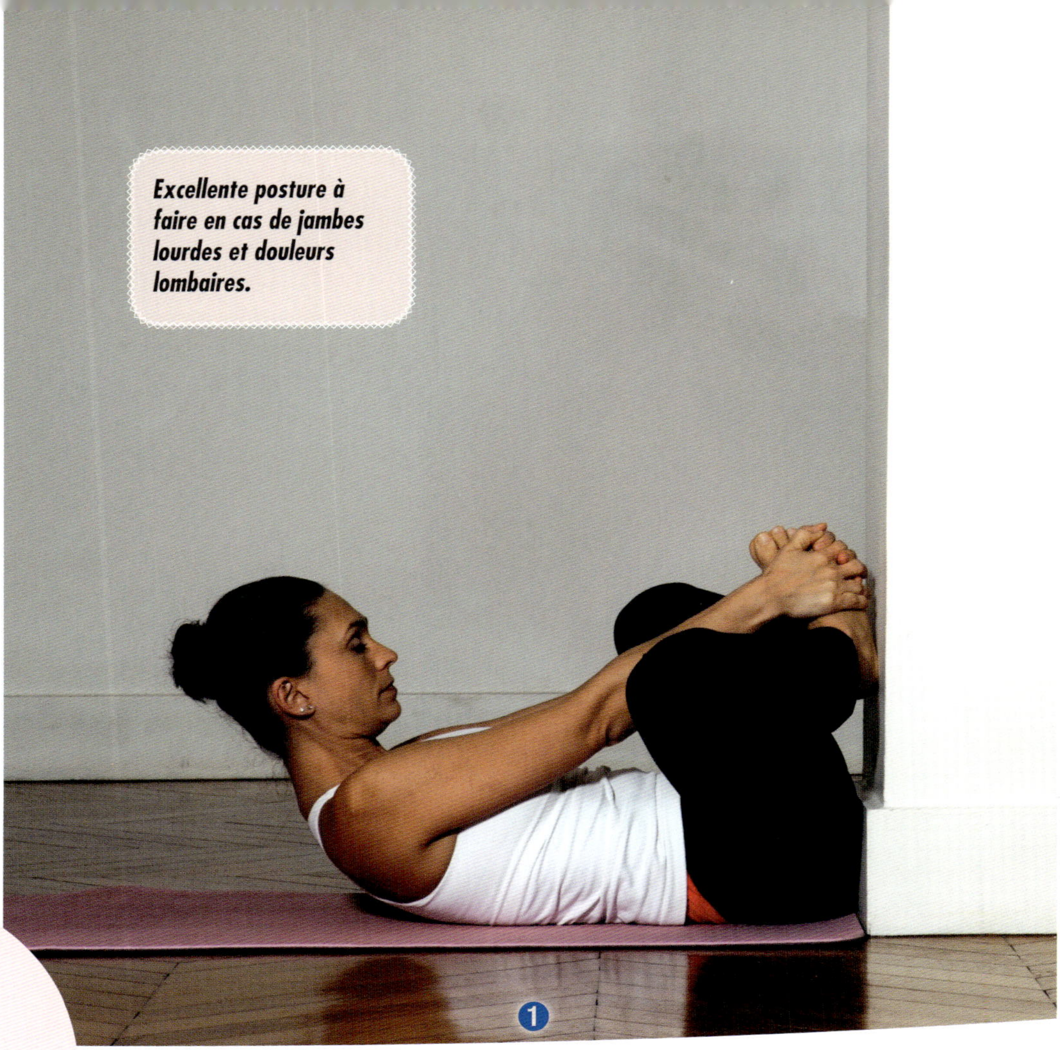
Excellente posture à faire en cas de jambes lourdes et douleurs lombaires.
1

JAMBES À L'ÉQUERRE

cœur de séance

Entrer dans la posture

Allongée au sol, collez vos fesses contre le bas du mur, les jambes pliées en « papillon ». Étirez les genoux vers le mur en tenant les pieds **(1)**. Collez la tête, les épaules, le dos et le bassin au sol, allongez les jambes contre le mur à l'équerre. Les pieds sont flex. Maintenez cette posture quelques minutes pour ressentir une action sur le retour veineux et la détente qu'elle procure. Les pieds peuvent aussi bouger, pointes et flexions **(2)**. Avant que les jambes ne fourmillent, repliez-les **(1)** et roulez sur le côté gauche doucement.

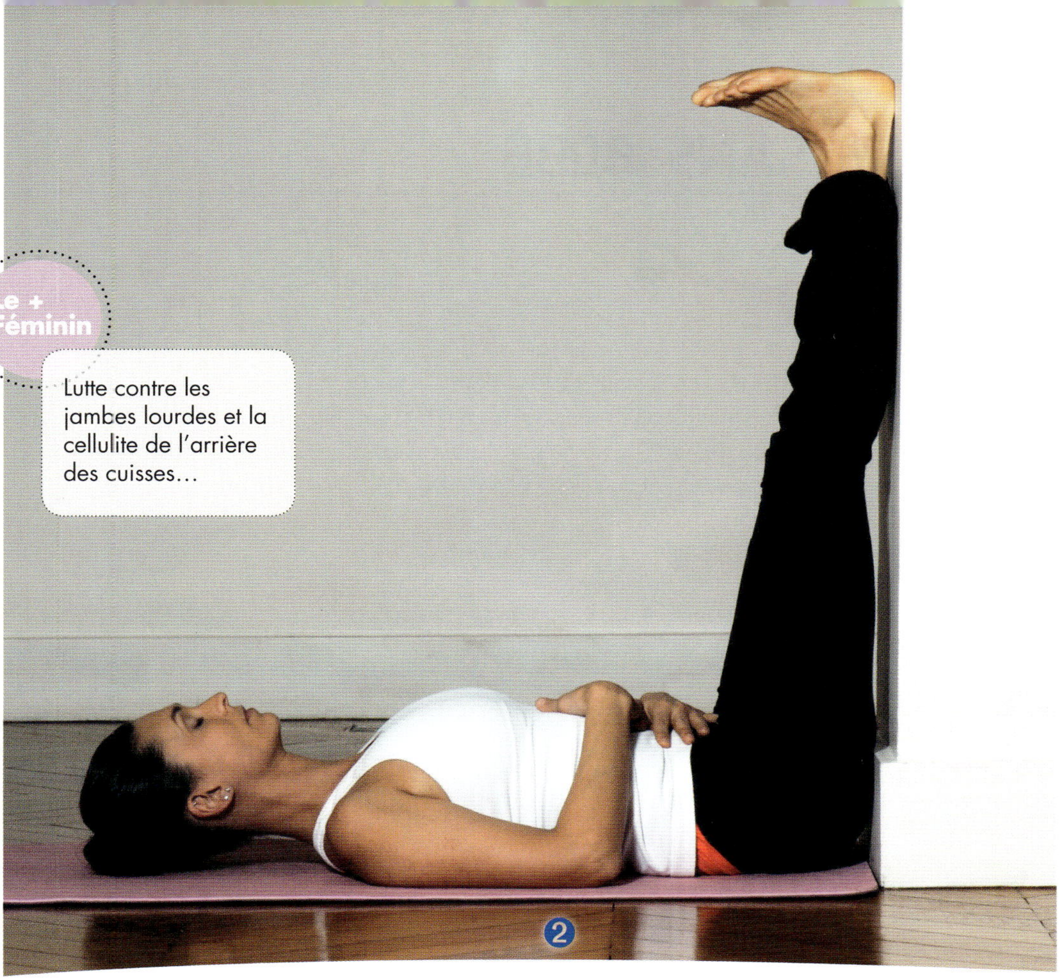

Le + Féminin

Lutte contre les jambes lourdes et la cellulite de l'arrière des cuisses…

VARIANTE

Vous pouvez vous servir du mur pour écarter les jambes et travailler l'assouplissement des abducteurs plus facilement grâce à ce « tuteur ». Mais gardez bien les fesses au mur et le menton vers le sternum.

Respiration et répétition

Respiration abdominale. Au moins dix fois.

Points importants

Ne cambrez pas. Allongez le buste, les hanches sont loin des côtes.

Contre-indications

À priori, aucune.

Bienfaits

- Étire l'arrière des jambes et le dos.
- Grande stimulation des abdominaux.

LA CHAISE SANS BÉBÉ

cœur de séance

Entrer dans la posture

Debout, le dos contre un mur, le bassin est rétroversé de manière à ce qu'il y ait le moins d'espace possible entre le mur et la colonne vertébrale. L'arrière de la tête est aussi contre le mur, le menton droit. Les épaules sont basses, les jambes pliées selon vos possibilités et votre endurance (90° dans l'idéal). Les cuisses sont mises à rude épreuve, mais cette posture est aussi efficace que redoutable !

Respiration et répétition

Restez le plus longtemps possible dans la posture selon vos possibilités, en pratiquant une respiration abdominale.

Points importants

Pensez toujours à contracter le périnée : *Mulabanda* !

Contre-indications

Problèmes de chevilles.

Bienfaits

- Étire le dos, les jambes.
- Détend le bassin.
- Tonifie les cuisses, les fesses, le dos, les bras et les pectoraux, selon la variante.

VARIANTE

Automassage du bassin : pliez les jambes, alternativement les genoux, pour exercer une pression sur un côté du bassin (côté jambe tendue) et passez à l'autre.

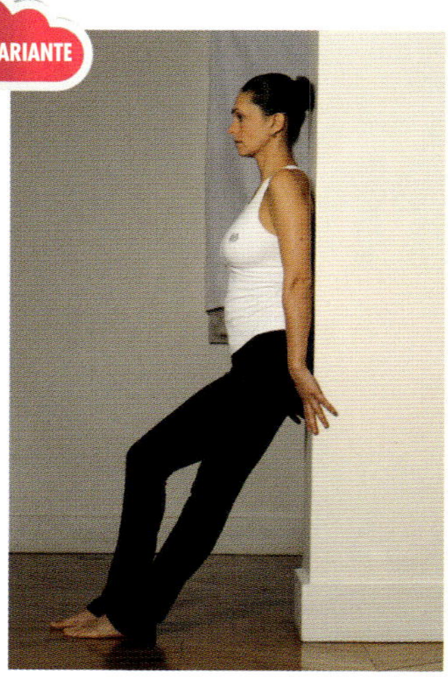

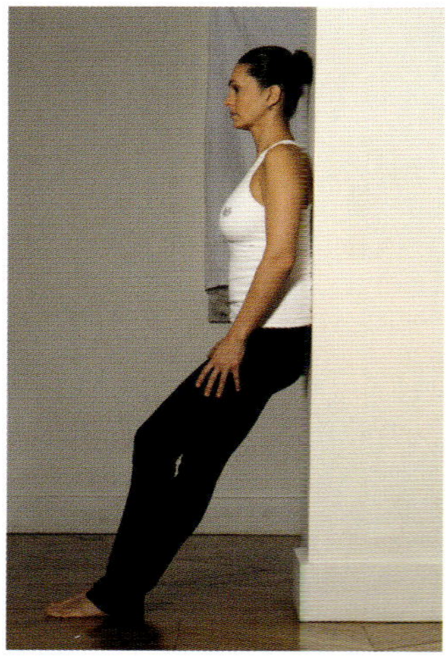

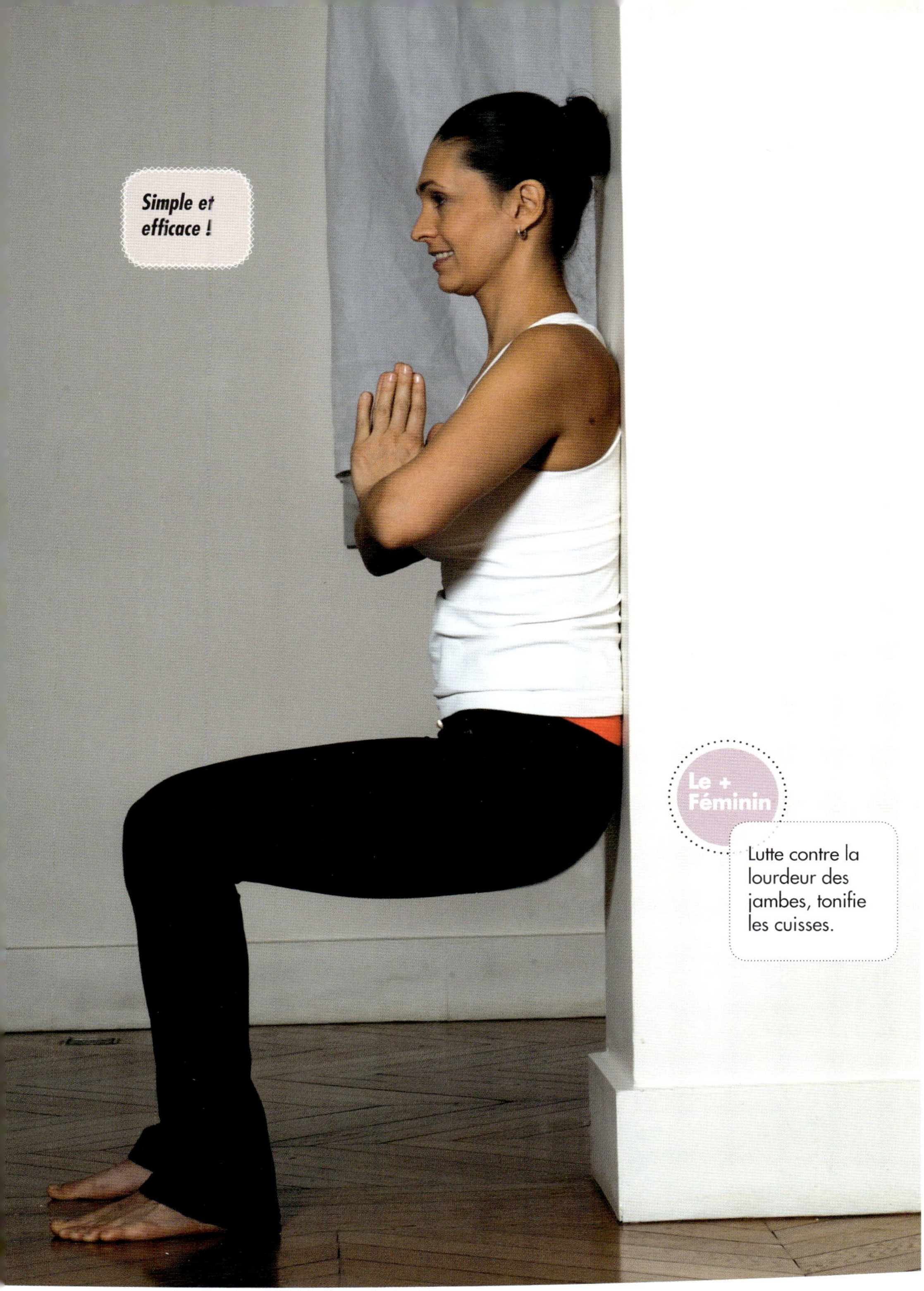

Le + Féminin

Lutte contre la lourdeur des jambes, tonifie les cuisses.

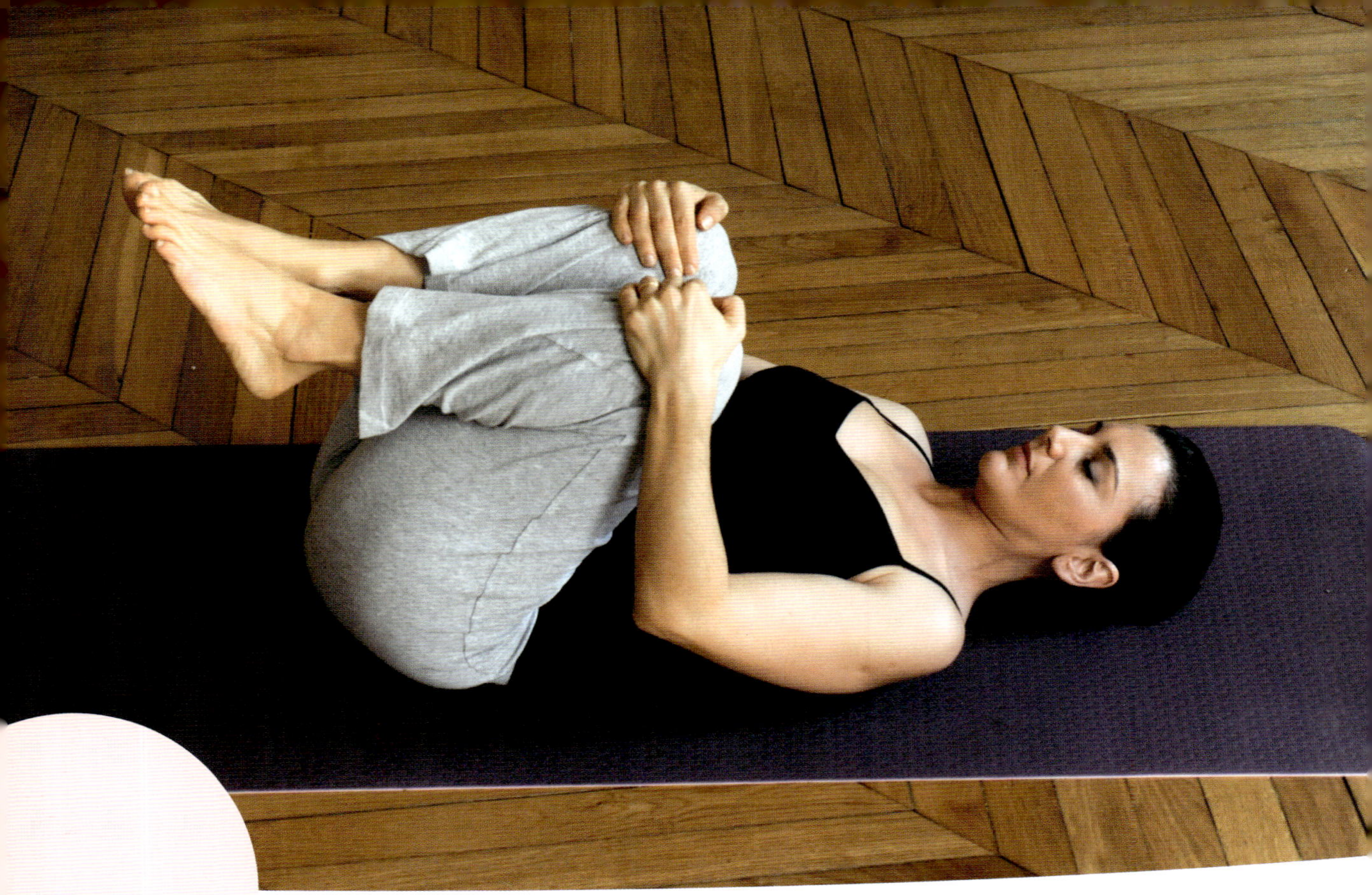

TORSION AU SOL

cœur de séance

Entrer dans la posture

Allongée au sol, les bras écartés de part et d'autre dans l'axe des épaules, repliez les jambes sur l'abdomen (posture du Vent), puis descendez les jambes sur le côté de façon à toucher le sol, la tête se tourne du côté opposé. Le haut du dos doit rester au sol, les jambes tournent avec les hanches. Remontez les jambes sur le ventre, puis effectuez la posture de l'autre côté.

Sortir de la posture

Remontez les genoux à la poitrine, prenez le temps d'une respiration. Puis posez les pieds au sol, allongez les jambes, passez sur le côté gauche et relevez-vous lentement.

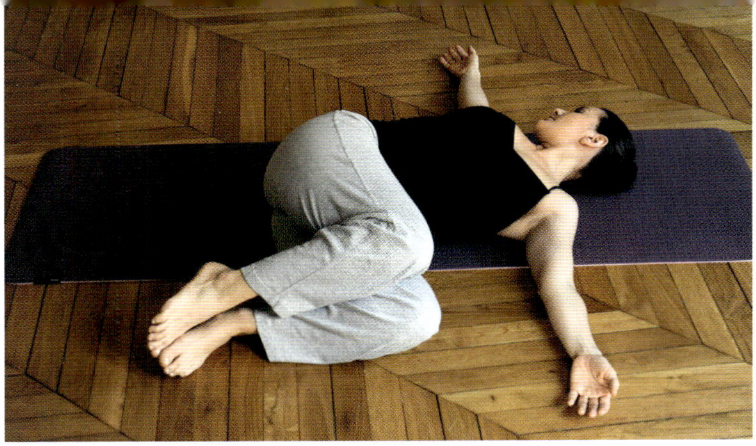

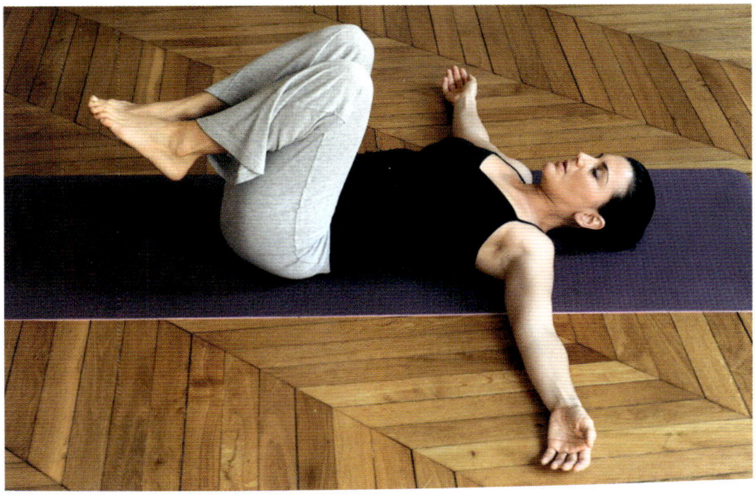

Le + Féminin

Tonifie la poitrine !

Respiration et répétition

Expirez en descendant les jambes sur le côté.
Maintenez la posture de 30 secondes à 3 minutes.

Points importants

Gardez les omoplates collées au sol.
Pratiquée le matin, cette posture met en forme !

Contre-indications

Douleurs aux épaules ou torticolis.

Bienfaits

- Soulage les tensions de la colonne vertébrale.
- Détend les hanches.
- Ouvre la poitrine, la cage thoracique.
- Tonifie les abdominaux, la digestion.
- Étire les fessiers, les pectoraux, le cou, le dos.

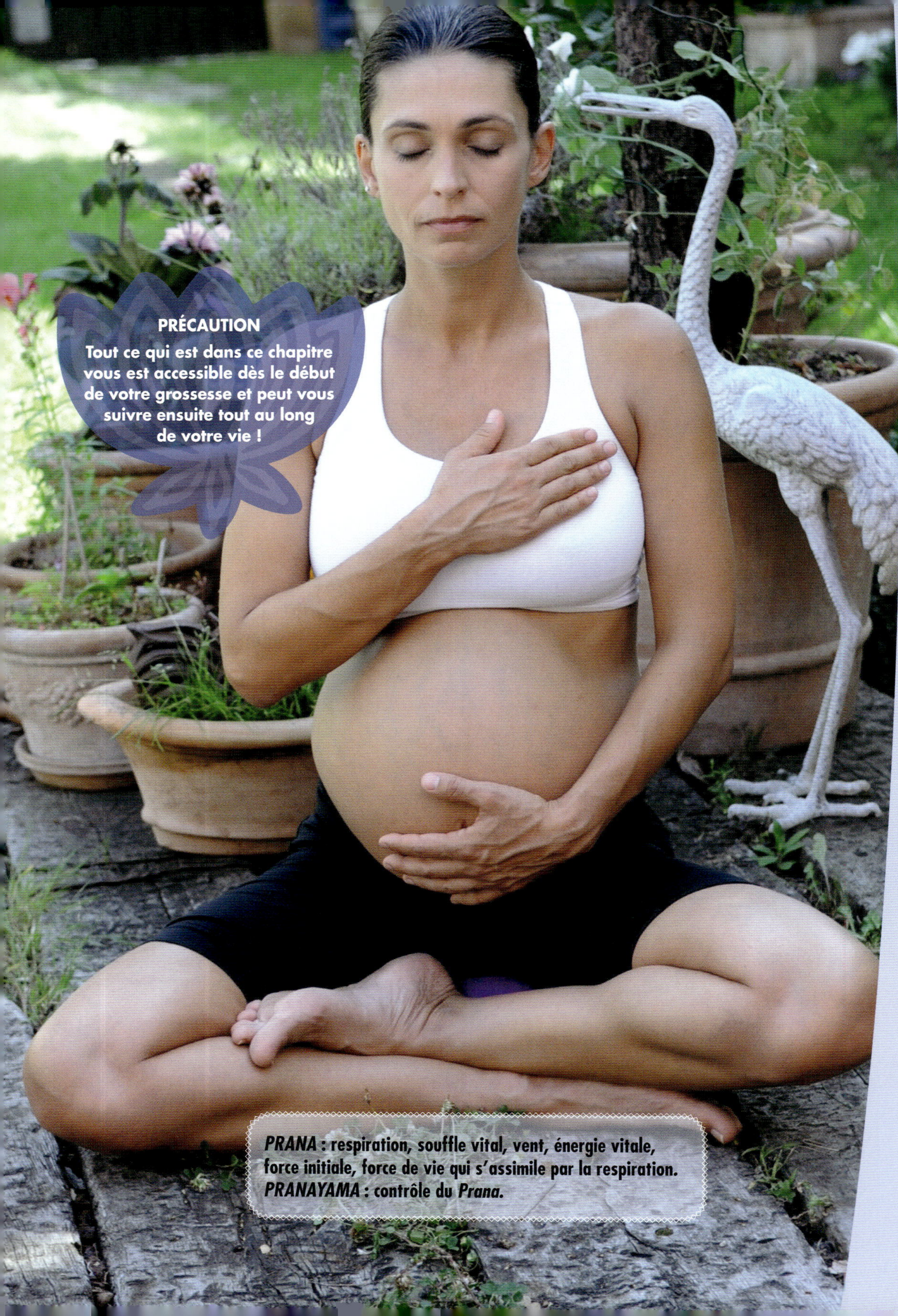

PRÉCAUTION
Tout ce qui est dans ce chapitre vous est accessible dès le début de votre grossesse et peut vous suivre ensuite tout au long de votre vie !

PRANA **: respiration, souffle vital, vent, énergie vitale, force initiale, force de vie qui s'assimile par la respiration.**
PRANAYAMA **: contrôle du *Prana*.**

CHAPITRE 5

La relaxation

postures de confort • respiration • initiation à la méditation

La relaxation, comme la respiration, sont liées dans la « mission *mieux-être* ». S'offrir un temps de repos conscient, c'est se permettre de se (re)connecter à soi-même, de renforcer son être intérieur. Une plus grande confiance en soi et la prise de recul que permet cette pratique de relaxation nous renforcent et peuvent nous venir en aide en cas de fatigue, de stress ou d'anxiété. Il s'agit simplement de se poser pour ressentir ce qu'il se passe en nous, de faire le silence, de prendre conscience de notre respiration, de faire le tour de son corps pour savoir comment il va. En général, on attend qu'il y ait un souci pour le faire... Pourtant, c'est une habitude simple et salutaire à installer dans notre quotidien. La grossesse est le moment idéal pour s'y mettre ! On est forcément plus à l'écoute de son corps et davantage surveillée médicalement. Dans ce chapitre, vous découvrirez des méthodes faciles d'accès pour vous relaxer, respirer, reprendre la main sur votre corps, tout simplement. À utiliser seule, avec bébé ou en famille, ces outils deviendront de véritables compagnons du *mieux-être* qui complètent et prolongent la pratique yogique.

De l'importance de la relaxation

La relaxation, comme la respiration, sont nécessaires à la justesse de la posture. La respiration permet d'optimiser la posture, alors que la relaxation permet au corps d'en recevoir tous les bienfaits. Comme dans n'importe quelle discipline sportive, le corps a besoin d'un temps de repos entre chaque exercice pour en assimiler Les effets. La relaxation et tous les exercices de respiration peuvent aussi être pratiqués isolément pour se détendre, reprendre la main sur un esprit ou un corps stressé, fatigué. Ils se font de préférence dans un espace silencieux, pour être optimisés. Le silence repose !

Le stress est plus dangereux que le tabac !
La majorité des consultations médicales sont motivées par le stress.
DAVID SERVAN-SCHREIBER

La relaxation & les postures de confort

> LA RELAXATION SANS BÉBÉ

Faites une séance de relaxation après le yoga pour compléter la pratique.

> LA RELAXATION AVEC BÉBÉ

Dès votre séjour en maternité, profitez des moments calmes pour vous relaxer. La tétée ou le biberon sont des pauses douceur propices à la relaxation pour plusieurs raisons :

- votre enfant est contre vous : s'il ressent votre calme, il s'apaisera ;
- les hormones de détente se libèrent dans le corps de votre bébé au moment du « repas » ;
- pour les mamans qui allaitent, l'ocytocine (hormone du bonheur et de l'amour !) se libère dans votre corps au moment de la tétée.

Vous potentialisez ainsi cet instant privilégié, profitez-en !

La relaxation fait aussi partie intégrante de la séance de yoga, elle permet entre autres :

- de calmer le corps et l'esprit,
- de se recharger en énergie,
- de laisser au corps le temps d'assimiler tous les bienfaits des postures,
- d'acquérir une meilleure souplesse articulaire et musculaire,

- d'obtenir une meilleure qualité de sommeil, gestion du stress, concentration,
- de gagner une sérénité plus grande,
- d'effectuer un travail plus intense sur la respiration, ce qui permet aux muscles intercostaux de se re-tonifier. (Ils sont importants pour vous aider à porter votre enfant sans voûter le haut du corps ou les épaules.)

Autant de bienfaits dont vous allez pouvoir partager le bénéfice avec votre enfant dès la naissance. Pour ce faire, choisissez le moment où il vous semble le plus détendu, soit après une séance de yoga bébé, soit après un biberon ou une tétée, ou après le bain… Faites connaissance avec le rythme et la nature de votre enfant pour déceler les instants propices.
Choisissez et prenez une posture de confort ou de relaxation qui vous convient. Il faut que votre bébé sente que vous êtes en position de confort. Entrez-y très lentement avec votre enfant. S'il sent votre respiration s'approfondir et qu'il est contre vous, cela devrait l'inciter à se caler sur cette énergie apaisante.

> Visualisation

Utilisez votre *prana* et faites-le rejaillir sur vous ou votre enfant : inspirez en visualisant une lumière blanche purificatrice, pleine d'amour et nourrissante qui irradie jusqu'à l'extérieur de vous, englobant votre bébé. À l'expiration, visualisez l'expulsion de toutes les toxines. La respiration doit se faire de façon régulière.
En fin de relaxation, on peut aussi se servir d'images qui nous détendent. Pour cela, souvenez-vous d'un paysage qui vous a marquée par sa sérénité ou sa beauté. Ainsi, à chaque fois que vous êtes dans un bel endroit, ou qu'une image vous procure du plaisir, concentrez-vous sur cette vision, mémorisez-la pour vous en resservir en relaxation. Choisissez des images détachées d'émotions trop fortes qui pourraient fluctuer avec le temps. On peut ainsi emmagasiner des images à visualiser lors de ces instants de repos, elles vous feront du bien.
Il est possible de simplement « regarder » ce qu'il se passe derrière ses paupières… couleurs, formes, sans se poser de questions, sans leur donner de sens ou d'interprétation.

> Le sourire

Si durant les exercices de relaxation vous ressentez une chaleur intérieure, une bienveillance à votre égard, ou qu'un sourire vient naturellement se poser sur vos lèvres, c'est la preuve que vous êtes arrivée à un état salutaire de calme. Bravo, mission accomplie ! Remerciez-vous de ce moment, c'est très important de savoir se remercier.

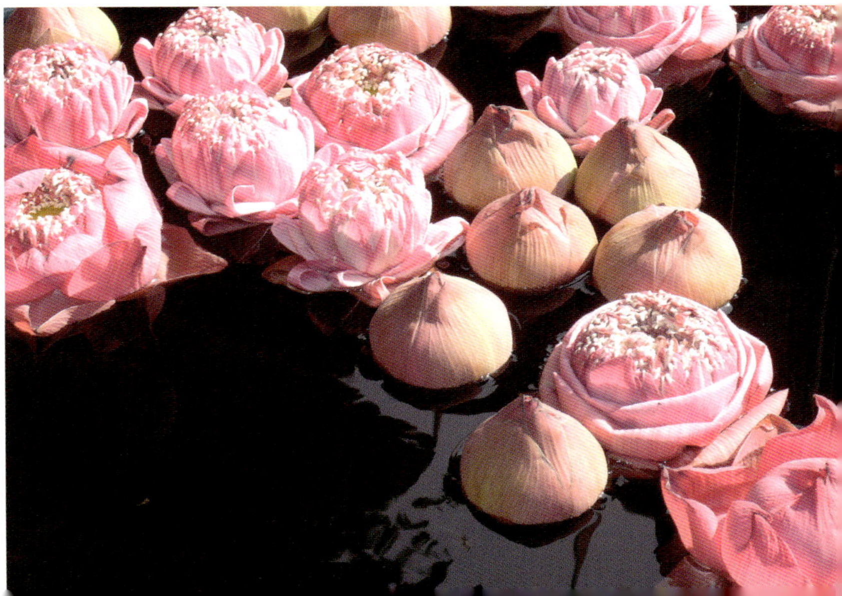

Il est bon de terminer vos séances avec la posture Shavasana. Il est possible de la pratiquer à n'importe quel moment de fatigue ou en cas d'effort intellectuel ou physique. Elle aide à retrouver un équilibre respiratoire et de l'énergie, à condition de bien détendre consciemment son corps et son esprit.

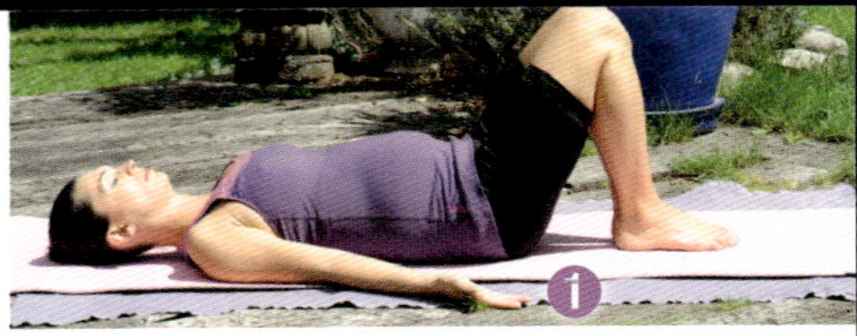

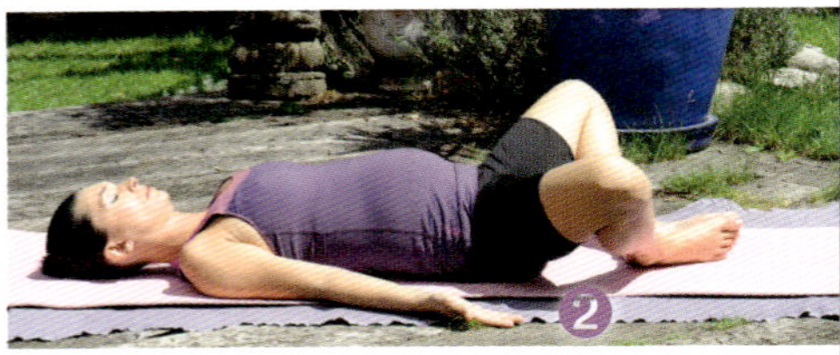

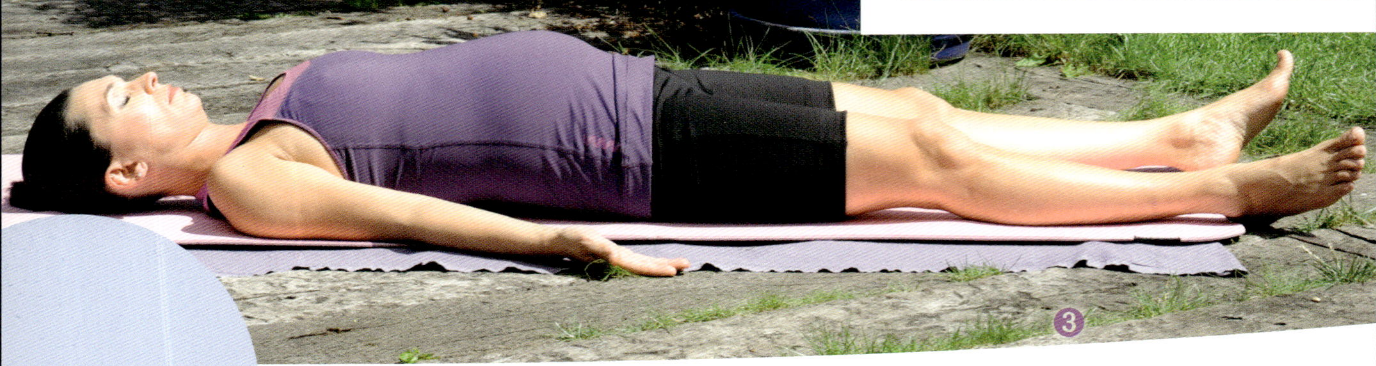

LA POSTURE DU CADAVRE *ou Shavasana*

Entrer dans la posture

Allongée au sol, la tête convenablement posée, nuque souple, les épaules au sol, détendues, et loin des oreilles, les paumes tournées vers le ciel, les jambes pliées, le bassin calé et stable. Ouvrez les genoux et glissez les jambes pour les déplier. Il est important d'être confortable dans cette posture car vous allez y rester au moins une dizaine de minutes, 45 au maximum.

Débuter la séance de relaxation

Les yeux fermés, pour être plus à l'écoute de votre corps, prenez conscience de votre respiration sans la modifier. Peu à peu, installez une respiration complète ou abdominale.

Prendre conscience de son corps pour le détendre consciemment

Pour ce faire, vous pouvez lire et mémoriser le principe du cheminement de la détente consciente ou demander à une personne de vous le lire, doucement, d'une voix monocorde. Vous aurez sans doute l'impression de vous réveiller, ce qui est

Bienfaits

- Calme et détend la tête et le corps.
- Redonne de l'énergie.

Principe du cheminement de la détente consciente

« Je prends conscience de mon corps, de la place qu'il occupe dans l'espace, de son poids qui repose sur le sol.

Je prends conscience du calme qui se fait en moi peu à peu. Je sais que les pensées rôdent mais je ne les traite pas maintenant. Je libère mon esprit pour porter mon attention sur mon corps. Je me prépare à me concentrer sur chacune des parties de mon corps et à les détendre en pleine conscience. Je prends le temps de les visualiser ou de les ressentir chacune à leur tour.

Je commence par porter mon attention sur mes doigts de pieds. Je les bouge si cela m'aide à en prendre conscience, puis je les détends.

Je porte mon attention sur la plante de pieds, je lui demande de s'assouplir et de se détendre.

Je remonte ainsi sur les chevilles, puis les tibias. Je prends conscience du poids de mes mollets sur le sol, je visualise les muscles se détendre et la peau s'assouplir. Je fais rouler l'articulation du genou pour la détendre. Je remonte sur la cuisse, puis l'arrière de la cuisse, je prends conscience de son poids qui repose sur le sol. Je détends.

Le bassin est détendu, aucune tension. Mes fesses reposent sur le sol, détendues. Mon ventre est souple, ma respiration s'est ralentie. Je sens mes côtes qui s'ouvrent et se referment tranquillement, détendues. J'ai une pensée pour mes organes à l'intérieur de mon abdomen. Mon dos repose sur le sol, peut-être pas entièrement, j'en prends conscience. Je le détends. Ma poitrine se lève et s'abaisse tranquillement. Je visualise le point appelé plexus solaire, un petit soleil qui irradie.

Apaisée. Les épaules, détendues, je m'attarde sur chacune des parties du bras, de la main. Je prends conscience de celles qui reposent au sol. La nuque est souple.

Le cou se détend, la trachée est comme élargie pour laisser passer l'air facilement. La déglutition se fait facilement. Je prends conscience du poids de ma tête sur le sol.

Les mâchoires se détendent, se desserrent, la langue va se poser tranquillement dans le bas de la bouche. Les lèvres remuent et se décrispent. Les joues sont détendues. Le front, comme si la peau s'étirait de chaque côté, se détend. Les yeux reposent dans leurs orbites, laissant les paupières se calmer. J'imagine une petite bouée sous les globes oculaires pour qu'ils aillent se reposer. Le cuir chevelu glisse vers le sol pour se détendre.

Je réfléchis pour voir si je n'ai oublié aucune partie du corps puis je m'intéresse à mes narines. Je prends conscience de la sensation de l'air qui entre et sort. Je visualise sa trajectoire. Les poils des narines pour le filtrer, les arabesques des sinus, la gorge, puis les bronches, les poumons qui se gonflent de cet air frais et nouveau qui vient régénérer mon corps, mes cellules. Je prends conscience de l'air qui sort et je m'attarde sur la sensation que cela me procure lorsqu'il sort des narines. Avec le temps j'arriverai à dissocier la sensation sur la narine droite et la gauche.

Je prends conscience de ma respiration, s'est-elle apaisée ? Suis-je bien détendue ? Dois-je revenir sur certaines parties du corps ?

Je ressens le calme qui est dans et autour de mon corps. Je le savoure. J'en profite pour ressentir s'il y a des tensions en moi et voir où elles sont. Je passe mon corps en revue comme si je le scannais. Le corps envoie des messages souvent discrets, c'est là le meilleur moment pour les entendre. Je prends conscience de cela.

Lorsque j'en ressens l'envie, je sors de mon état de repos conscient en remuant doucement, la bouche, les doigts de pieds, les doigts des mains. Je roule le cou à droite, à gauche. Je prends le temps de m'étirer vraiment, comme un chat. Je bâille. Puis quand je suis prête, je roule sur le côté gauche. Le côté gauche pour éviter de pincer le nerf vague responsable de chute de tension ou de léger malaise, le fameux malaise vagal. »

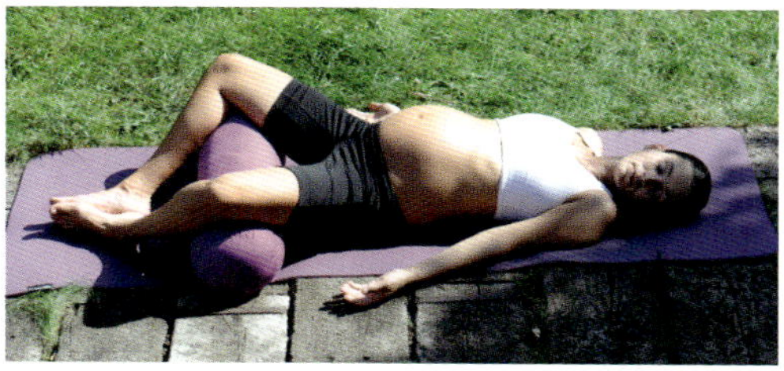

le cas, puisque, si tout s'est bien passé, vous étiez en « mode Alpha ». Les ondes à grande amplitude, celles de la détente, c'est aussi le rythme où les deux hémisphères du cerveau arrivent à fonctionner ensemble harmonieusement. C'est l'état dans lequel vous plongerait l'hypnose. Cet état aide notamment, en plus de reposer l'esprit, à voir plus clair, à mieux se concentrer et à mieux mémoriser.

Sortir de la posture

Doucement, reprenez possession de votre corps, réinvestissez-le, d'abord avec la respiration, en visualisant l'énergie qui le parcourt de l'intérieur. Bougez très lentement, étirez-vous comme un chat, bâillez, ouvrez les yeux. Laissez-vous le temps de reprendre totalement vos esprits avant de glisser sur le côté pour vous relever.

Respiration

Respiration profonde abdominale.

Contre-indications

Aucune.

Le + Féminin

À l'expiration, vous pouvez solliciter le périnée.

OUVERTURE DE LA CAGE THORACIQUE

variante 1 de Shavasana

Entrer dans la posture

Allongée sur un bolster ou un traversin ferme **(1)**, on emprunte cette posture au yoga Iyengar. Les fesses sont au sol, on efface la cambrure au maximum, les omoplates sont descendues, les épaules très reculées afin d'ouvrir au mieux la cage thoracique. Ainsi, l'espace du fœtus est agrandi et la future maman a plus de place pour remplir ses poumons.

2 VARIANTE

Bébé se love sur vous, trouvant sa place naturellement. La tête près de votre poitrine, votre odeur et le rythme de votre cœur le rassurent, votre respiration le calme.

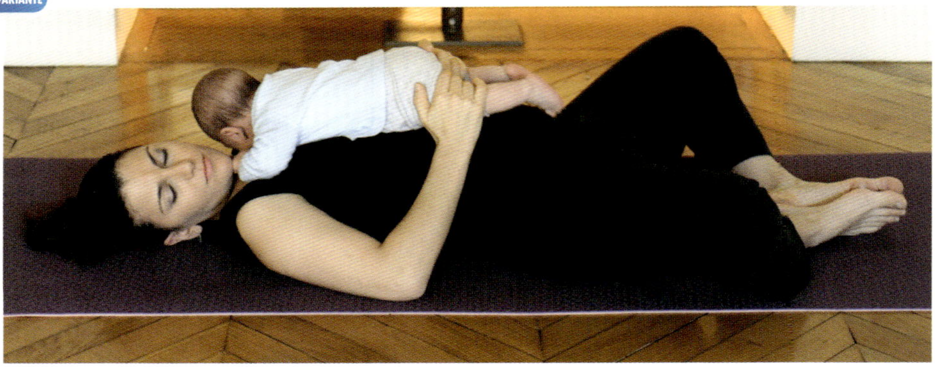

Certaines postures de relaxation peuvent être réalisées tout en allaitant. Étendue sur le côté, le bras replié, bébé allongé devant vous, vous pouvez allaiter votre bébé.

3 VARIANTE

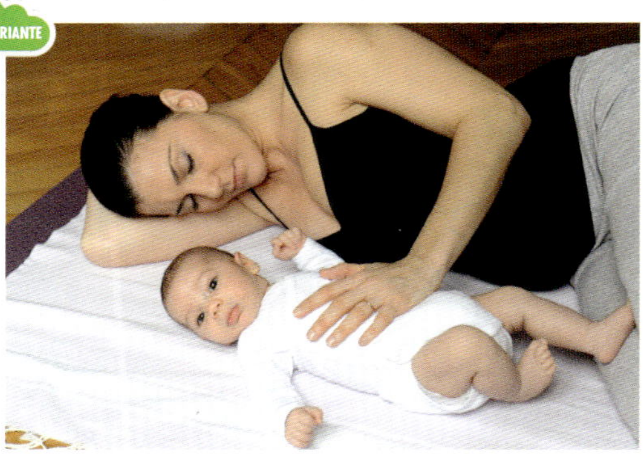

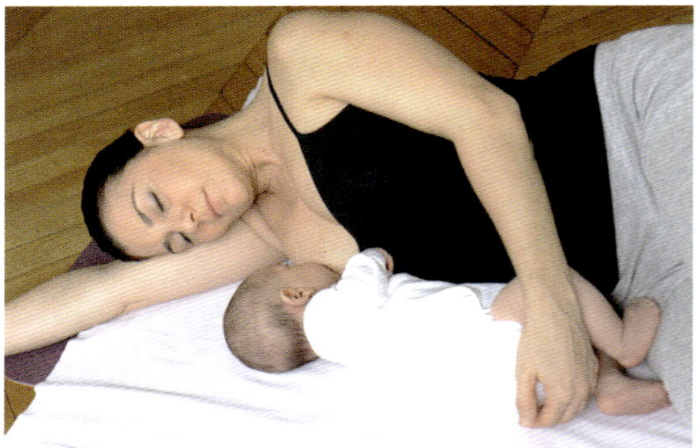

1 VARIANTE

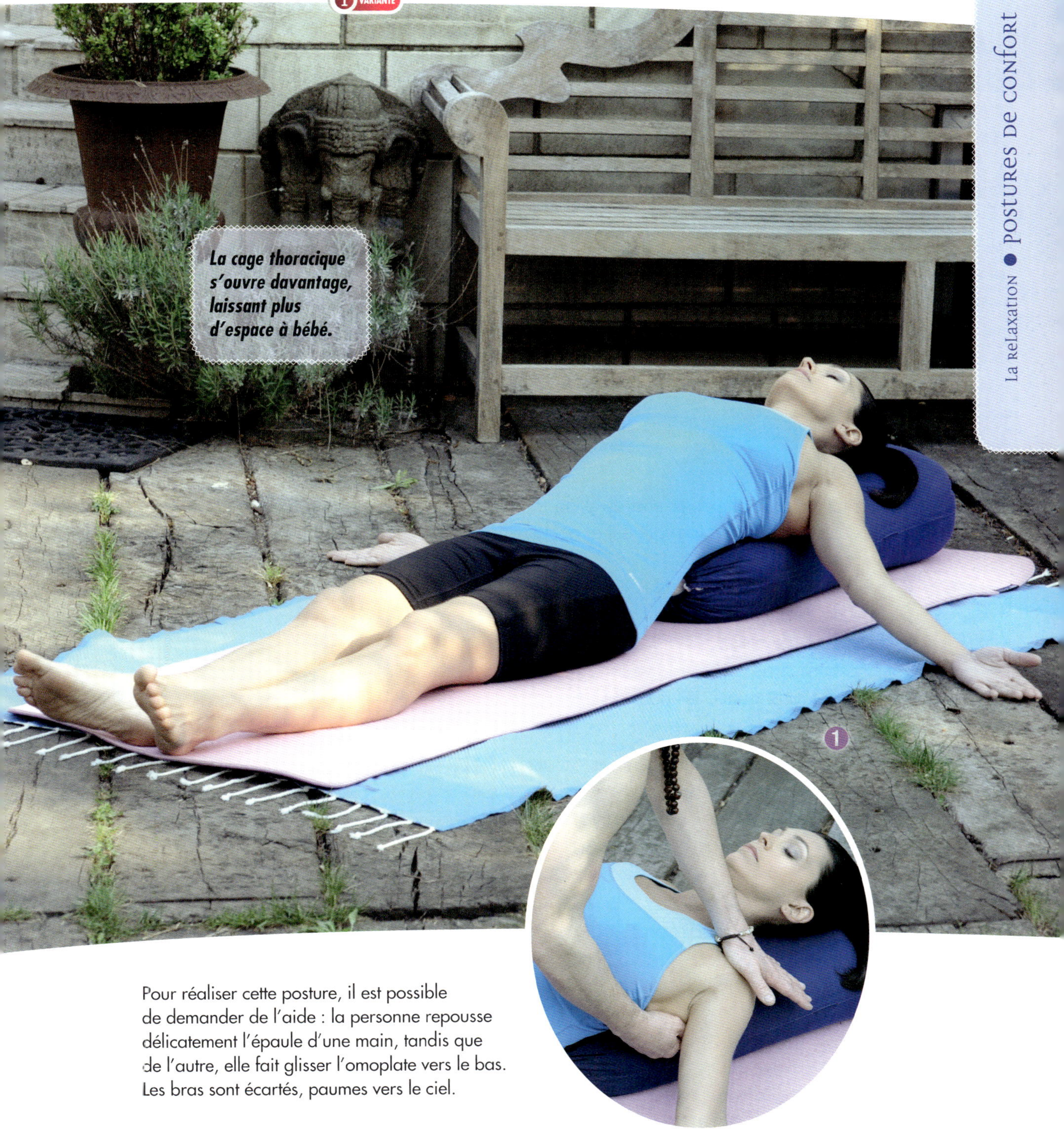
La cage thoracique s'ouvre davantage, laissant plus d'espace à bébé.
1

Pour réaliser cette posture, il est possible de demander de l'aide : la personne repousse délicatement l'épaule d'une main, tandis que de l'autre, elle fait glisser l'omoplate vers le bas. Les bras sont écartés, paumes vers le ciel.

RELAXATION DU VISAGE

Entrer dans la pratique

Les yeux fermés, regardez vers le bas, cela vous aidera à détendre la région du front. Puis passez l'ensemble de votre visage en revue, visualisez et ressentez chaque partie pour la détendre : je détends le front, les sourcils, les paupières, les yeux (laissez-les se reposer), les pommettes, les joues, les mâchoires, les lèvres, la langue, le menton, les oreilles, le cou, le cuir chevelu. Puis attardez-vous sur votre peau, sur l'air expiré par le nez qui souffle au-dessus de la lèvre supérieure. Respirez profondément. Acceptez les couleurs ou les images qui se forment devant vos yeux, mais ne traitez pas les informations qui font irruption. Gardez-les pour plus tard ! C'est seulement une fois à l'écoute de tout cela que vous pouvez vous considérer comme détendue. Et si vous souriez, gardez ce sourire ! C'est la meilleure preuve de votre détente.

Les yeux

Étape 1

Fermez les yeux et effectuez une série de mouvements. N'hésitez pas à « forcer » un peu sur vos muscles orbiculaires (paupières) et oculaires (œil).

1. **Levez et baissez les yeux.**
2. **Sur les côtés, à droite et à gauche.**
3. **Faites des demi-cercles vers le haut, puis vers le bas.**
4. **Faites des cercles entiers.**

Dans certains spas, cet exercice est préconisé pour entretenir la qualité de la peau autour de l'œil et lutter ainsi contre les ridules !

Étape 2

Frottez énergiquement les mains l'une contre l'autre, jusqu'à sentir la chaleur au creux de vos paumes. Ouvrez les mains, et posez les paumes sur vos yeux fermés. Laissez la chaleur envahir vos yeux et votre visage. Détendez-vous, des images ou des couleurs devraient « passer ». Profitez de ce moment de calme et de douceur. Si vous le désirez, recommencez deux fois.

Un de mes anciens professeurs, en fin de séance, nous faisait frotter nos mains l'une contre l'autre, énergiquement, et lorsque nous sentions une chaleur suffisante, nous claquions des mains une fois. Puis nous répétions une seconde fois ce geste simple qui nous donnait du tonus !

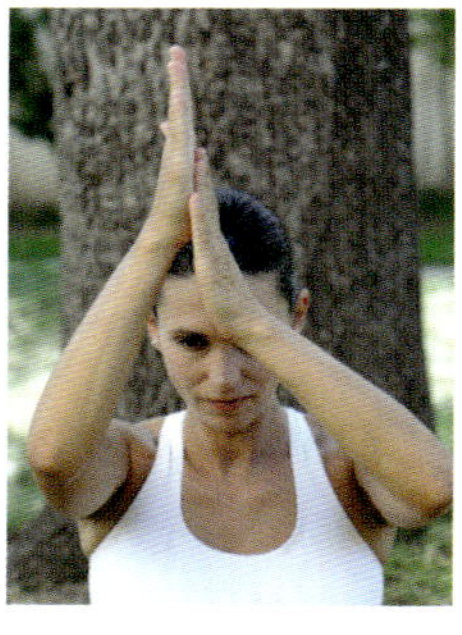

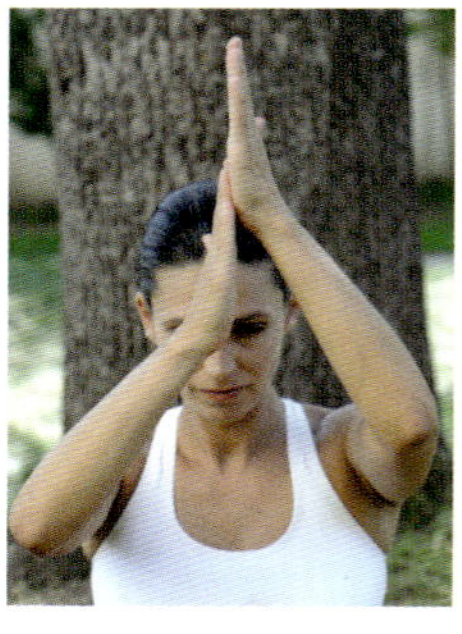

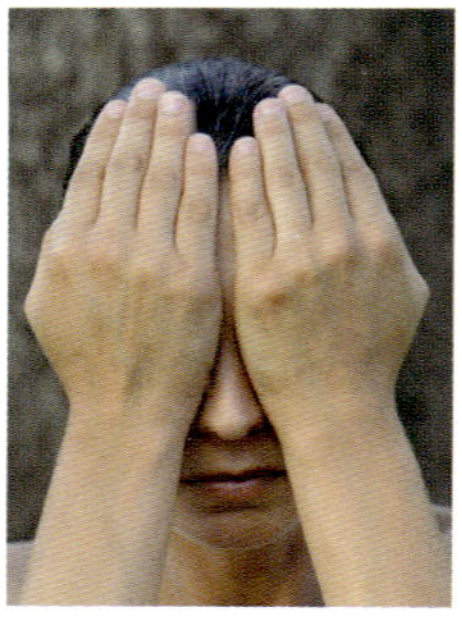

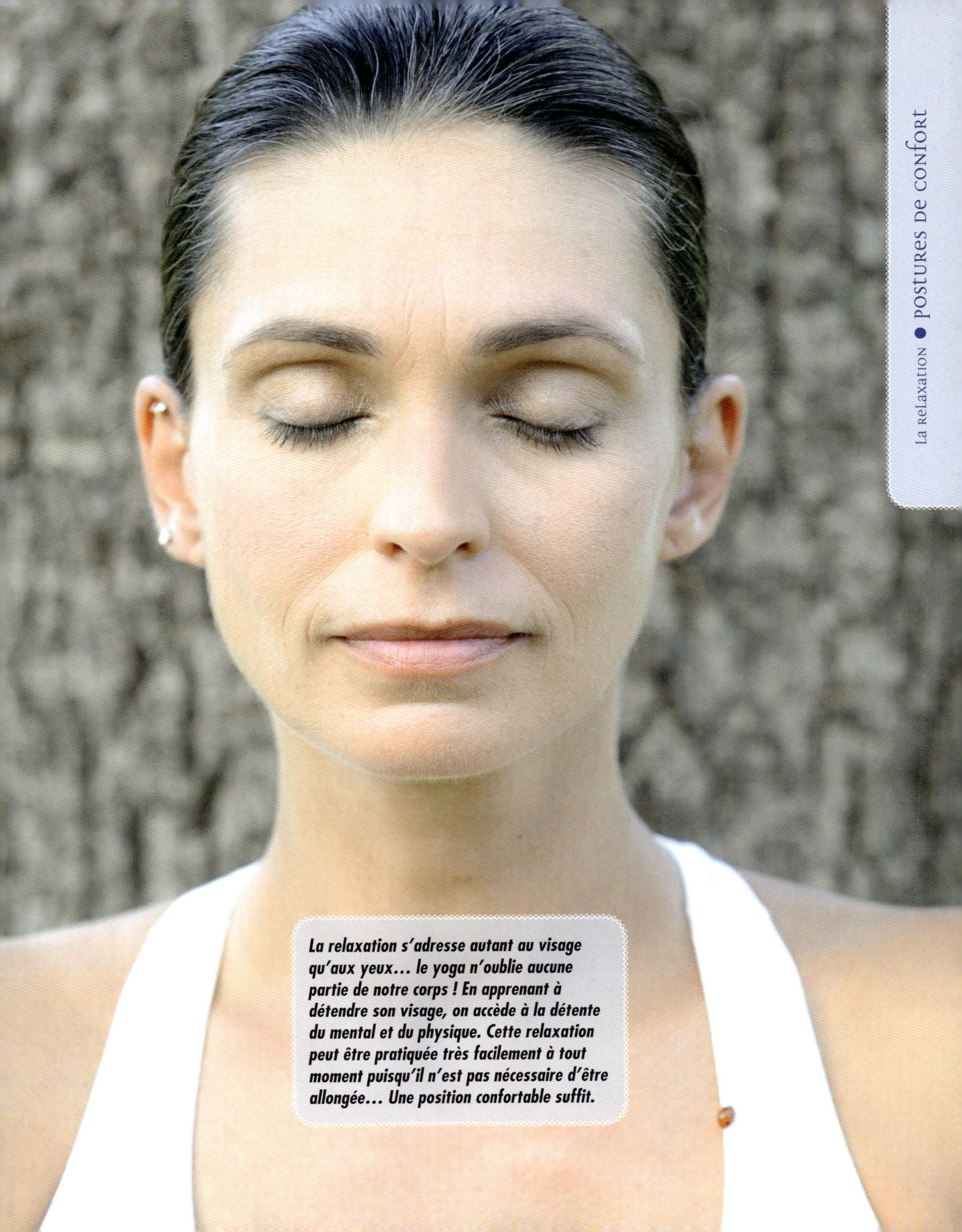

La relaxation s'adresse autant au visage qu'aux yeux… le yoga n'oublie aucune partie de notre corps ! En apprenant à détendre son visage, on accède à la détente du mental et du physique. Cette relaxation peut être pratiquée très facilement à tout moment puisqu'il n'est pas nécessaire d'être allongée… Une position confortable suffit.

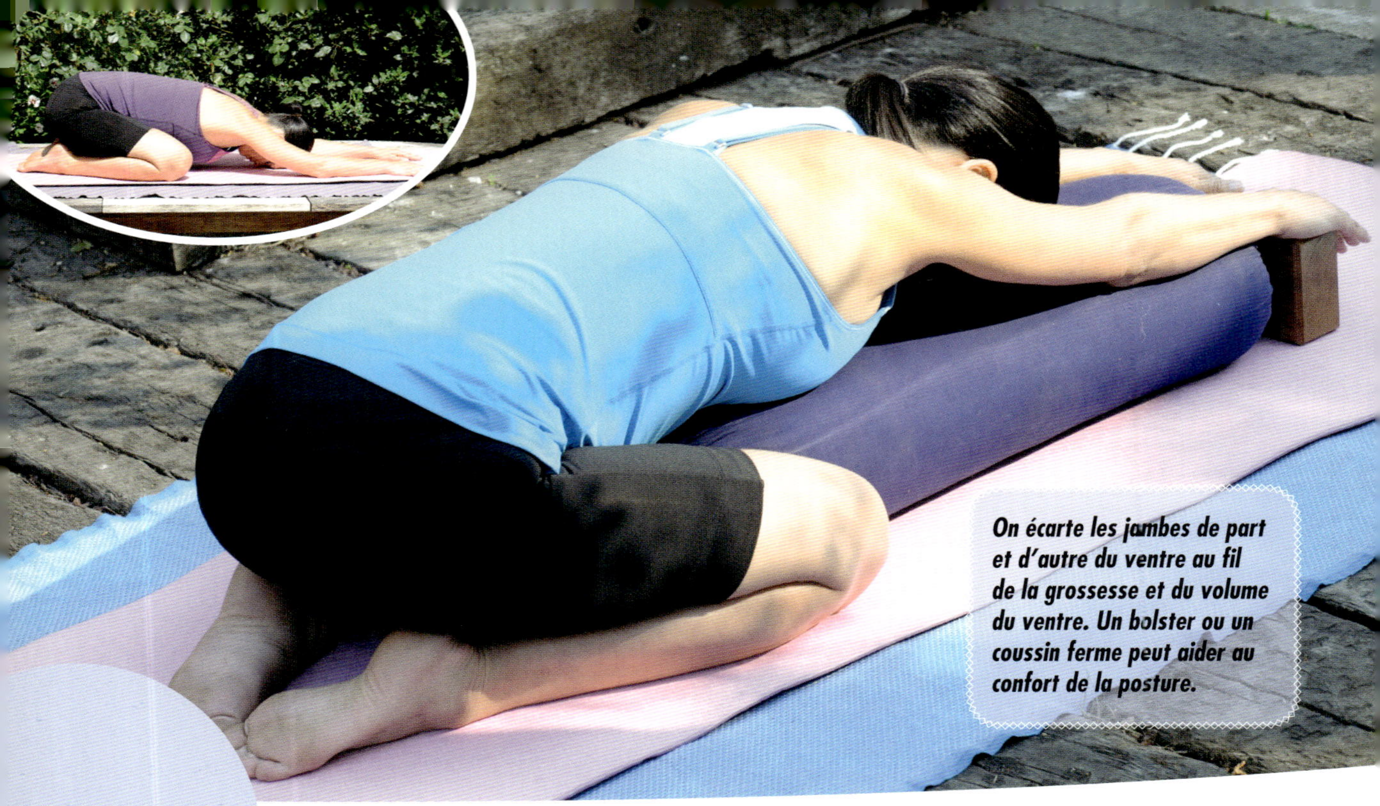

On écarte les jambes de part et d'autre du ventre au fil de la grossesse et du volume du ventre. Un bolster ou un coussin ferme peut aider au confort de la posture.

LA POSTURE DE L'ENFANT *ou Balasana*

Les postures de confort sont à réaliser entre les asanas pour que le corps assimile leurs bienfaits. On peut aussi les pratiquer ponctuellement pour se détendre.

Entrer dans la posture

À genoux, asseyez-vous sur les talons en expirant. Abaissez le buste entre les jambes tout en étirant les bras loin devant vous. Allongez la colonne vertébrale du cou jusqu'au coccyx comme si ce dernier devait toucher le sol. Le front est posé sur le sol ou sur un bolster. Les épaules sont détendues, le visage aussi. Plus vous avancez dans la grossesse, plus vous devrez écarter les jambes ou vous servir d'un bolster, d'un oreiller ferme ou d'un coussin d'allaitement pour améliorer votre confort.

1 VARIANTE **Les mains** : peuvent se placer en coupe inversée, c'est-à-dire le bout des doigts au sol, le dos de la main soulevé. Cela permet d'étirer le dos.

2 VARIANTE **Les pieds** : peuvent aussi être posés sur les doigts de pieds, si cela est plus agréable.

3 VARIANTE **Les bras** : il est possible d'effectuer une torsion à partir de cette posture. Il suffit de faire glisser devant la poitrine le bras gauche vers la droite, puis d'alterner au bout de quelques minutes. Cela permet d'étirer les côtés depuis la hanche et d'assouplir l'épaule au sol. C'est aussi une posture très agréable en cas de maux de dos.

VARIANTE

Avec bébé.

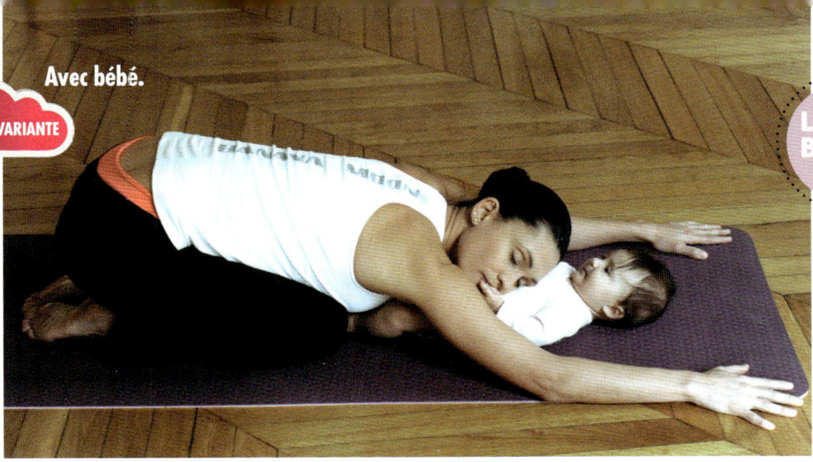

Le + Bébé

Plus votre respiration sera lente et paisible, plus votre enfant aura tendance à se calmer et à s'apaiser.

1

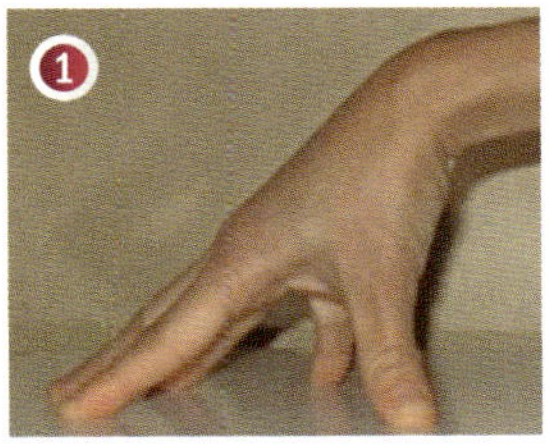

3

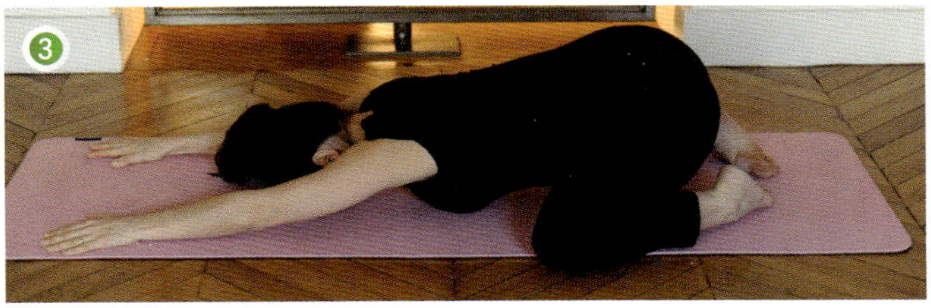

2

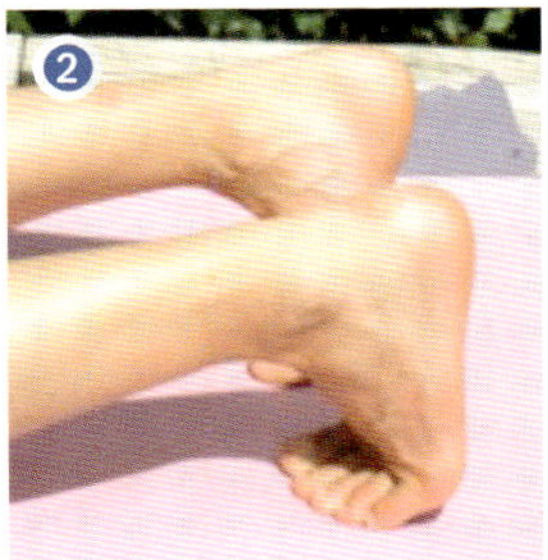

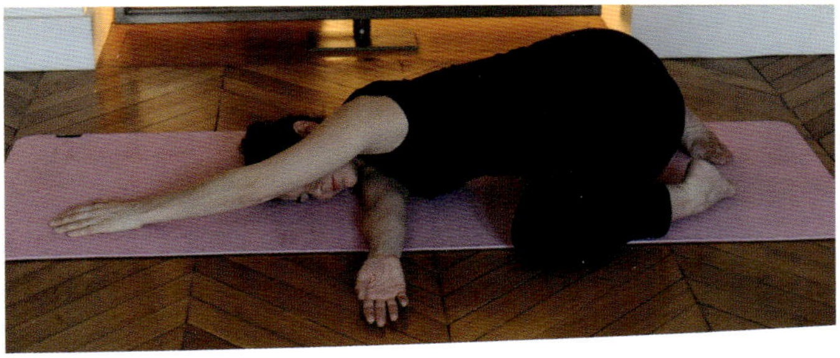

Respiration et répétition

La respiration profonde se fait « dans le dos ». Visualisez l'arrière de votre cage thoracique qui se gonfle au fil des respirations. Restez dans la position le temps que vous y êtes bien…

Points importants

Cette posture permet de se reconnecter à soi et d'accéder au lâcher-prise.

Contre-indications

Diarrhée, blessure au genou.

Bienfaits

- Posture de relaxation, lutte contre le stress en régulant les glandes surrénales.
- Étire la colonne vertébrale, les cuisses, les chevilles, les hanches.
- Détend les épaules, le bas du dos, le cou.
- Massage du front.
- Soulage les douleurs du dos et du cou si le buste est soutenu (comme sur la photo) par un bolster ou un oreiller ferme.

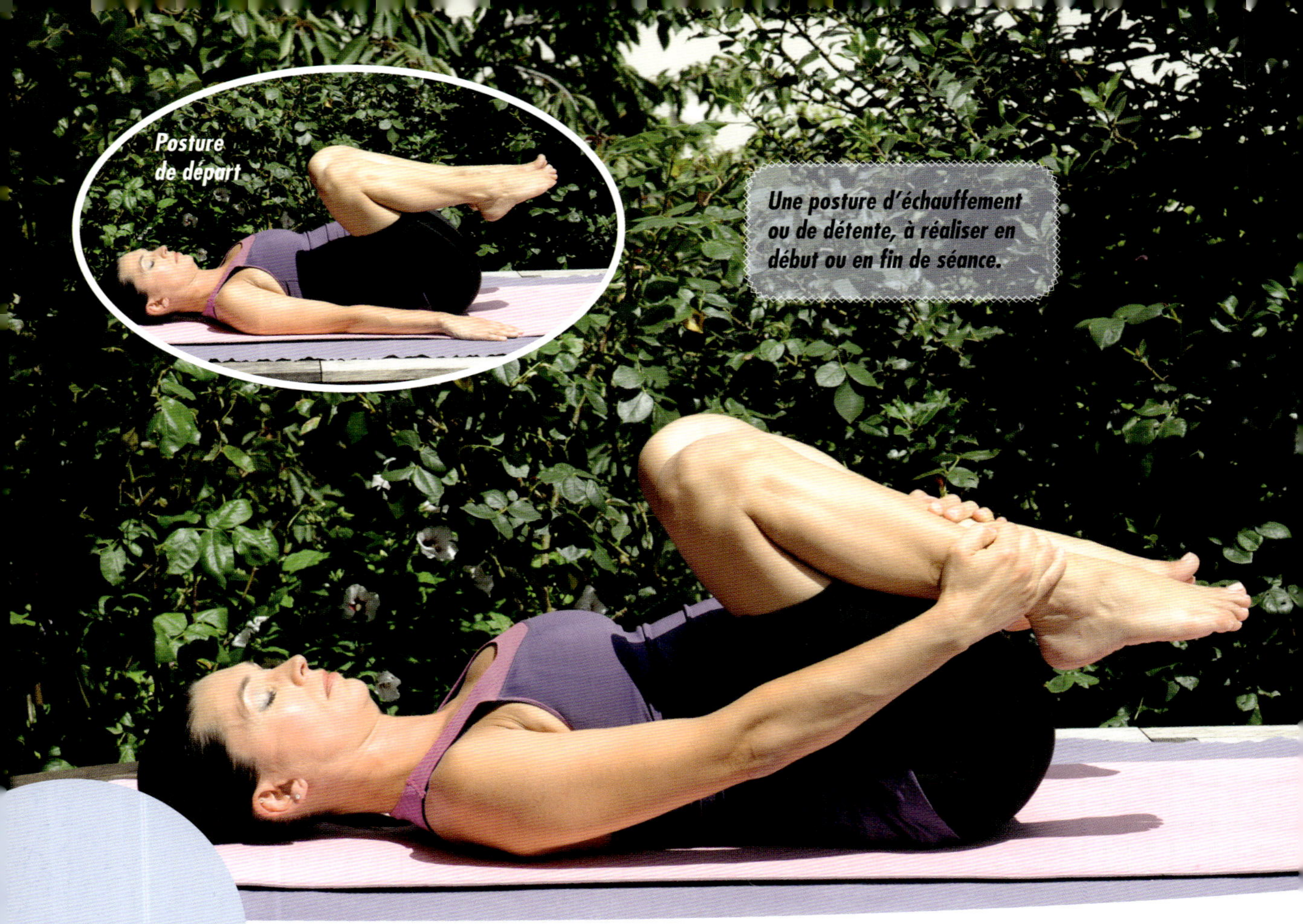
Posture de départ
Une posture d'échauffement ou de détente, à réaliser en début ou en fin de séance.

LA POSTURE DU VENT *ou Apanasana*

Entrer dans la posture

Allongée, pliez les jambes, puis à l'aide des mains, remontez les genoux vers la poitrine, les cuisses de part et d'autre du ventre. Le menton est perpendiculaire au sol, la tête bien posée. Respirez dans la posture. Sur une expiration, vous reposerez les pieds au sol, puis sortirez de la posture en roulant sur le côté gauche.

Respiration et répétition

Au minimum, effectuez deux respirations profondes.

Bienfaits

- Étire le bas du dos, la nuque, les hanches.
- Améliore la digestion.
- Délasse et soulage le bas du dos.

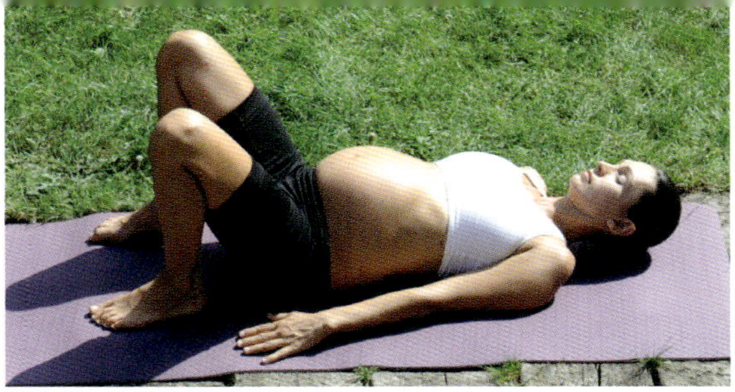

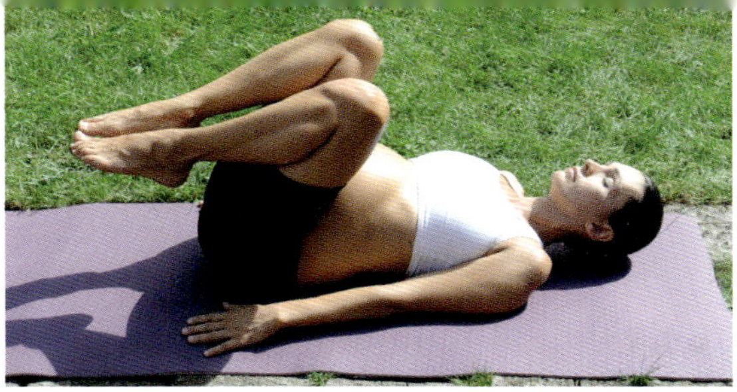

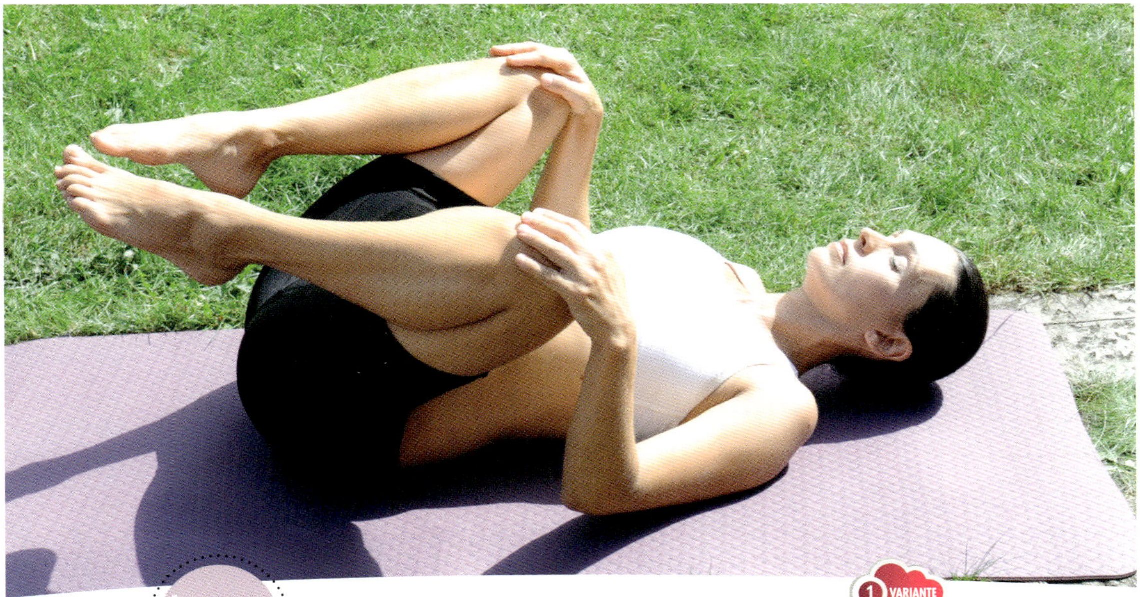

Le + Féminin

Permet de travailler votre plancher pelvien.

1 VARIANTE Fin de grossesse.

2 VARIANTE Repose les jambes lourdes.

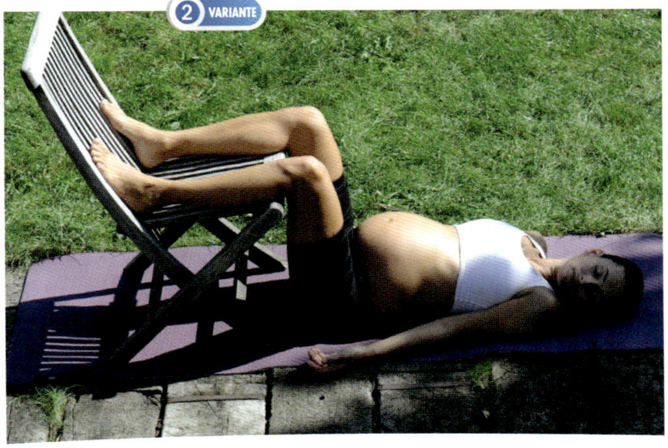

Points importants

Pendant la grossesse, écartez les genoux de part et d'autre du ventre. Placez la tête correctement en la posant au sol avec les mains.

Contre-indications

Aucune.

La relaxation & la respiration

Le souffle est guidé par la pensée et la pensée par le souffle.
Ancien texte taoïste

Nos vies vont si vite que nous accélérons aussi nos respirations ! On ne prend plus le temps de souffler. Les femmes respirent trop haut, les hommes trop bas, alors que les enfants respirent juste. Prenez le temps de les observer. Un adulte respire en moyenne 16 à 17 fois par minute et il remplit ses poumons d'1/2 litre d'air… Alors que notre capacité pulmonaire, si la respiration est correcte, est de 4 à 5 litres. Dans l'idéal, certains yogis conseillent deux respirations par minute. Mais, c'est là le fruit d'une pratique intense ! Ce que nous vous proposons ici est un compromis ajustable, selon vos envies, vos capacités et le temps disponible. L'idée étant avant tout de calmer et de réguler notre rythme respiratoire afin de profiter de ses nombreux bienfaits. Car si la respiration est une fonction végétative du corps (c'est-à-dire indépendante de notre volonté, comme la circulation sanguine), c'est aussi la seule sur laquelle nous pouvons avoir une influence. Le contrôle de la respiration est le meilleur moyen de réduire le stress, la fatigue, l'anxiété et la déprime et il n'est pas compliqué à appliquer au quotidien. Une fois par jour, puis dans l'idéal jusqu'à trois, voire quatre pauses respiratoires au maximum peuvent changer votre vie. Nul besoin pour cela de s'allonger, il suffit de prendre quelques minutes pour écouter et ressentir sa respiration et faire le point. Vous réhabiliterez par la même occasion un grand oublié : le diaphragme.

Conséquences d'une respiration trop haute et trop rapide : en utilisant seulement la partie haute des poumons, on stimule essentiellement le système sympatique, ce qui accélère le rythme cardiaque et provoque l'état de stress.

Avantages d'une bonne respiration : en ralentissant le rythme respiratoire, on stimule le système parasympathique qui est celui qui calme, apaise et ralentit le cœur. On stimule son système immunitaire, on améliore la qualité de son sommeil, on active de meilleurs antioxydants, cela a aussi des répercussions positives sur la digestion, la peau, la vie sociale… Bref, une bonne respiration régénère le corps.

Plus la grossesse avance, plus votre bébé prend de la place et pousse sur le diaphragme, les respirations complètes deviennent plus compliquées à faire. Mais en vous installant correctement, en éloignant les hanches des côtes, en ouvrant la cage thoracique, vous adoptez une posture permettant de donner de la place à bébé.

Dans la pratique yogique, la respiration se fait par le nez. Respirer par le nez permet de purifier l'air de toutes ses impuretés lorsque celui-ci traverse les filtres de votre système respiratoire, notamment les cils. Ce qui n'est pas le cas lorsque vous respirez par la bouche. L'air inhalé permet aussi de conserver l'humidité qui protège vos voies respiratoires. De plus, en passant par les fosses nasales et les sinus, il s'élève à la température du corps, ce qui évite d'irriter le système respiratoire. Autant de raisons de respirer uniquement par le nez dès que cela vous est possible. La grossesse étant une période où il est difficile de se soigner avec des antibiotiques et autres médicaments, en vous appliquant à respirer uniquement par le nez, vous protégerez ainsi votre système respiratoire.

> Principes de base

Les quatre temps de la respiration

- L'inspiration, lorsque l'air pénètre dans les poumons.
- La phase de rétention, poumons pleins.
- L'expiration, lorsque l'air est expulsé des poumons.
- La phase d'apnée, poumons vides.

L'idée est de trouver un équilibre harmonieux entre ces 4 phases.

Les trois options de la respiration

Lorsque vous prenez le temps de faire une « pause respiration », sachez ajuster la longueur des expirations et inspirations en fonction de ce que vous recherchez comme effets et bienfaits :

- Pour se relaxer, se calmer : les expirations sont plus longues que les expirations.
- Pour se dynamiser, s'énergiser : les inspirations sont plus longues que les expirations.
- Pour revenir à un état « neutre » et équilibrant : les inspirations et expirations ont la même longueur.

> Pour commencer, adoptez une posture stable, la colonne vertébrale doit être droite.

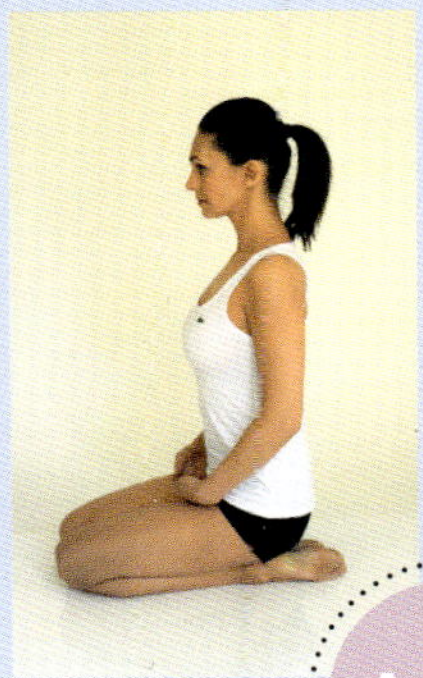
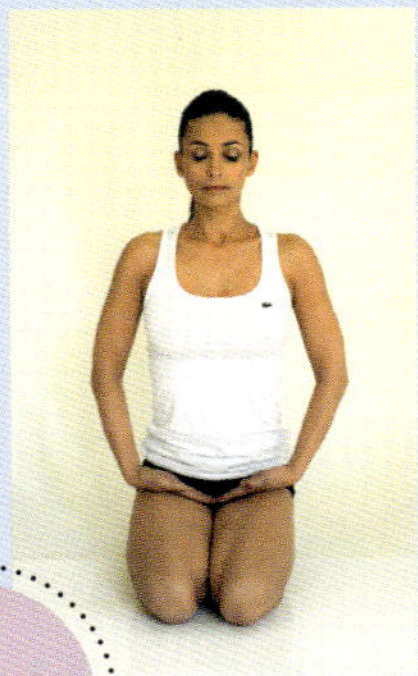
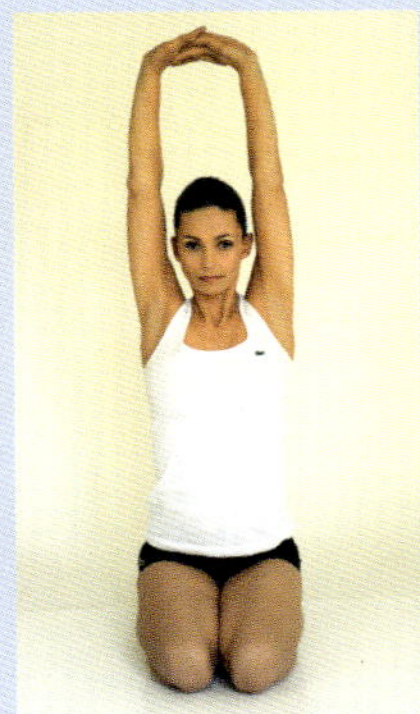
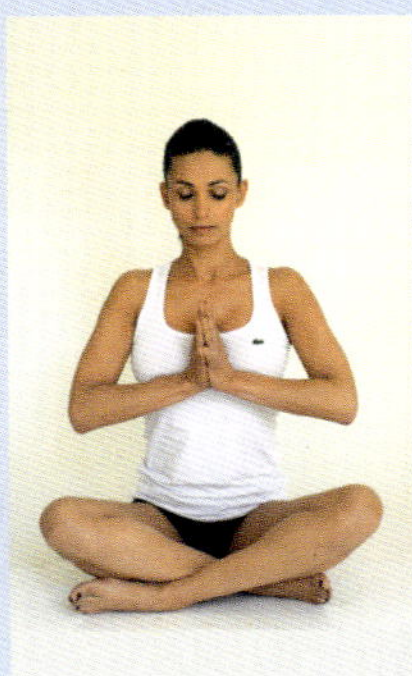
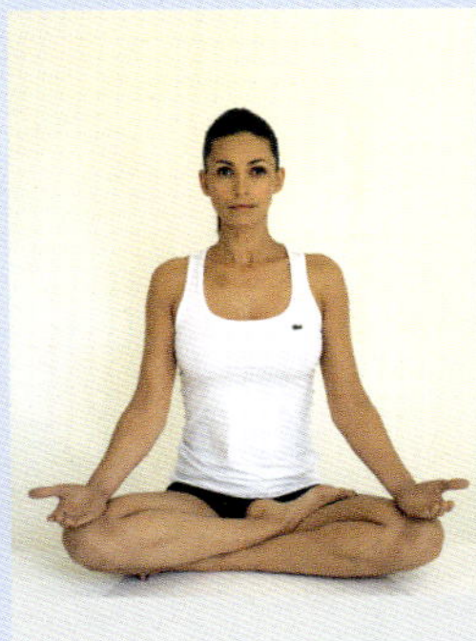

Astuce

Vous pouvez croiser les doigts, les épaules basses, le menton vers le bas, les bras tendus en l'air et vous étirer pour être certaine d'être bien alignée.

La pratique de la respiration relaxante

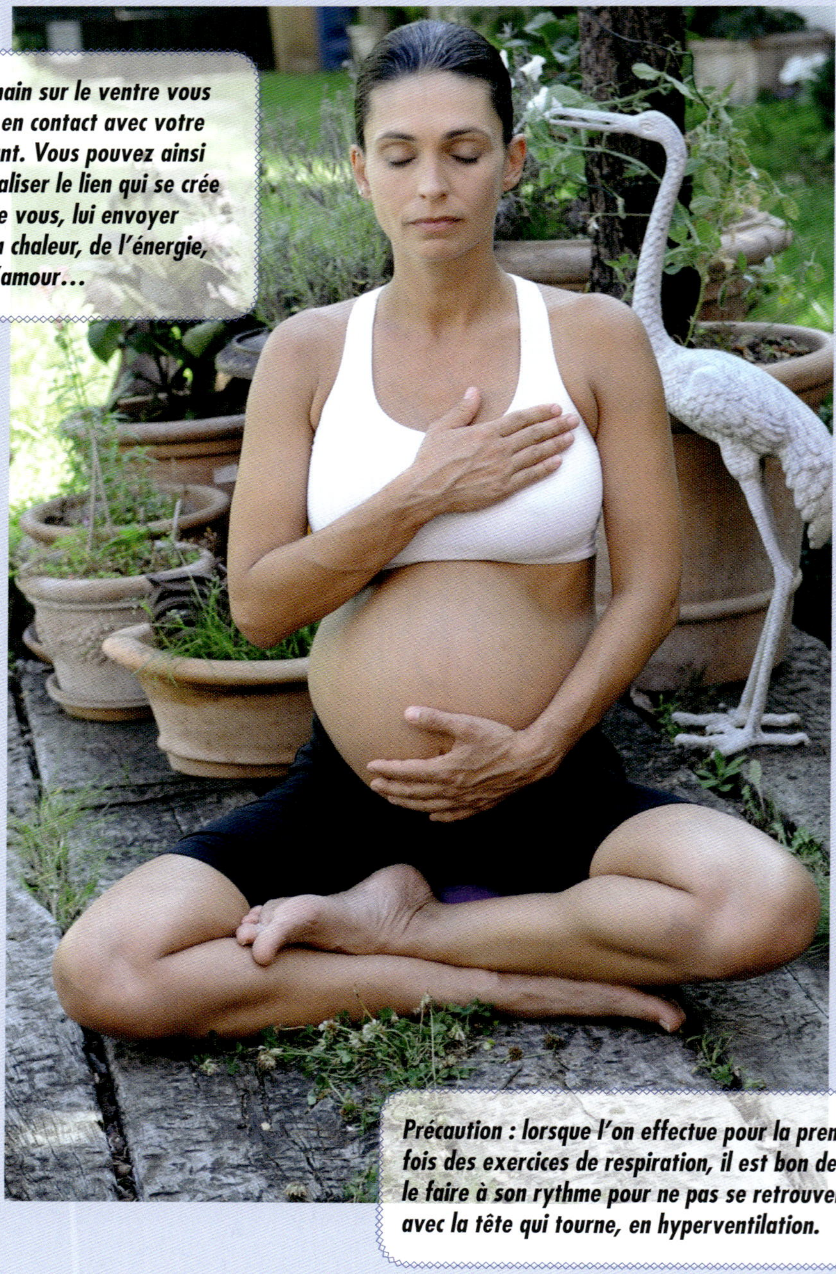

La main sur le ventre vous met en contact avec votre enfant. Vous pouvez ainsi visualiser le lien qui se crée entre vous, lui envoyer de la chaleur, de l'énergie, de l'amour…

Précaution : lorsque l'on effectue pour la première fois des exercices de respiration, il est bon de le faire à son rythme pour ne pas se retrouver avec la tête qui tourne, en hyperventilation.

1 Sans modifier votre respiration, observez-la, soyez à son écoute en posant une main sur votre poitrine et l'autre sur le ventre. Voyez si vous avez tendance à respirer avec le ventre, avec la poitrine, en élargissant les côtes, ou très haut sous les clavicules.

2 Comptez le nombre de secondes que durent une inspiration et une expiration.

3 Prenez conscience du parcours de l'air qui entre en vous. Spontanément, votre respiration devrait se calmer, votre esprit s'apaiser.

4 Maintenant, placez la respiration dans le ventre, ce qu'on appelle la respiration abdominale (celle que les bébés ont naturellement). Une main sur le bas-ventre, en effectuant une légère contraction abdominale du bas vers le haut, videz l'air. Puis sur l'inspiration, relâchez simplement la pression, sans pousser le ventre et sans le gonfler artificiellement. Laissez-le se remplir d'air, l'effort se manifestant à l'expiration. Vous pouvez profiter de cette contraction du bas du ventre dans l'expiration pour contracter aussi votre périnée (on retrouve cet exercice dans la rééducation périnéale).

5 Vous devriez alors percevoir le rythme de votre cœur, ce qui est très agréable et apaisant. Il va vous accompagner durant votre pratique pranique.

6 L'idée principale est d'allonger sa respiration : que l'expiration soit plus longue que l'inspiration. Comptez le nombre de secondes de l'une et de l'autre, puis allongez tranquillement, de façon à ne pas vous essouffler.

7 Visualisez maintenant que l'air qui entre est celui qui va apporter tous les éléments indispensables à votre vie, qu'il est lumineux et purifiant et que celui qui est expiré emporte avec lui les toxines. (D'autres visualisations sont possibles ! L'air expiré peut aussi vous apparaître chargé de toutes les bonnes choses que vous voulez répandre autour de vous...)

8 Restez concentrée sur votre respiration, et si d'autres pensées viennent à vous, prenez-en conscience, mais traitez-les ultérieurement.

9 Il est possible de marquer un temps « à vide » ou « à plein » entre l'inspiration et l'expiration, mais ne faites pas de rétentions trop longues ou forcées lorsque vous êtes enceinte.

Commencez par pratiquer quelques minutes en fin de séance de yoga par exemple, puis allongez le temps selon vos possibilités. Les exercices de respiration peuvent aussi se pratiquer à tout moment de la journée, c'est un « outil » accessible à volonté une fois que vous savez l'utiliser ! **La respiration ne doit pas demander d'efforts physiques qui troubleraient le calme mental, seulement un effort de concentration, d'attention...** Ne vous obligez pas à allonger les respirations, vous pourriez vous essouffler ou vous sentir mal à l'aise, allez à votre rythme !

Il existe un nombre incroyable de respirations différentes. Plusieurs d'entre elles sont vivement déconseillées aux femmes enceintes. Nous vous en proposons ici quelques-unes tout à fait adaptées à la grossesse. Votre sage-femme vous en apprendra d'autres pour accompagner les contractions et le travail. Néanmoins, certaines respirations « complètes » peuvent aider à soulager la douleur, à condition de ne pas la refuser.

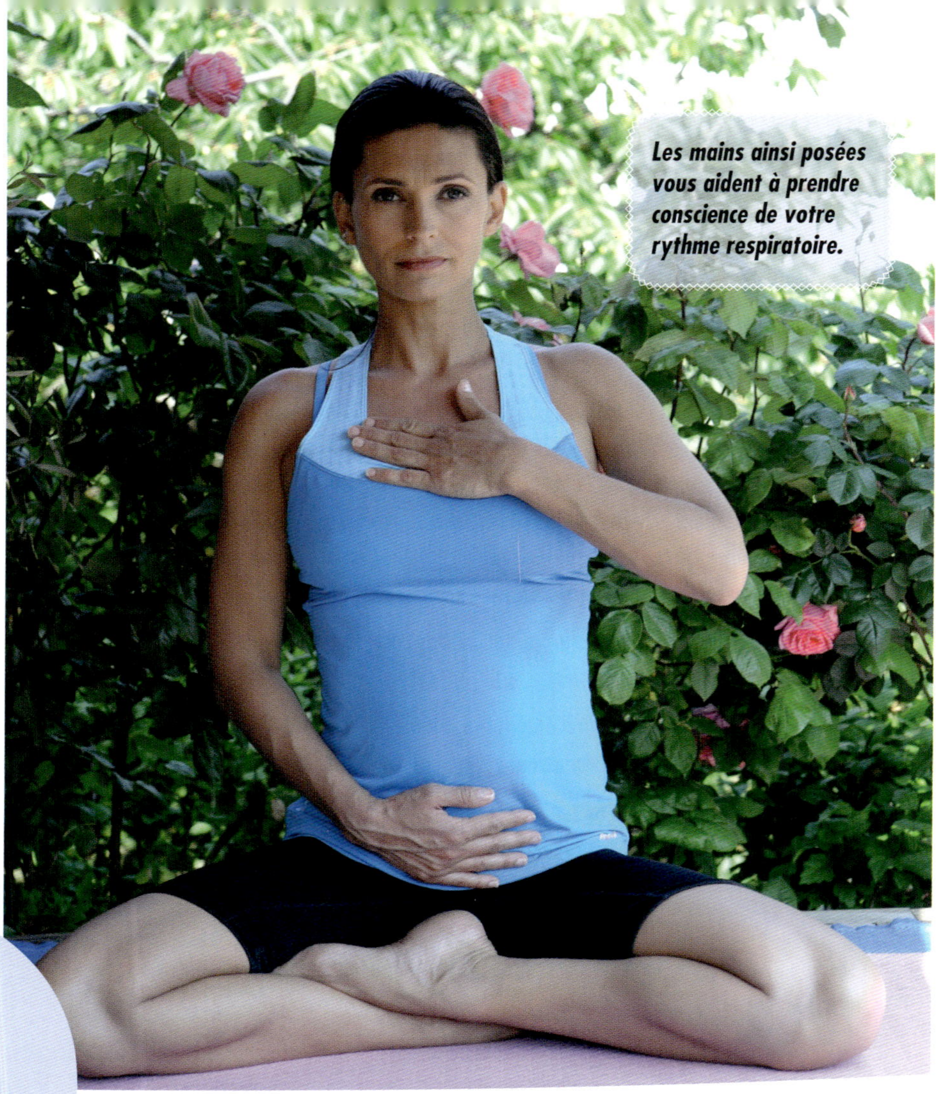
Les mains ainsi posées
vous aident à prendre
conscience de votre
rythme respiratoire.

RESPIRATION COMPLÈTE

Entrer dans la posture

Assise en lotus, demi-lotus ou tailleur, une main sur la poitrine, l'autre sur le ventre, allongez votre respiration. D'une légère contraction abdominale, videz l'air du ventre puis des poumons (de bas en haut). À l'inspiration, laissez d'abord le ventre se remplir, puis la cage thoracique, écartez les côtes. Prenez conscience de remplir entièrement vos poumons. Restez un instant en rétention poumons pleins. Videz l'air en rentrant le ventre, avec la sensation de partir du bas-ventre et de remonter, puis resserrez les côtes. Faites une rétention courte, poumons vides. Recommencez l'enchaînement, durant 5 à 10 minutes, sans vous forcer à trop allonger.

RESPIRATION SOLAIRE

ou Surya bheda pranayama

Entrer dans la posture

C'est la seule respiration proposée qui se fasse avec la bouche. Elle donne de l'énergie et aide à la concentration.

Assise, les mains jointes comme sur la photo, regardez l'intérieur de vos mains. Inspirez par le nez et soufflez votre air au creux de vos mains. Visualisez l'énergie que vous y envoyez. Sentez le souffle sur vos paumes. Faites cela au moins 5 minutes.

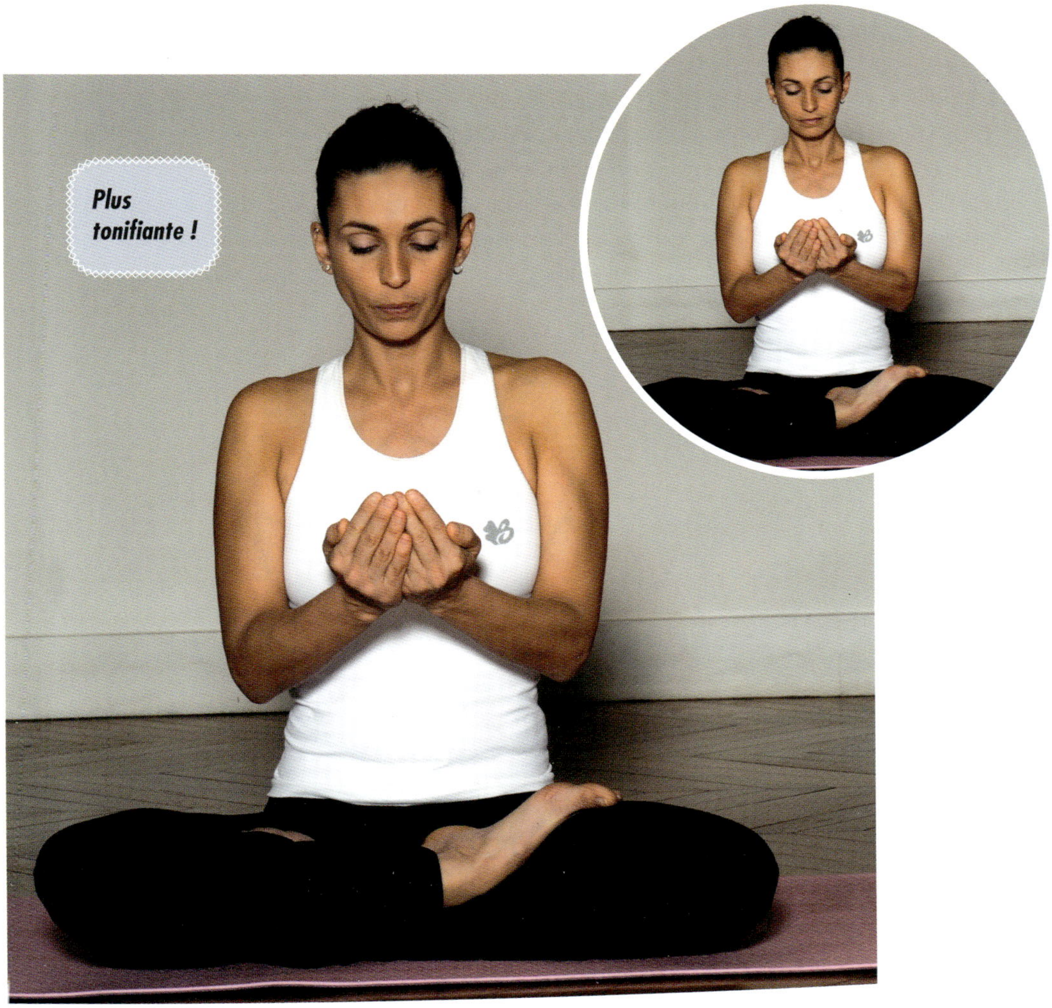

RESPIRATION ABDOMINALE

La respiration abdominale est la plus reposante.
C'est la première que nous faisons spontanément à la naissance...

Entrer dans la posture

On ne sollicite ici que la partie basse de l'abdomen, les côtes n'ont pas besoin de bouger.
Videz l'air de votre ventre en vous servant des abdominaux, toujours du bas vers le haut.
Laissez l'air entrer dans le ventre en élargissant les flancs, les mains sous le nombril, en contact avec votre bébé. Laissez le ventre remplir vos mains ! (Sans le gonfler artificiellement.)
Faites une courte rétention poumons pleins, puis expulsez l'air en rentrant le ventre de bas en haut (tout au moins en ayant cette sensation).
Vous pouvez aussi respirer en faisant le bruit des vagues, cela aide à la détente. Pour ce faire, ayez la sensation de resserrer votre larynx lorsque vous expirez. L'air y passant fera un léger bruit qui est apaisant. Vous pourrez vite jouer avec cette sensation.

Le petit truc en +

Cette respiration abdominale permet aussi de vérifier la justesse d'une posture, car elle doit pouvoir être accessible dans quasiment n'importe quelle position.

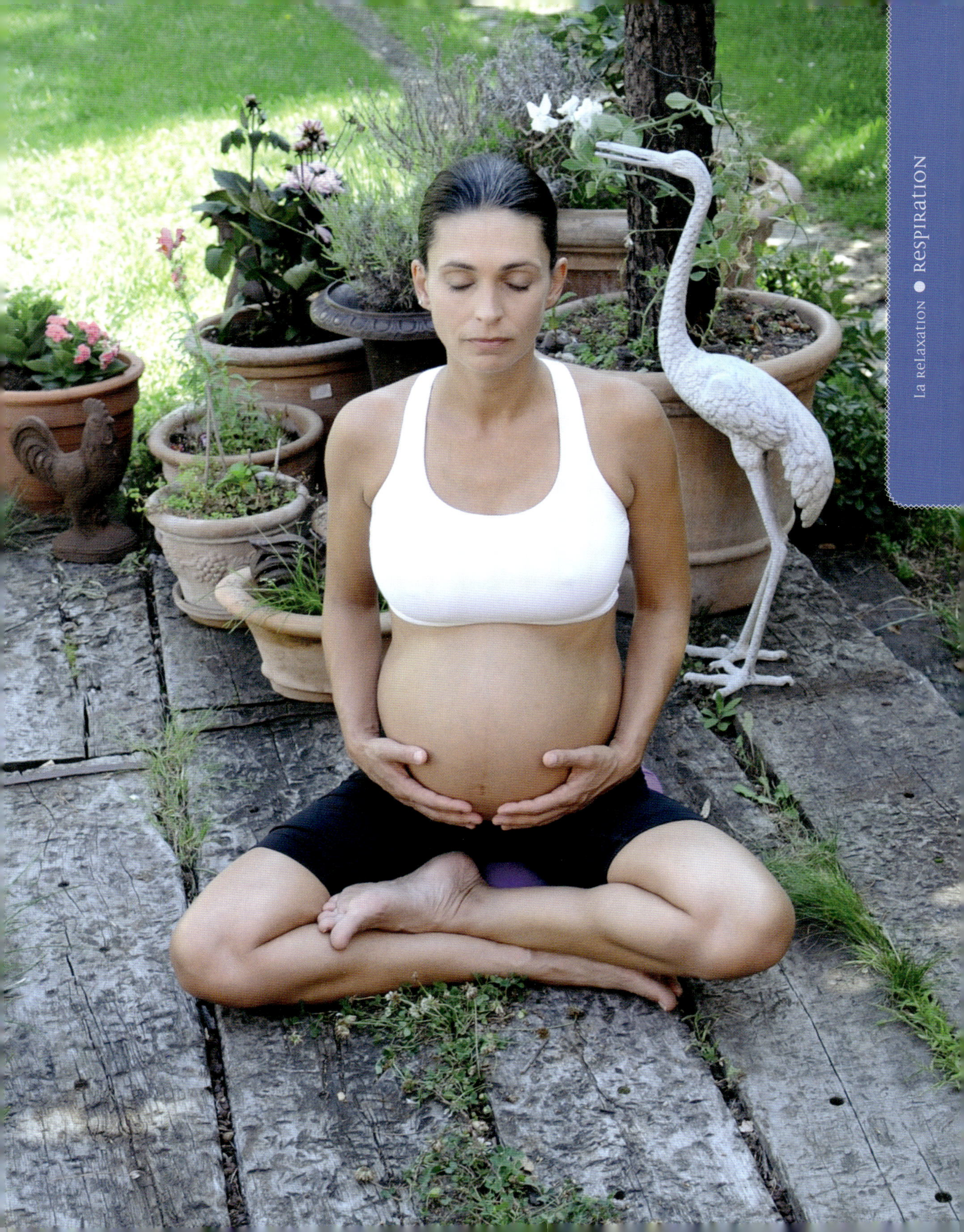

RESPIRATION ALTERNÉE

ou Nadî sodhana pranayana

Entrer dans la posture

Prenez la posture de la main (selon que vous soyez gauchère ou droitière) comme indiqué sur la photo. L'index et le majeur sont posés délicatement sur le front. Ce sont le pouce et l'annulaire (repliés avec l'auriculaire) qui viendront pincer la narine, en poussant l'aile du nez doucement (d'autres positions de mains sont possibles). La respiration est lente et silencieuse, c'est la respiration « complète ».

1. **Bouchez la narine droite, inspirez avec la gauche. Au début, commencez avec le nombre de secondes que fait naturellement votre inspiration, pour les « habituées », 5 secondes ou plus.**
2. **Bouchez les deux narines, gardez l'air, peu de temps au début, puis avec la pratique, allongez jusqu'à ce que ce temps soit aussi long, voire même plus que l'inspiration.**
3. **Libérez la narine droite pour expirer, plus longuement que l'inspiration.**
4. **Bouchez les deux narines, poumons vides, restez quelques secondes (même principe que poumons pleins).**

Effectuez l'exercice sur le côté droit cinq fois, puis passez à la narine gauche.

Seconde étape

1. **Bouchez la narine gauche, inspirez par la droite.**
2. **Bouchez la narine droite, expirez par la gauche.**
3. **Gardez la narine droite bouchée, inspirez par la gauche.**
4. **Bouchez la narine gauche, expirez par la droite.**

Répétez une dizaine de fois.

Contre-indications

Aucune, sauf pour les pauses respiratoires, si vous souffrez d'hypertension. Si les pauses respiratoires vous gênent lors de votre grossesse, vous aurez tout le temps d'y revenir en postnatal.

Bienfaits

- **Elle est appelée « respiration purificatrice » parce qu'elle purifie le système respiratoire et sanguin.**
- **Calme le mental en équilibrant le système nerveux.**
- **Offre un apport en énergie (donc évitez de la pratiquer en fin de journée).**

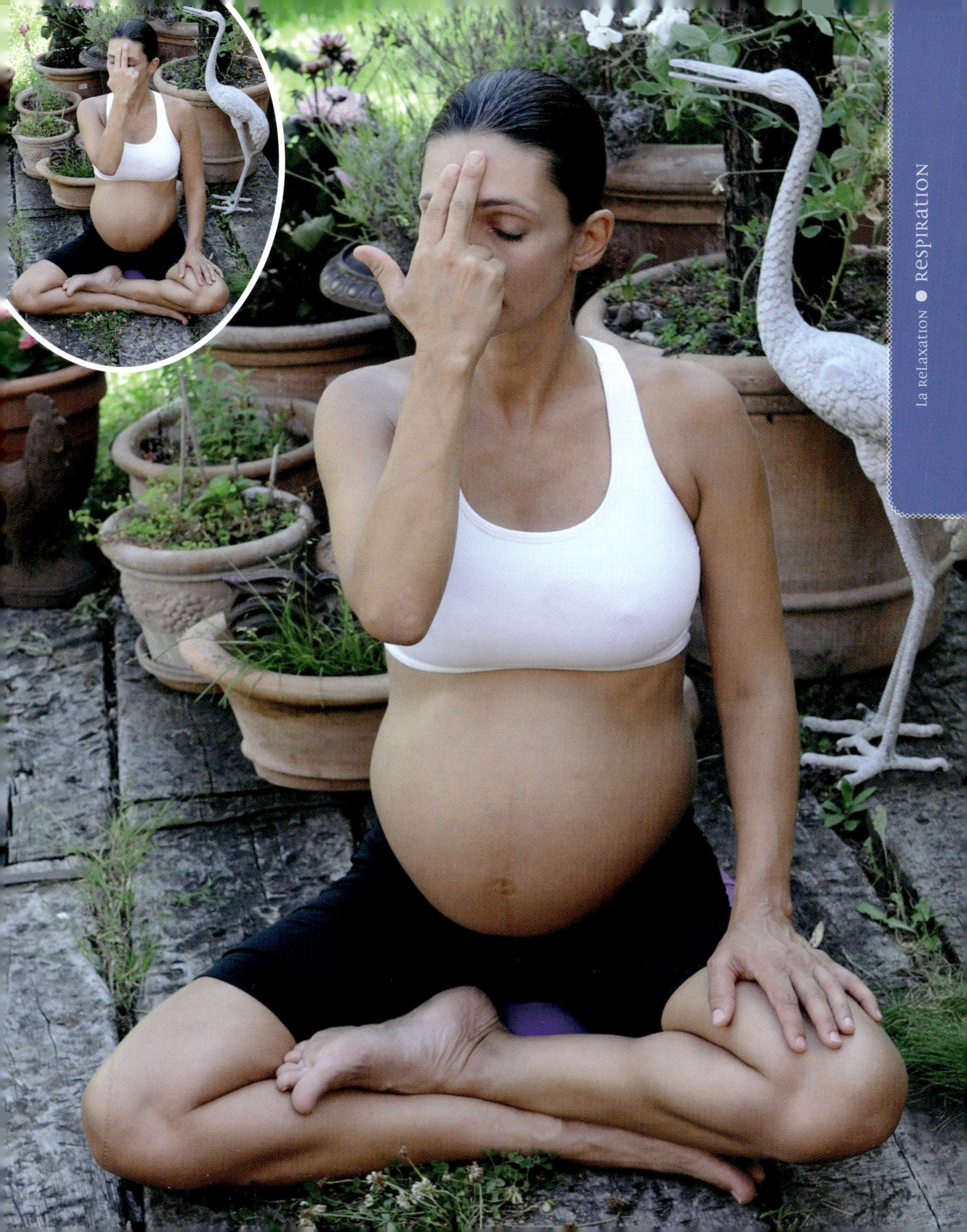

RESPIRATION EN COHÉRENCE CARDIAQUE

La grossesse et ses bouleversements hormonaux peuvent créer des états émotionnels parfois difficiles à gérer. La cohérence cardiaque nous aide à revenir au point neutre, au point d'équilibre. Elle permet à l'esprit et au corps de se recaler sur un rythme optimal pour reprendre la main sur les émotions. Le cœur ayant un impact direct sur le cerveau, quand vous pratiquez la cohérence cardiaque, vous impactez sur lui de façon positive. Le cerveau a un impact sur le cœur… lui renvoyant le positif que vous lui avez donné. Vous entrez ainsi dans un cercle vertueux !

Entrer dans la posture

Choisissez un endroit calme. Asseyez-vous le dos droit, de façon à ne pas casser la colonne d'air, par terre, sur une chaise, en lotus ou demi-lotus.

1. **Commencez par prendre une inspiration lente et profonde, la main sur le ventre pour bien prendre conscience de votre souffle en respiration complète. Les inspirations et expirations ont la même longueur. Recommencez une fois.**
2. **Allongez vos inspirations et expirations (tout en les gardant de la même longueur), au rythme de 4 à 6 secondes pour chacune, en fonction de vos possibilités. Ajoutez un temps de rétention entre chaque, poumons pleins et poumons vides, qui est plus court que les exhalaisons et inspirations. Sans forcer. S'il le faut, aidez-vous d'une montre ou comptez dans votre tête, afin de pouvoir mémoriser le rythme et vous libérer de ce support par la suite.**
3. **Visualisez votre cœur, vous pouvez même ressentir ses battements avec un peu de pratique. Visualisez-le comme une pompe magique qui à l'inspiration se charge en énergie et à l'expiration se calme, équilibrant ainsi votre rythme interne. Visualisez-le d'une jolie façon selon votre imagination (je l'imagine comme une grosse fleur dont les pétales s'ouvrent et se ferment à chaque respiration…).**
4. **Ressentez la chaleur que procure cette respiration dans votre poitrine. Connectez-vous à des images ou à des souvenirs heureux. Le cœur y est très sensible et votre moral aussi !**
5. **Vous sentez naître un sourire doux, bienveillant et léger sur vos lèvres ? Un sentiment de bien-être vous envahit ? Vous êtes dans la bonne pratique !**

Pratiquez des sessions de 5 minutes minimum, 10 maximum. Plusieurs fois par jour, deux à trois dans l'idéal.
Une fois qu'une telle habitude est installée, vous pourrez avoir accès à ses bienfaits en l'espace d'une minute. Dès qu'un événement vous bouscule un peu, qu'un rendez-vous important (professionnel ou personnel) vous trouble, vous savez que vous possédez cet outil pour revenir au point neutre, la tête et les émotions calmes et au clair.

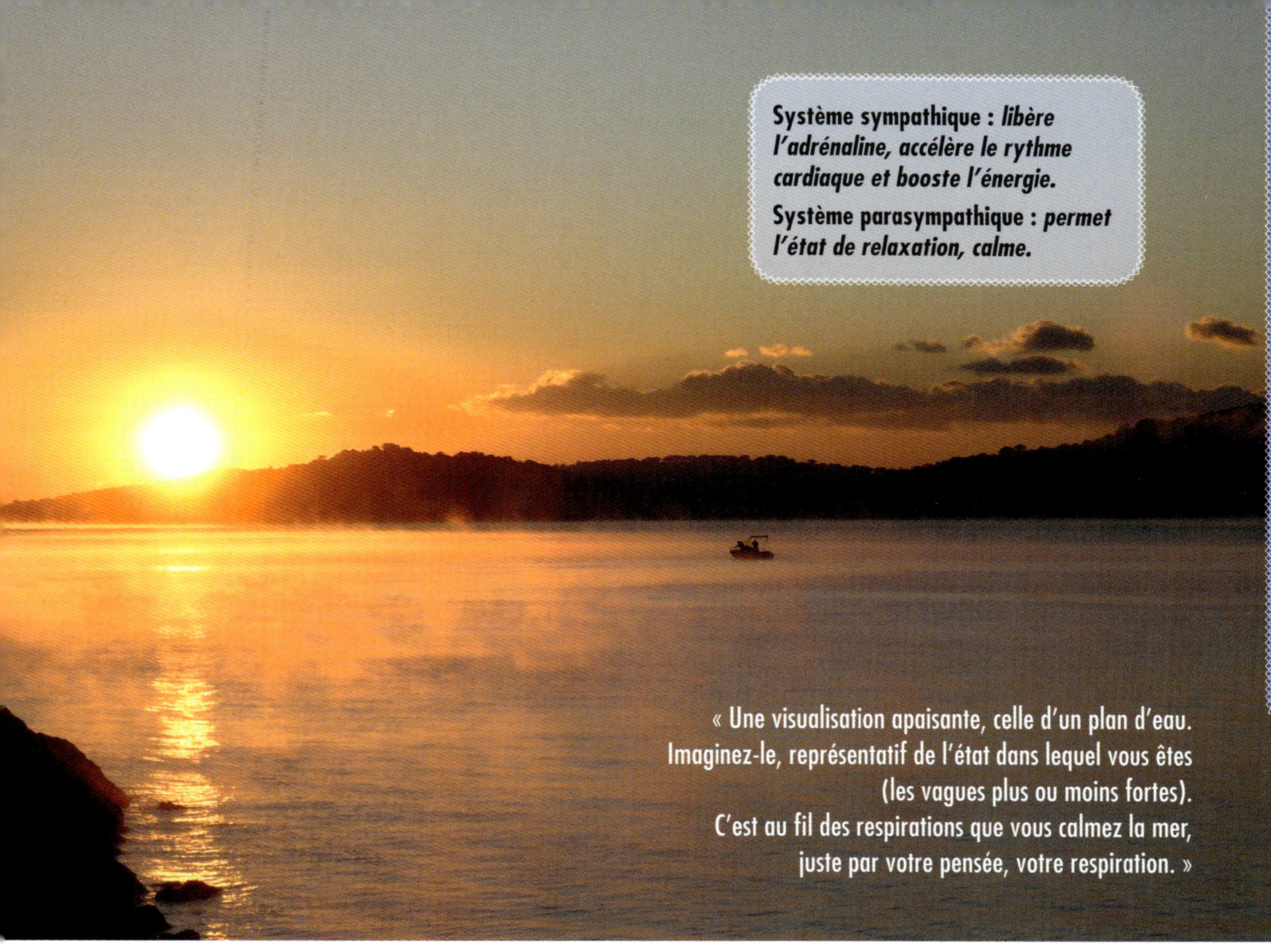

Système sympathique : ***libère l'adrénaline, accélère le rythme cardiaque et booste l'énergie.***

Système parasympathique : ***permet l'état de relaxation, calme.***

« Une visualisation apaisante, celle d'un plan d'eau. Imaginez-le, représentatif de l'état dans lequel vous êtes (les vagues plus ou moins fortes). C'est au fil des respirations que vous calmez la mer, juste par votre pensée, votre respiration. »

Bienfaits

- On communique avec son cœur !
- Réduction des maladies cardiaques, cholestérol, hypertension.
- Retour au calme, à l'équilibre émotionnel et psychologique.
- Chasse le stress.
- Booste le système immunitaire.
- Augmentation de l'hormone antivieillissement (DHEA).
- Diminution des douleurs chroniques.
- Lutte contre la déprime et la dépression.
- Aide au sommeil.
- Met de bonne humeur !

Note : le docteur David Servan-Schreiber pratiquait la cohérence cardiaque quotidiennement, c'est à lui que l'on doit son arrivée en France.

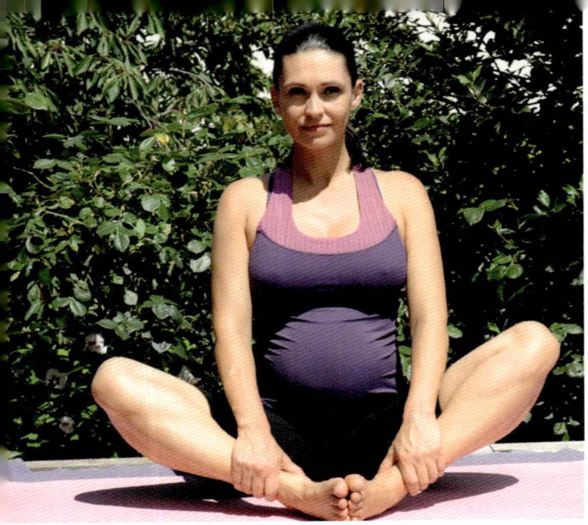

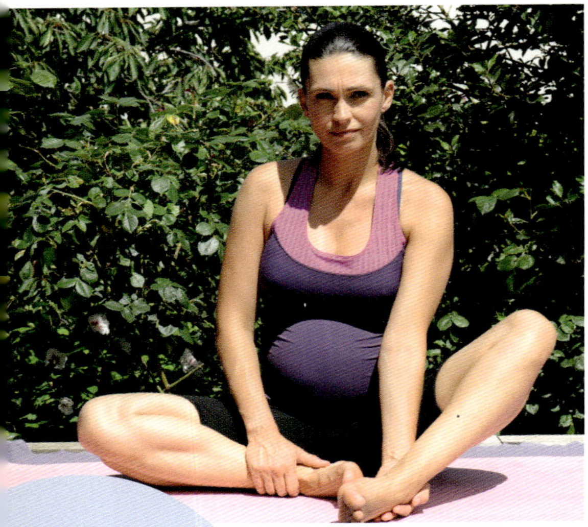

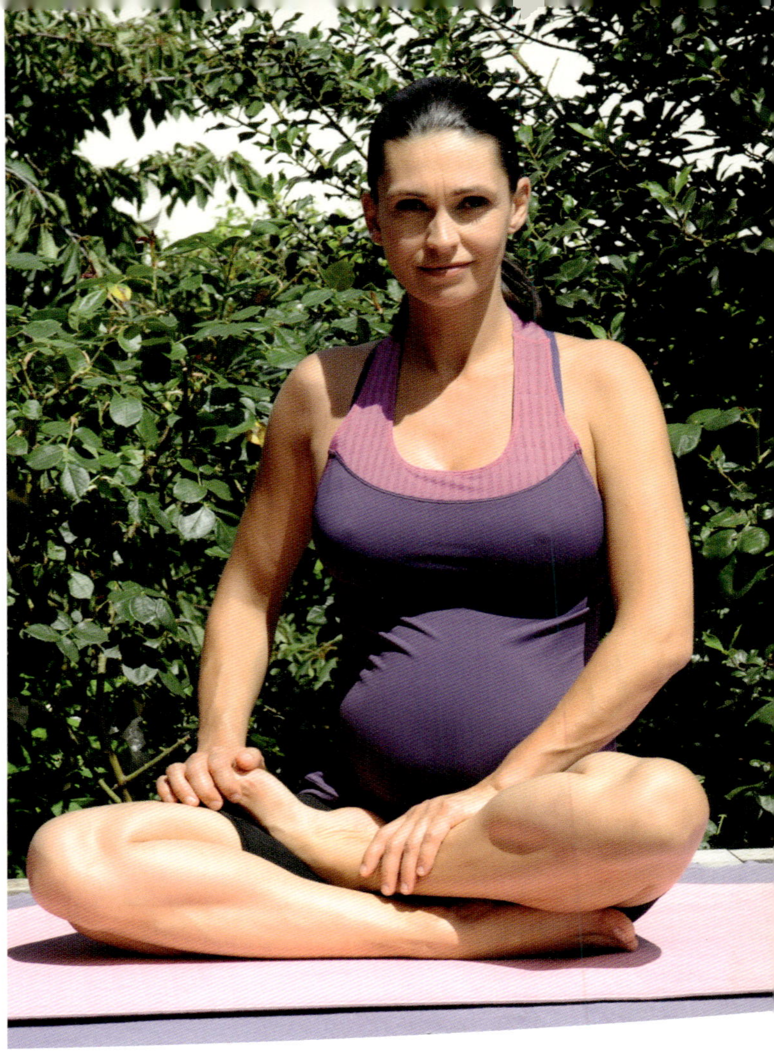

INITIATION À LA MÉDITATION

POSTURE LOTUS ET DEMI-LOTUS

ou Padmasana et Ardha padmasana

Entrer dans la posture

Asseyez-vous en tailleur, glissez une jambe par-dessus la cuisse opposée pour un Demi-lotus. En Lotus, les deux pieds sont posés sur les cuisses. Cette posture n'est pas accessible à tout le monde car elle demande une grande souplesse des hanches ou une ouverture naturellement plus importante. Dans l'idéal, les genoux touchent le sol… ou sont au même niveau.

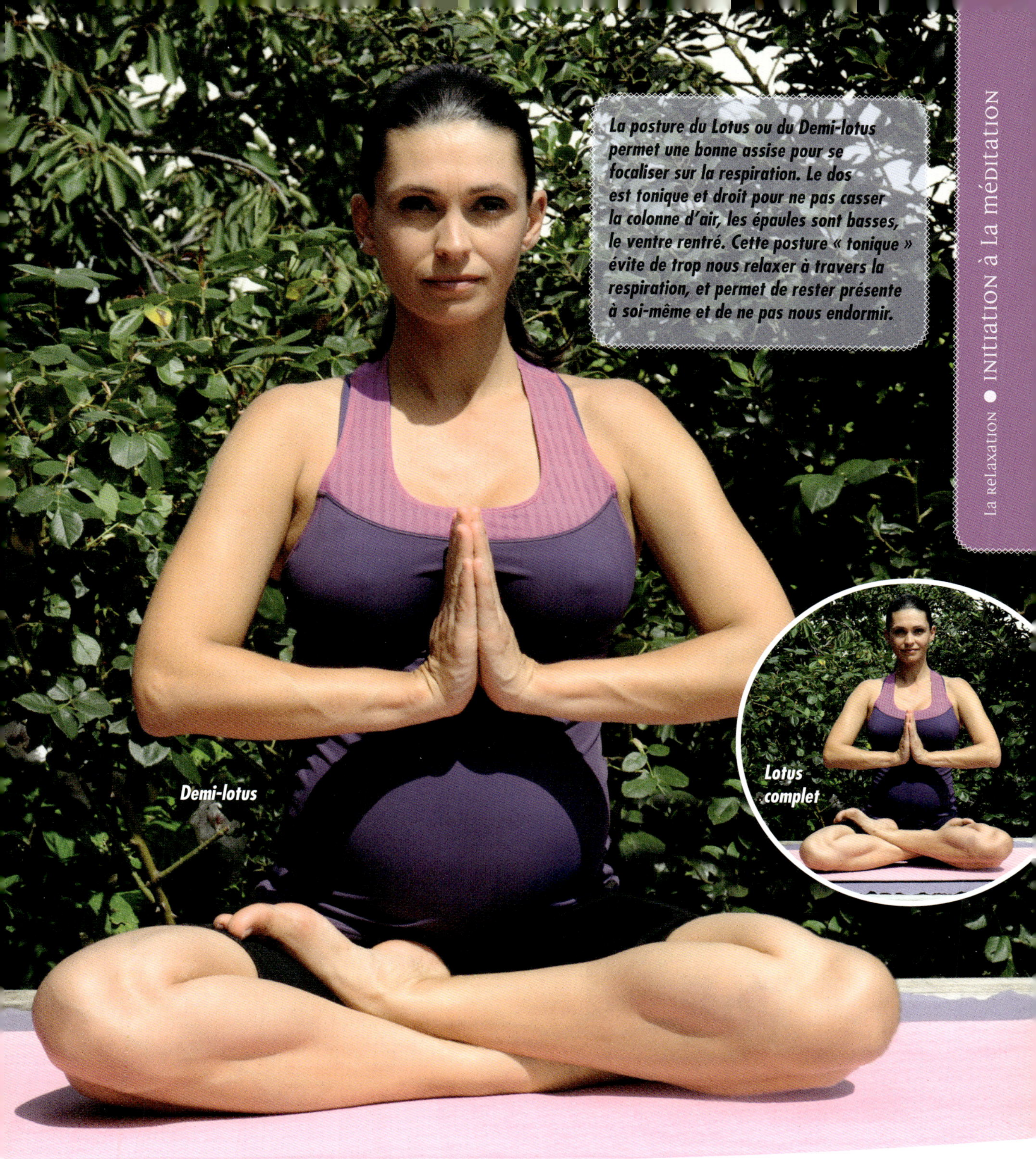

La posture du Lotus ou du Demi-lotus permet une bonne assise pour se focaliser sur la respiration. Le dos est tonique et droit pour ne pas casser la colonne d'air, les épaules sont basses, le ventre rentré. Cette posture « tonique » évite de trop nous relaxer à travers la respiration, et permet de rester présente à soi-même et de ne pas nous endormir.

LES MUDRAS

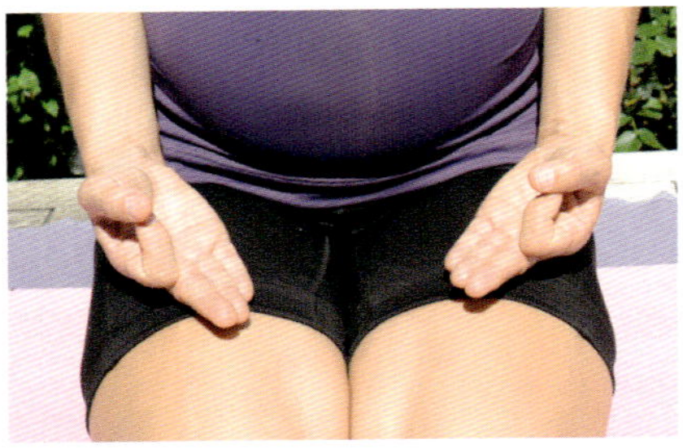

> Chin mudra

Le geste de la conscience universelle. Destiné aux exercices de respiration ou de méditation. Il calme les nerfs et l'esprit, et canalise l'énergie. La main repose sur les cuisses, l'index est en contact avec le pouce.

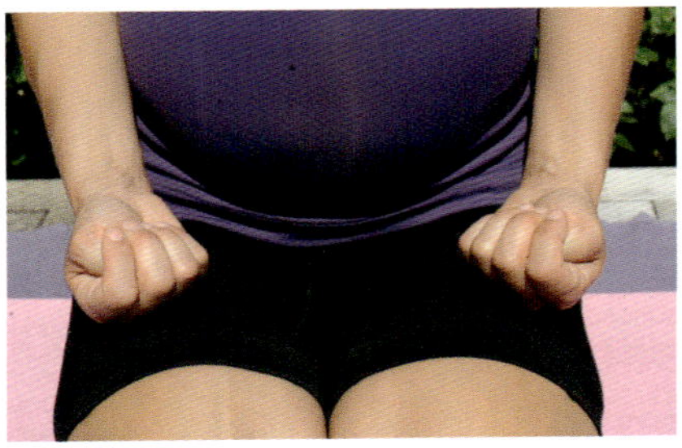

> Mudra Savitur

Il garde l'énergie et lutte contre la déprime.

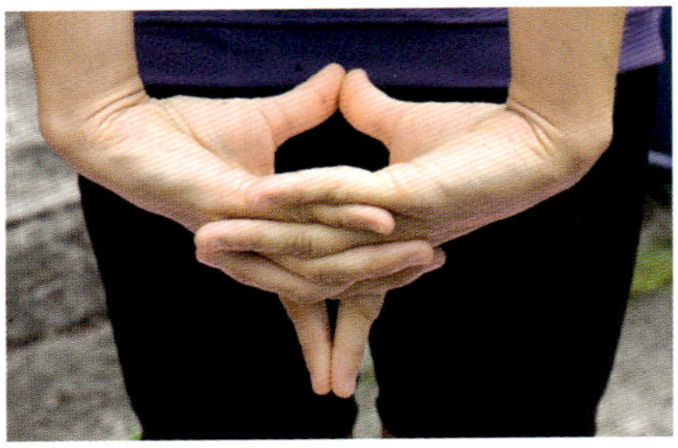

> Mudra yoni

Les énergies du côté droit et gauche se croisent et s'harmonisent, équilibrage entre les deux hémisphères du cerveau, relaxation physique.

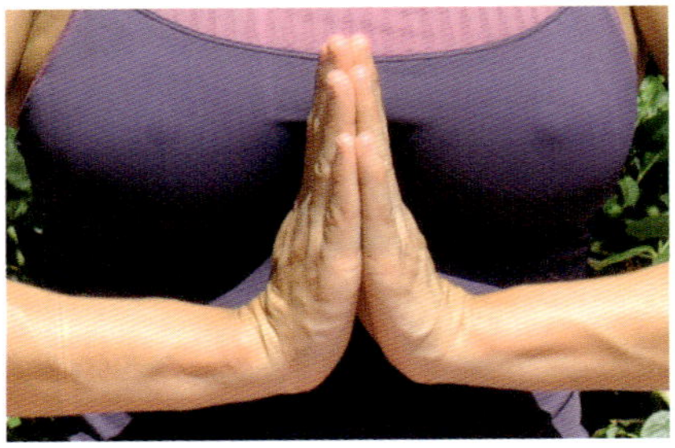

> Mudra namaste ou Atmanjali-mudra

Les mains jointes de la méditation ou de la prière. C'est le salut qui commence et termine une séance.

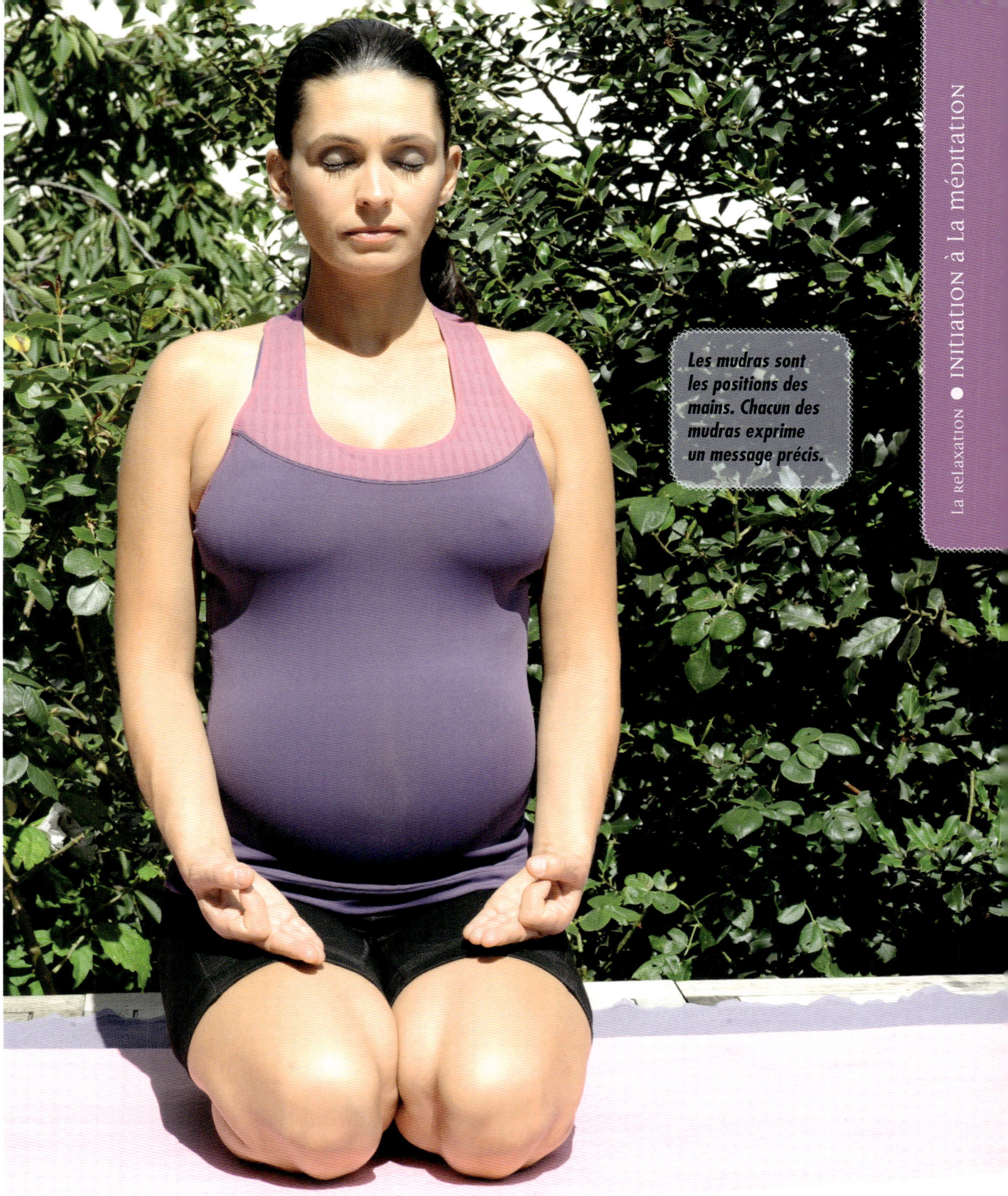

Les mudras sont les positions des mains. Chacun des mudras exprime un message précis.

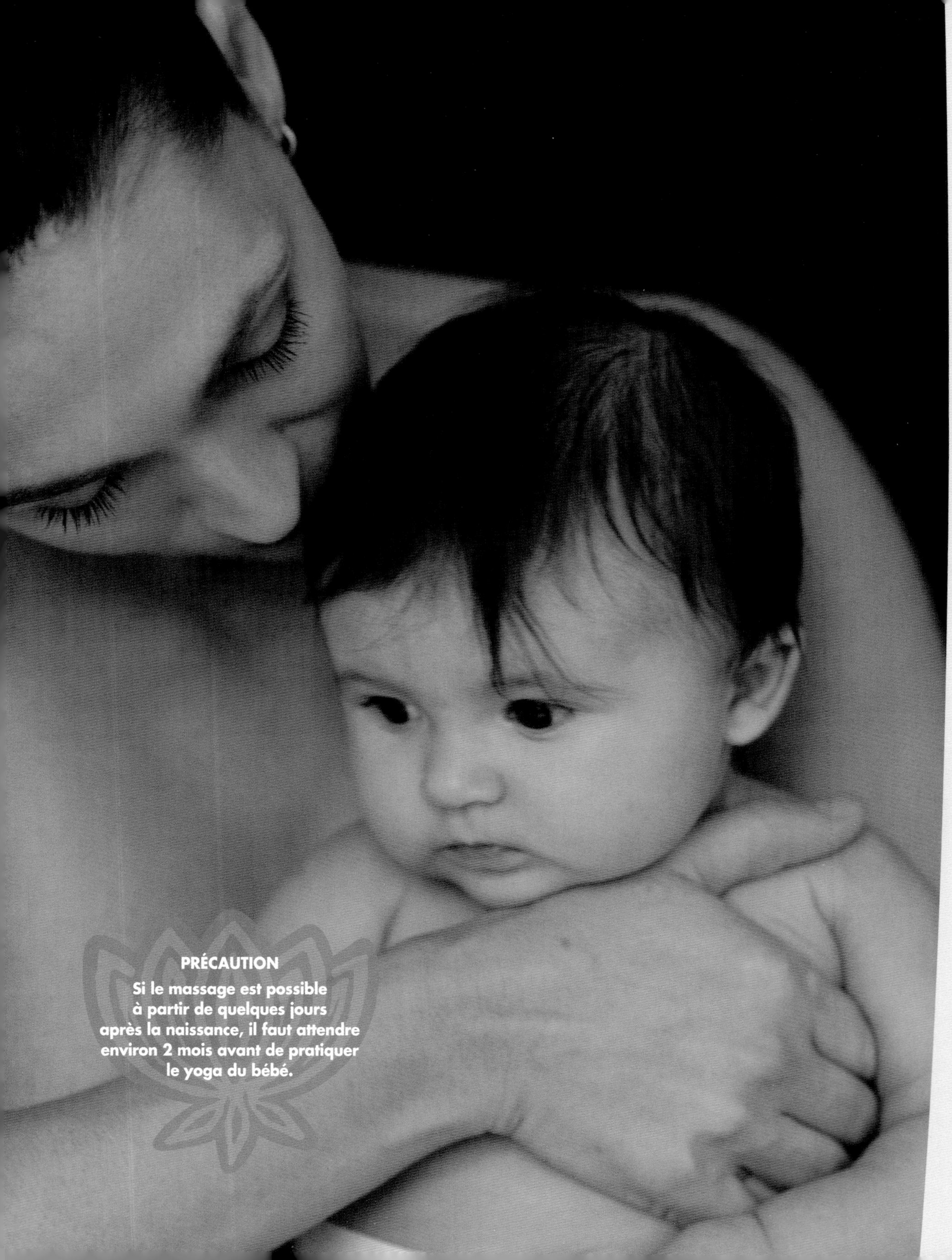

PRÉCAUTION

Si le massage est possible à partir de quelques jours après la naissance, il faut attendre environ 2 mois avant de pratiquer le yoga du bébé.

CHAPITRE 6

yoga du bébé • massage du bébé

14 postures

Dans ce chapitre, nous vous proposons de créer un lien particulier avec votre enfant grâce au massage et au yoga. Une façon ludique et enrichissante de perpétuer la relation créée durant la grossesse à travers la pratique yogique dans laquelle votre bébé aura un rôle actif !

Après ces longs mois de gestation en position fœtale, les bébés ont souvent peur de l'espace qui existe maintenant autour d'eux. Avec les postures et les massages proposés ici, vous l'aiderez à découvrir qu'il n'a rien à en craindre. Cela renforcera sa confiance en lui, en vous, en la vie. Il prendra peu à peu conscience de son corps et de la place qu'il occupe, ce qui aura une influence plus que bénéfique sur son développement psychomoteur.

Au fils des séances, votre bébé participera de plus en plus, ce qui enrichira la complicité parent-enfant. Car c'est un vrai rendez-vous que vous lui donnerez, installant ainsi un rituel qui n'appartient qu'à vous (et à ceux que vous initierez).

Votre bébé vous étonnera par ses aptitudes innées et sa force ! Et vous surprendra en reproduisant certaines postures tout seul ou en s'étirant plus voluptueusement à chaque réveil.

Les massages resteront des instants privilégiés pendant lesquels vous offrirez à votre bébé toute votre attention et votre amour. Instaurez des rendez-vous réguliers pour en récolter tous les bienfaits.
Le yoga, comme le massage, peuvent être pratiqués ensemble ou séparément. C'est à vous de voir ce que votre enfant a envie de recevoir.
Une fois cette pratique installée, elle n'a pas de limite quant à l'âge… Pratiquez tant que votre enfant en a envie ! Vous déposerez en lui la graine du yoga, libre à lui de s'en servir par la suite. Les enfants ont une respiration et un placement du corps juste jusqu'à environ 6 ans. Observez-les ! Ils vous surprendront bien plus que vous ne le croyiez !

yoga du bébé

Conseils pour la pratique du yoga bébé

- Assurez-vous que votre bébé en a envie.
- Choisissez un endroit calme, dont l'air a été renouvelé et dont la température est douce.
- Allongez votre bébé sur une surface ferme, sans être trop molle : votre lit, un tapis épais ou une couverture.
- Son dos doit toujours être droit.

> Le bon déroulement

En guise de prise de contact, commencez par un massage, tout en expliquant vos intentions au bébé. Puis une fois le contact physique établi et la confiance installée, commencez à lui faire prendre doucement les postures. Si l'enfant oppose une résistance, ne forcez pas. Proposez-lui une autre posture tout simplement.

> Le moment privilégié

Après le bain, votre bébé est détendu, réchauffé par la température de l'eau. Il est plus disposé à se laisser manipuler. Certains sont disponibles avant, à vous de sentir ce qui convient le mieux à votre enfant. Parfois, quand ma fille s'agite ou n'arrive pas à se calmer, nous faisons quelques mouvements. Cela canalise son énergie ; ce moment de partage yogique et sportif (!) l'amuse et l'apaise.

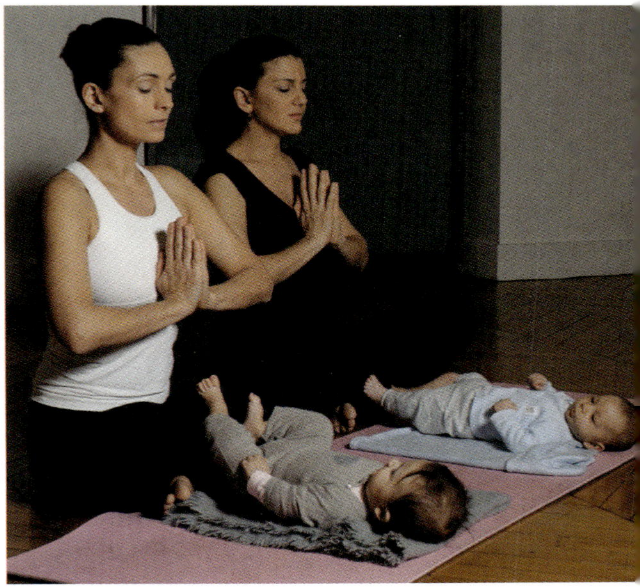

> Les bienfaits de la pratique

Le yoga aide le bébé à prendre conscience de son corps plus rapidement, à coordonner ses mouvements et à tonifier ses muscles. Le yoga facilite son développement psychomoteur.

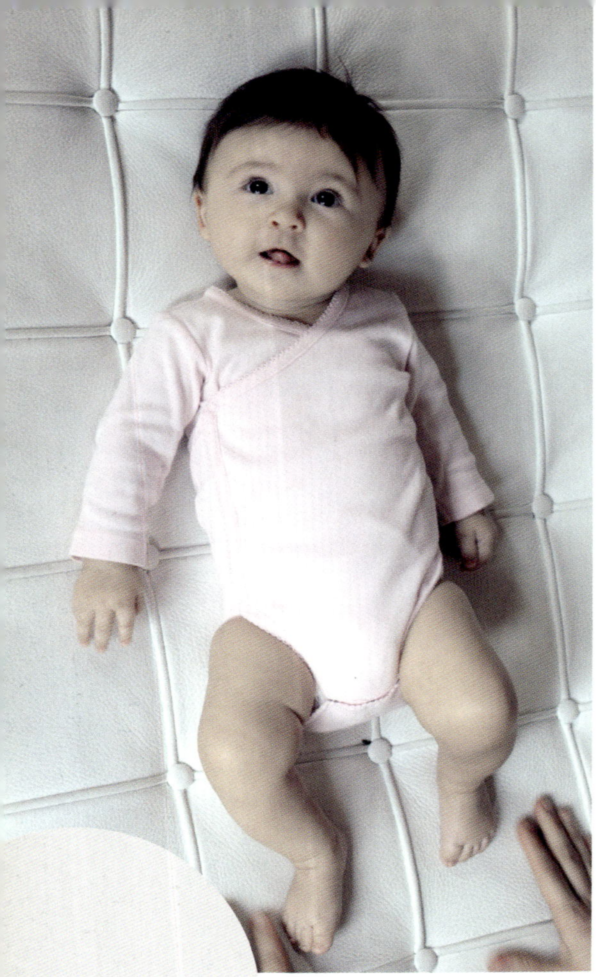

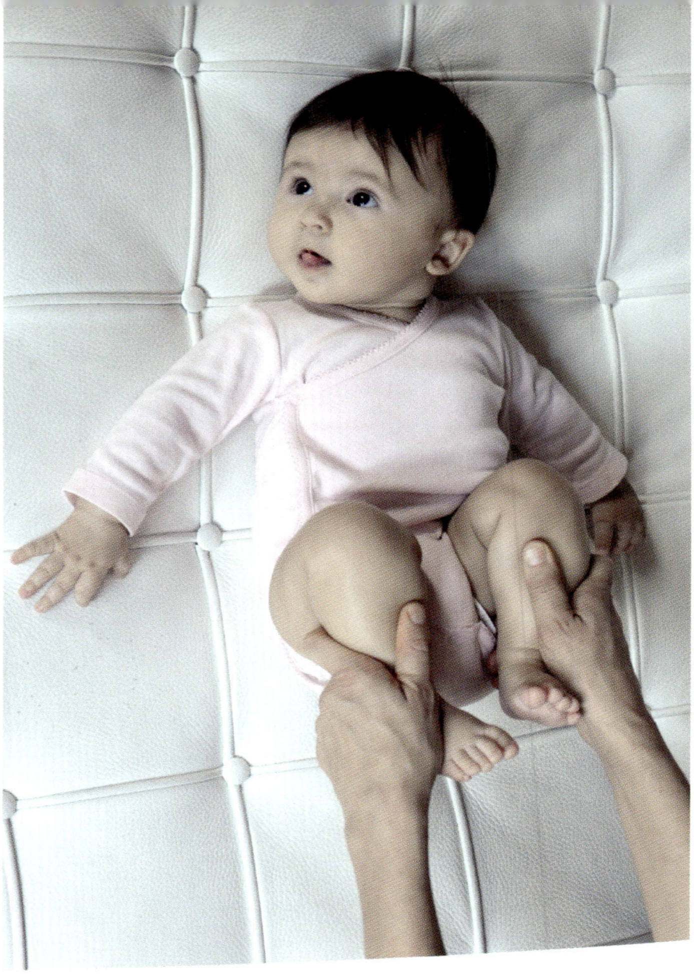

GENOUX-POITRINE

Entrer dans la posture

Remontez les genoux de votre bébé en même temps, puis alternez l'un et l'autre en effectuant une légère pression sur l'abdomen. Puis étirez les jambes vers le bas.

Alternance

Une jambe après l'autre permet un « pédalage » en douceur et fait travailler la souplesse des abducteurs. N'insistez pas si bébé résiste.

Bienfaits

- Assouplissement des articulations des genoux.
- Tonification et étirement des muscles des jambes, du ventre, du dos et de tous les muscles pelviens.
- Stimulation du système digestif.
- Massage abdominal.

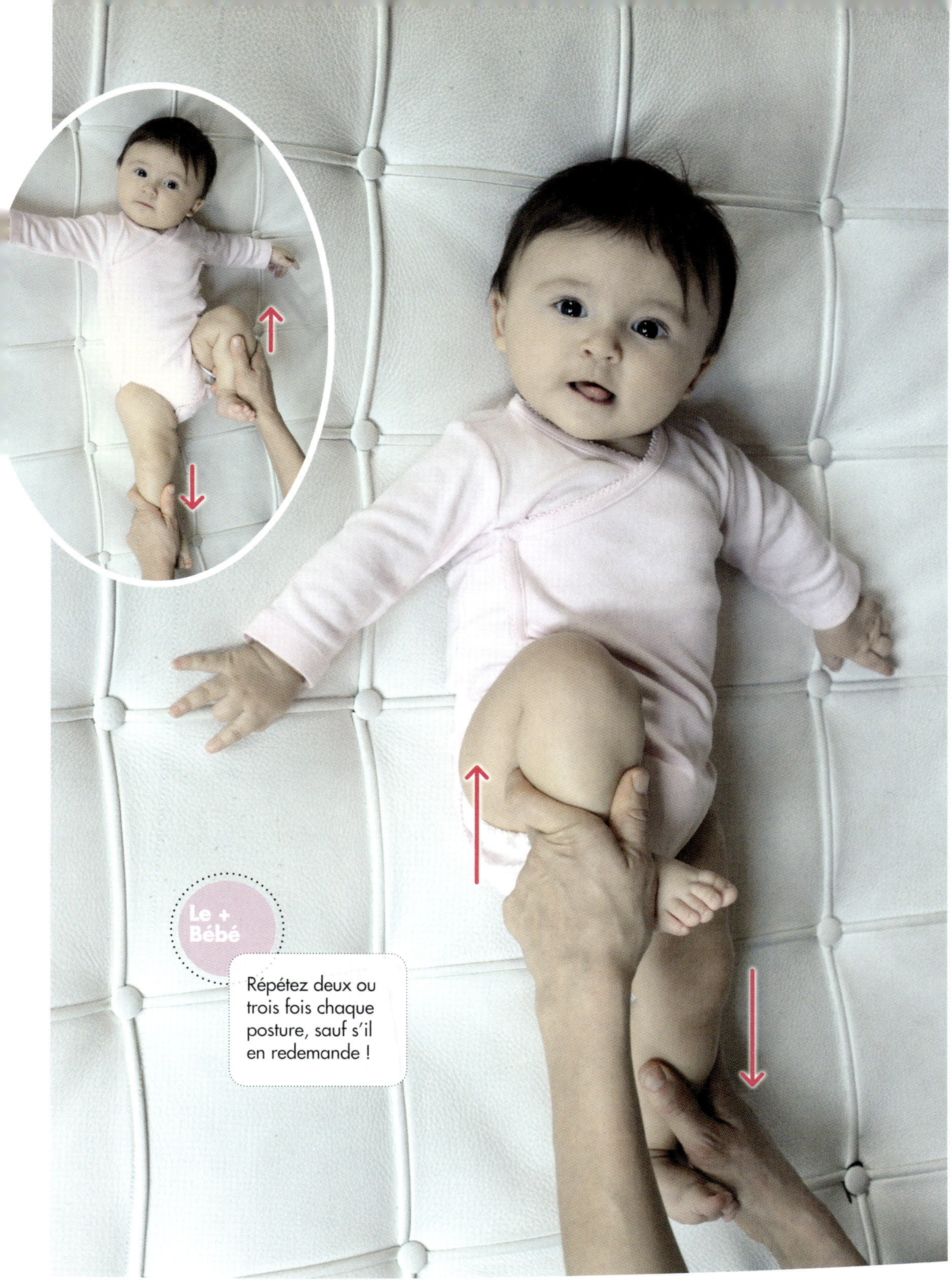

Le + Bébé

Répétez deux ou trois fois chaque posture, sauf s'il en redemande !

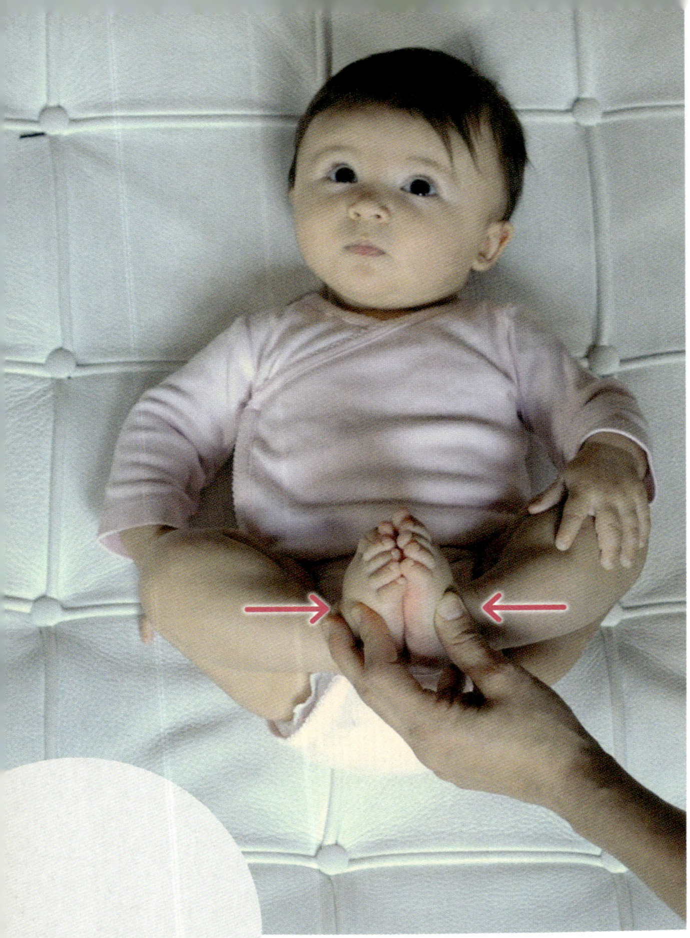

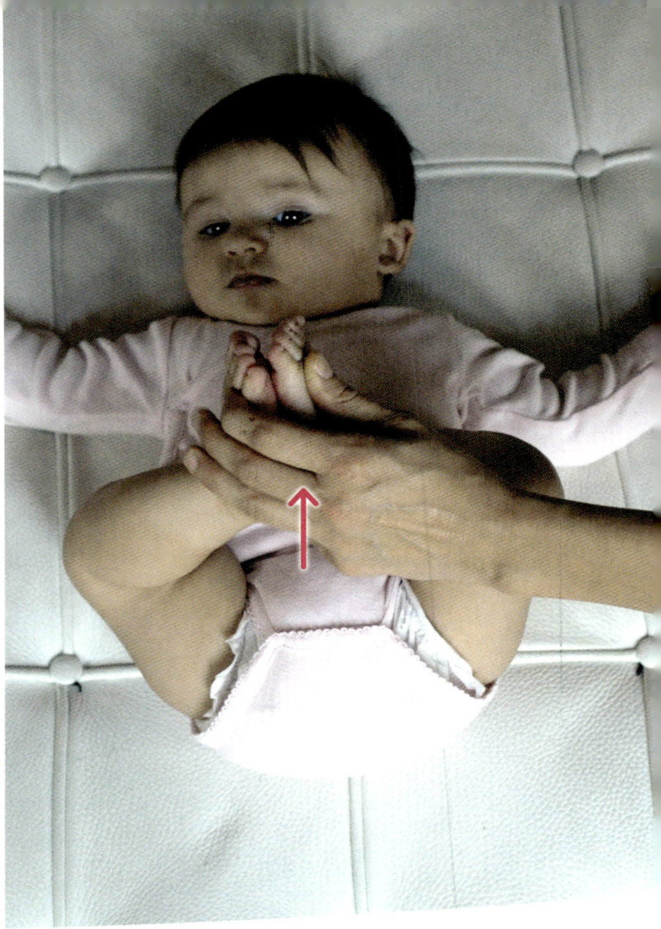

LE PAPILLON

Entrer dans la posture

Bébé est allongé sur le dos, face à vous, sur une surface adaptée. Le dos est bien droit. Pliez ses jambes de façon à ce que les plantes des pieds se touchent à la hauteur du pubis, les genoux ouverts.
Remontez délicatement vers le ventre, puis si l'enfant s'amuse et que sa souplesse le lui permet, remontez les orteils jusqu'au nez ou la bouche !

Bienfaits

- Assouplissement des articulations des hanches et des genoux.
- Ouverture des hanches.
- Tonification et étirement des muscles des jambes et du bas du dos.

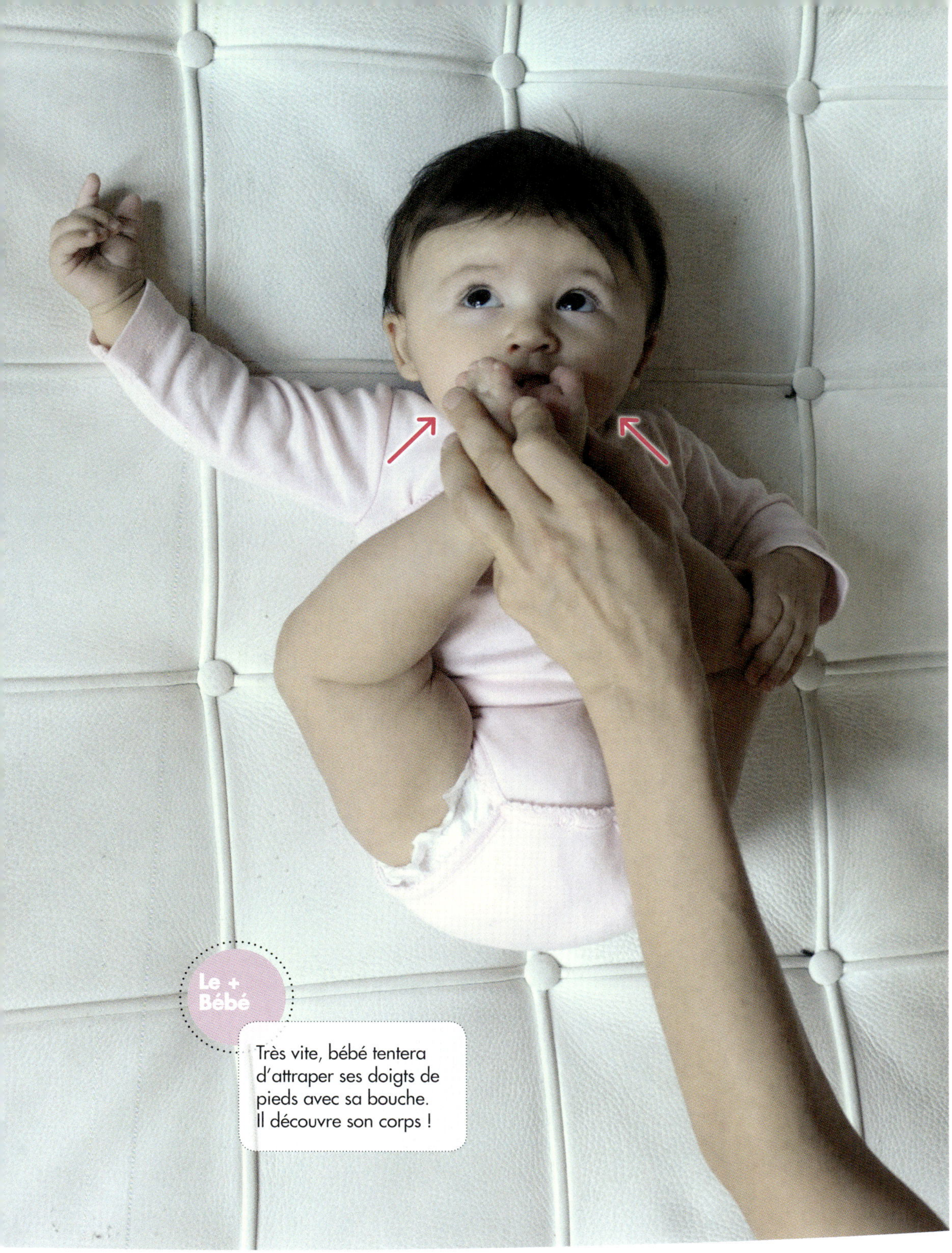

Le + Bébé

Très vite, bébé tentera d'attraper ses doigts de pieds avec sa bouche. Il découvre son corps !

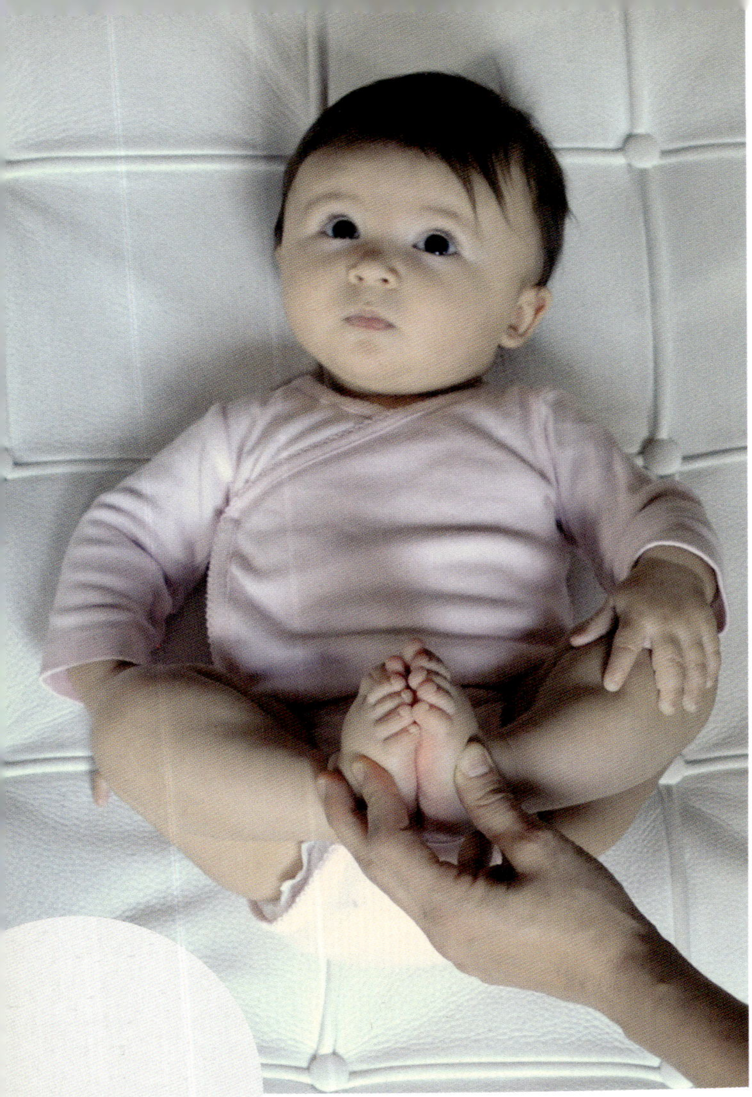

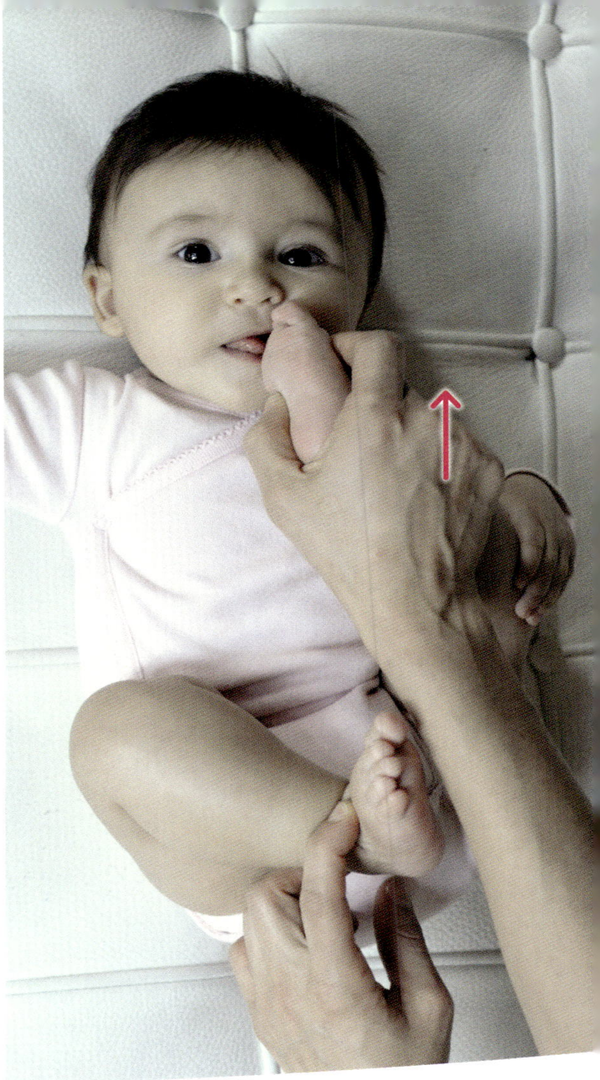

DEMI-LOTUS ACROBATIQUE !

Entrer dans la posture

Partez de la posture du Papillon. Remontez alternativement les pieds jusqu'à la bouche, le nez ou le front selon la souplesse. Ne forcez pas.
Avec le temps, vous pourrez aussi descendre l'autre jambe. Certains bébés arrivent à faire le grand écart facilement !
Maintenez la colonne vertébrale bien droite.

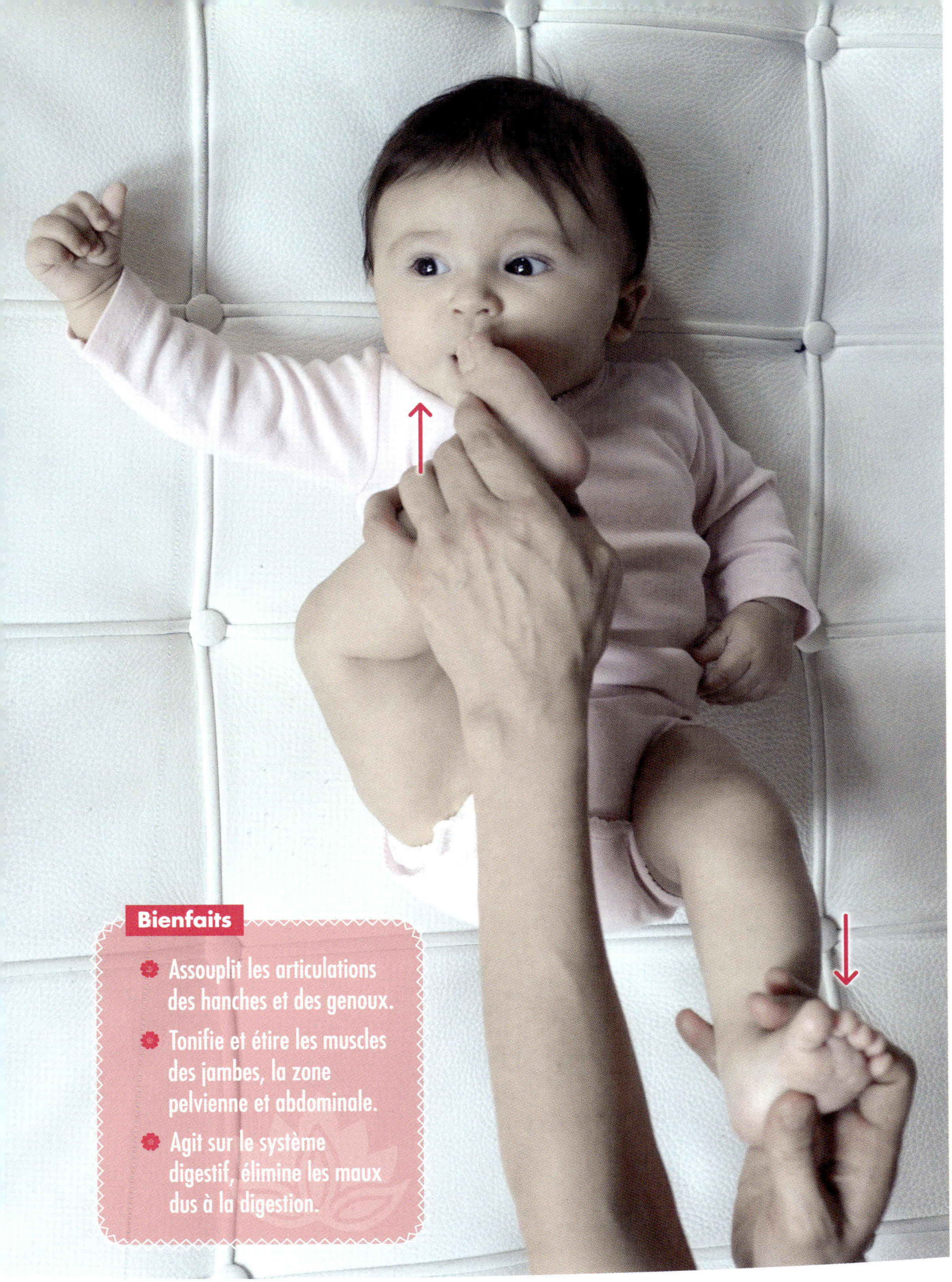

Bienfaits

- Assouplit les articulations des hanches et des genoux.
- Tonifie et étire les muscles des jambes, la zone pelvienne et abdominale.
- Agit sur le système digestif, élimine les maux dus à la digestion.

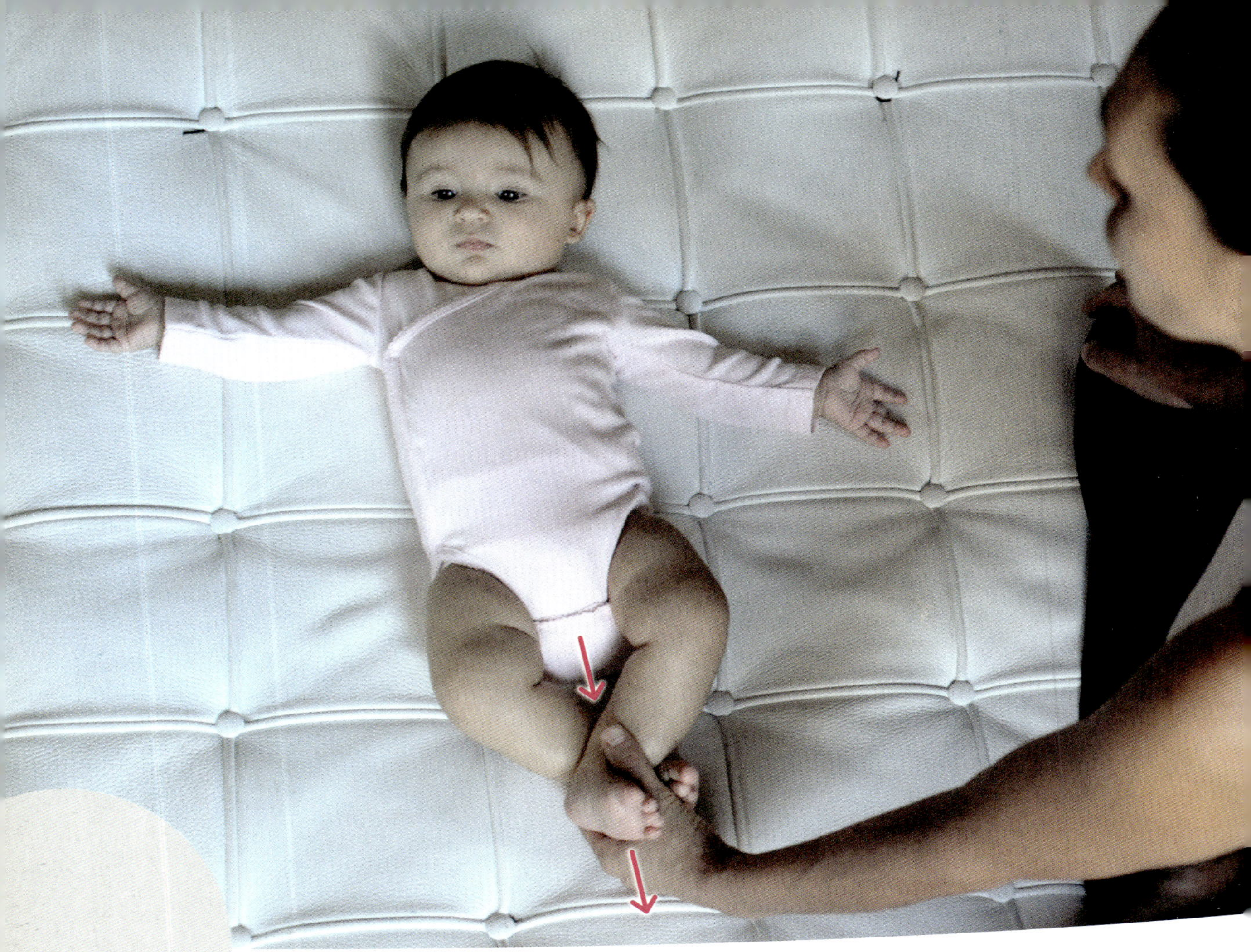

PIEDS CROISÉS

Entrer dans la posture

Après les postures d'ouverture de hanches (Papillon, Demi-lotus), voici une posture pour les refermer. Croisez les chevilles, étirez les jambes vers vous sans forcer. Les genoux ne sont pas ouverts sur les côtés.

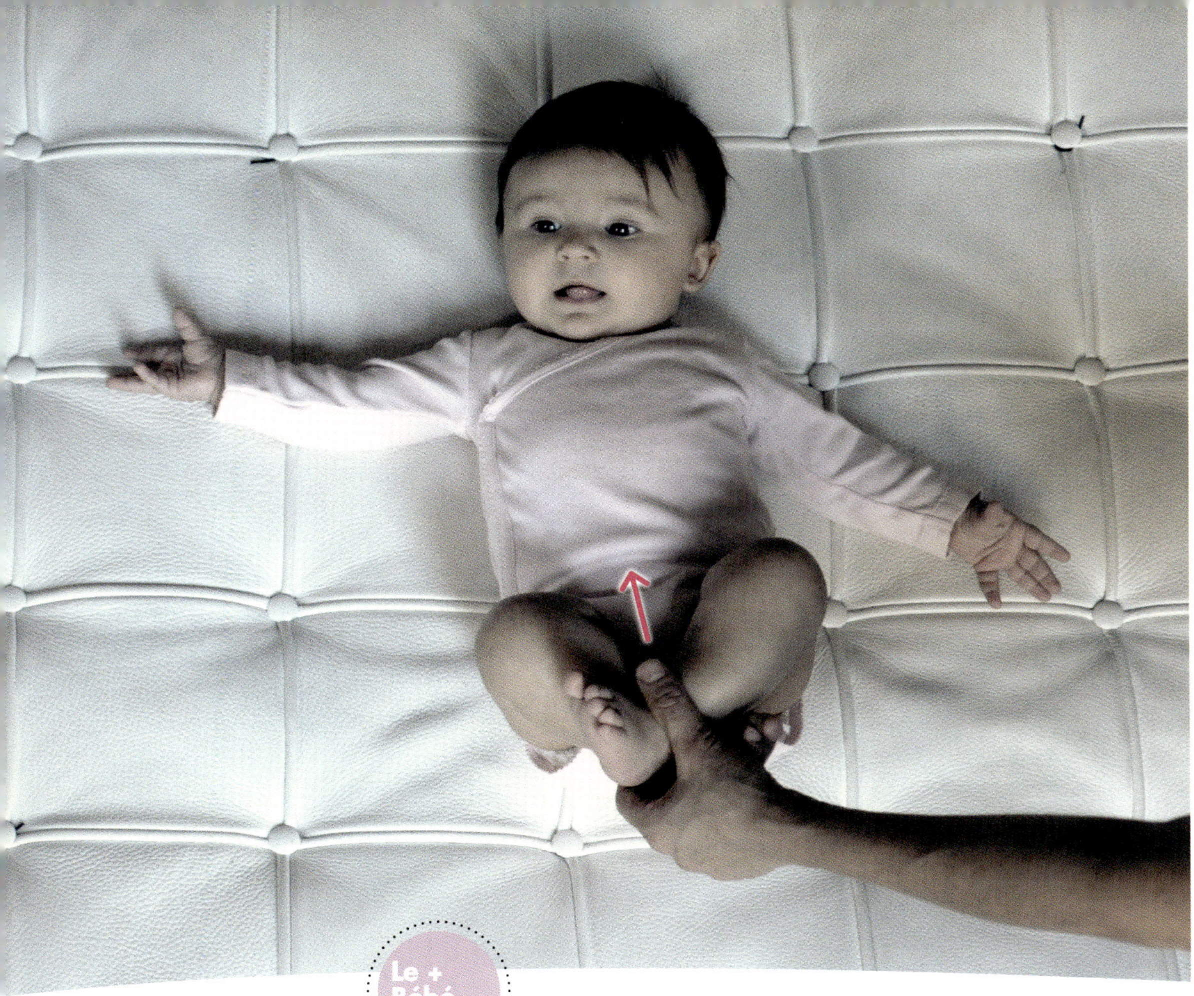

Le + Bébé

Parfait après le « Papillon ».

Bienfaits

- Assouplit les articulations des genoux, des chevilles, des hanches.
- Stimule le bassin et le dos.

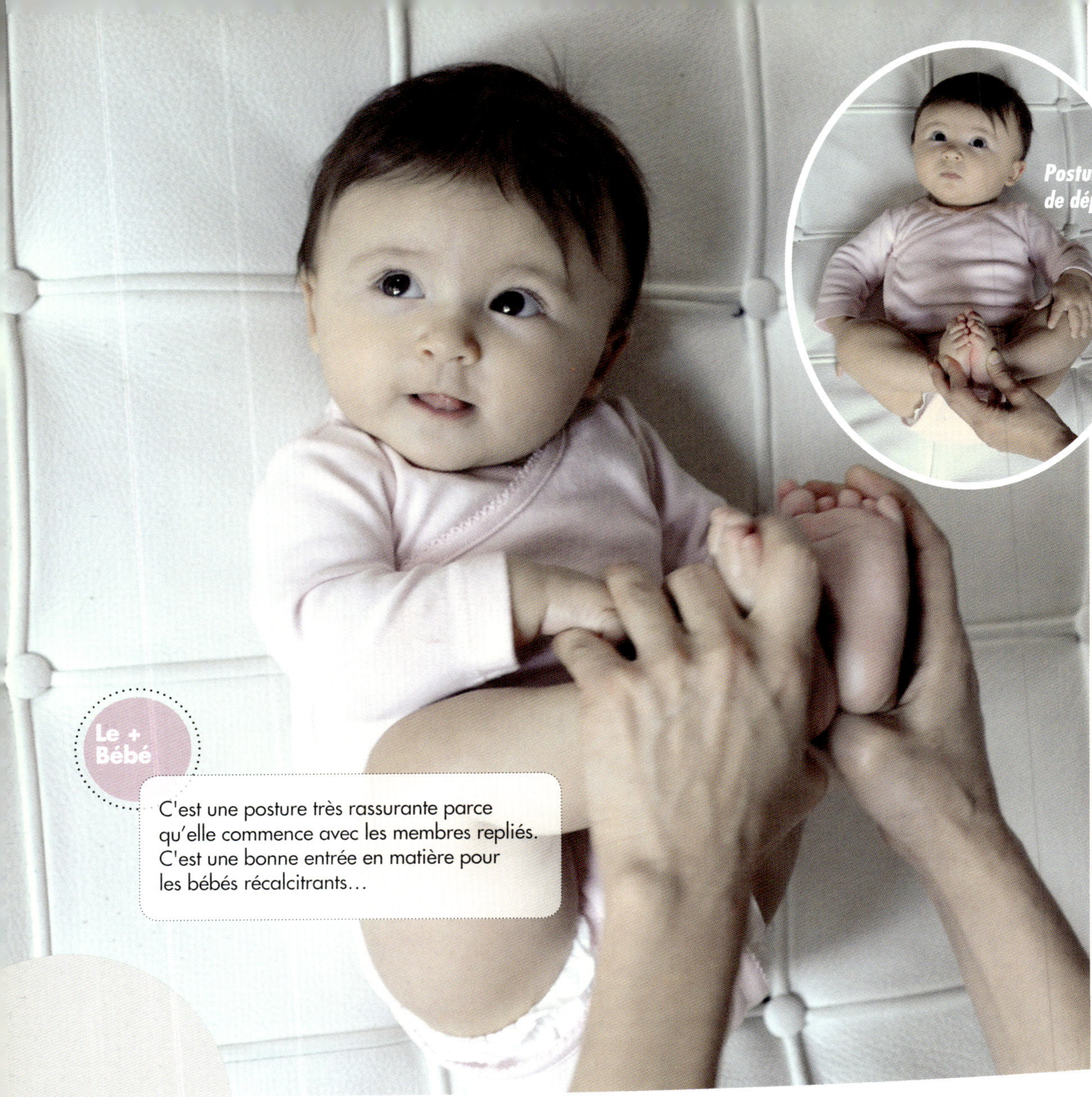

Le + Bébé

C'est une posture très rassurante parce qu'elle commence avec les membres repliés. C'est une bonne entrée en matière pour les bébés récalcitrants…

LA BASCULE

Entrer dans la posture

Allongez votre bébé, le dos droit, puis remontez les pieds vers le torse. Faites pivoter tout le corps du bébé sur un côté, puis sur l'autre, doucement.

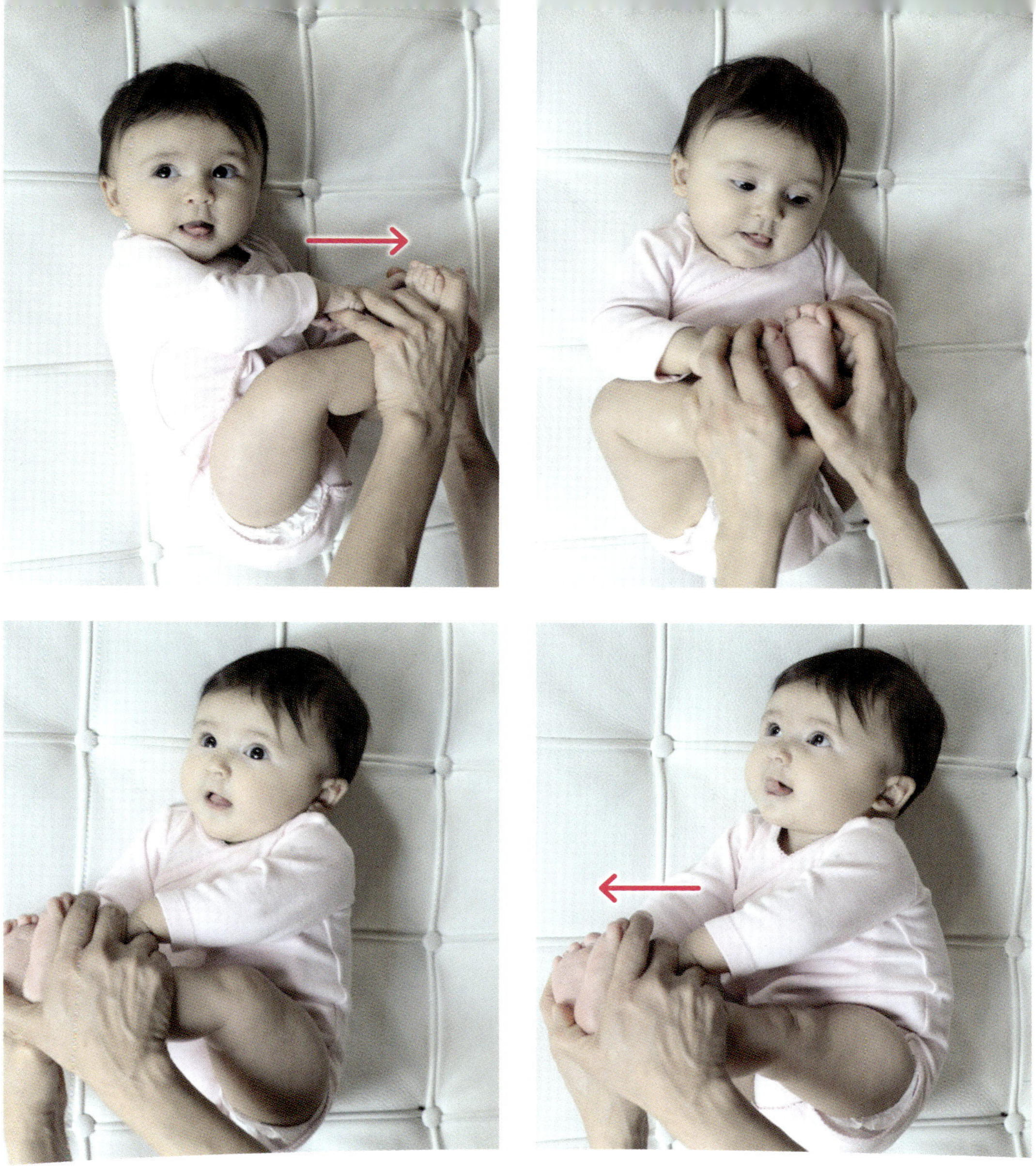

Bienfaits

- Assouplit les articulations des hanches et la colonne vertébrale.
- Tonifie et étire les muscles des jambes et du bas du dos.
- Masse le dos.

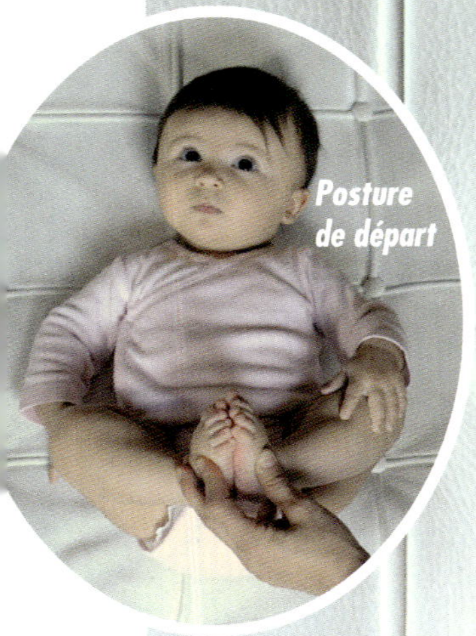

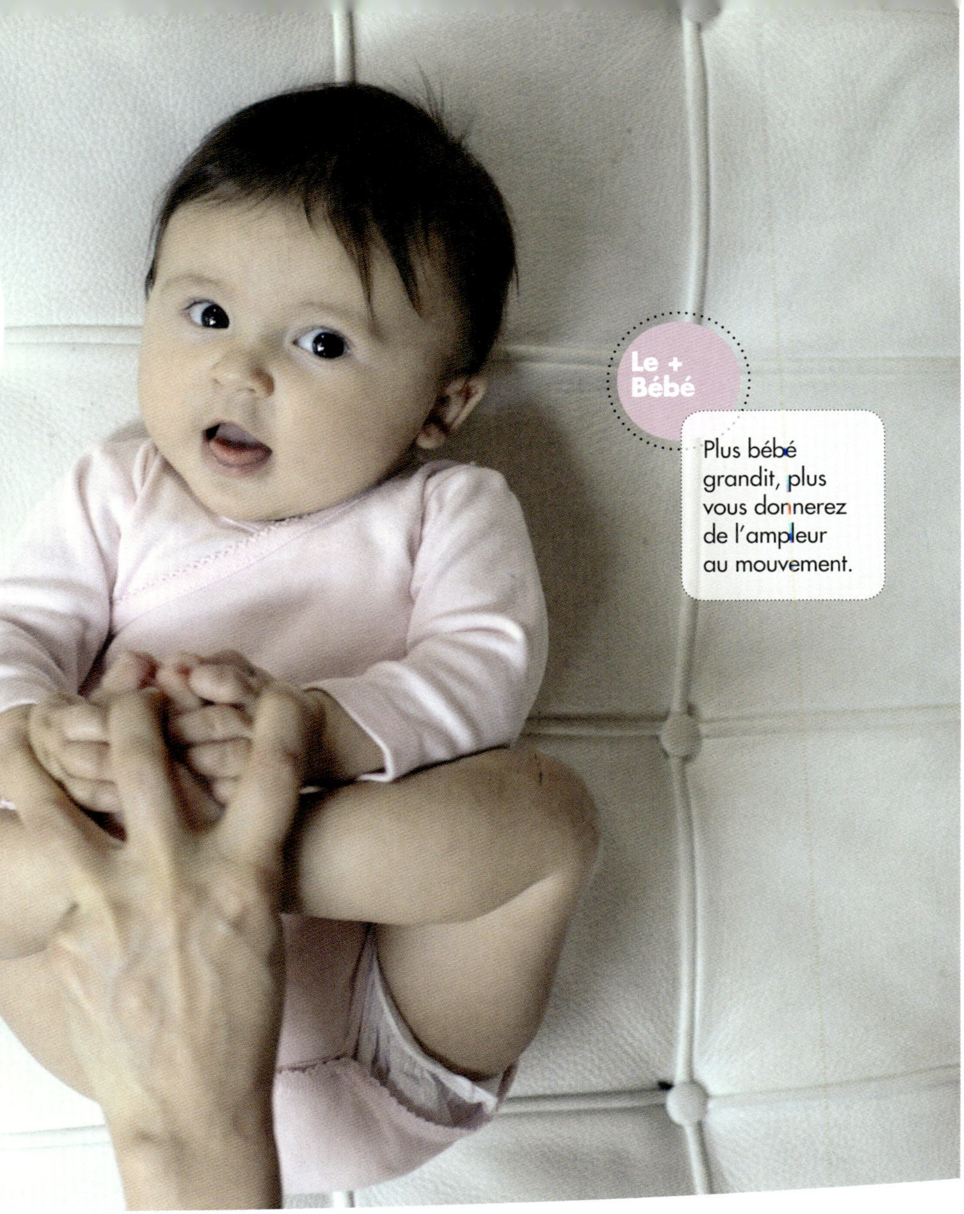

Le + Bébé

Plus bébé grandit, plus vous donnerez de l'ampleur au mouvement.

GENOUX QUI ROULENT

Entrer dans la posture

Allongez bébé, puis remontez les jambes pliées, façon Papillon et faites doucement des cercles en lui tenant les pieds, dans un sens, puis dans l'autre. Commencez par de petits cercles, élargissez-les peu à peu, sans faire bouger le haut du corps.

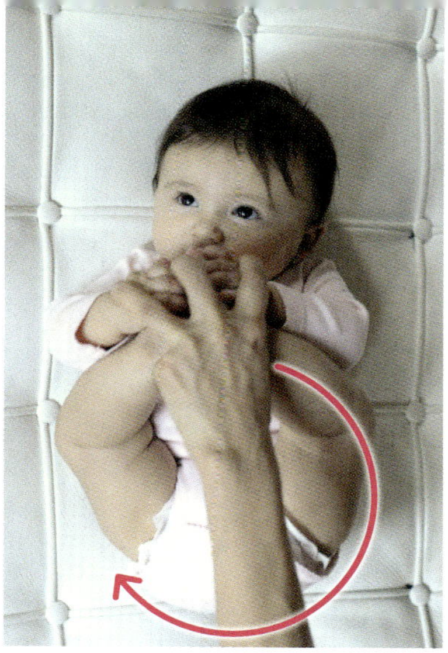

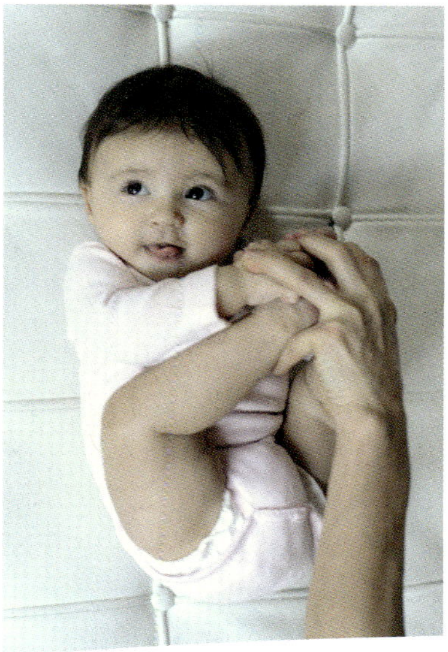

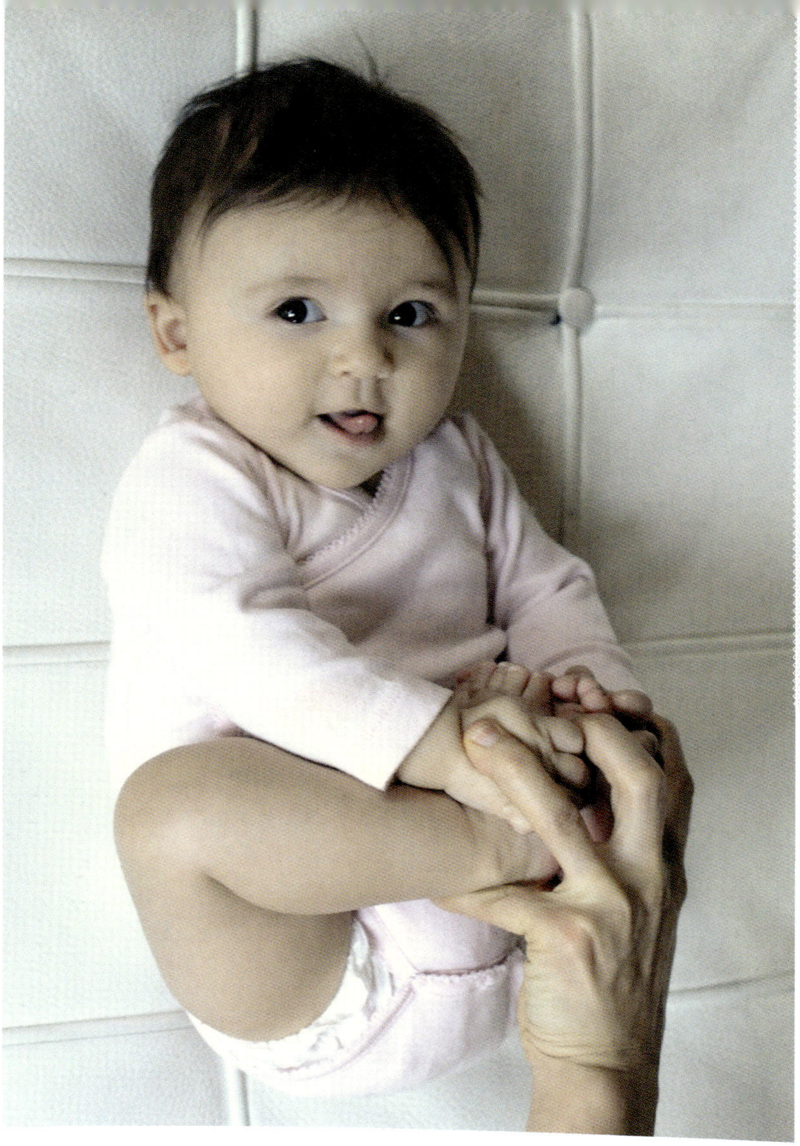

Bienfaits

- Assouplit les articulations des hanches et des genoux.
- Tonifie et étire les muscles pelviens, ceux des jambes, du dos et les abdominaux.
- Masse le bassin.
- À pratiquer lorsque les petits ont des soucis de gaz ou de constipation.

Le + Bébé

Les bébés réagissent aux stimuli.
Cette posture est idéale pour l'inciter à réagir et à communiquer avec nous. D'ailleurs, c'est lui qui donnera l'intensité !

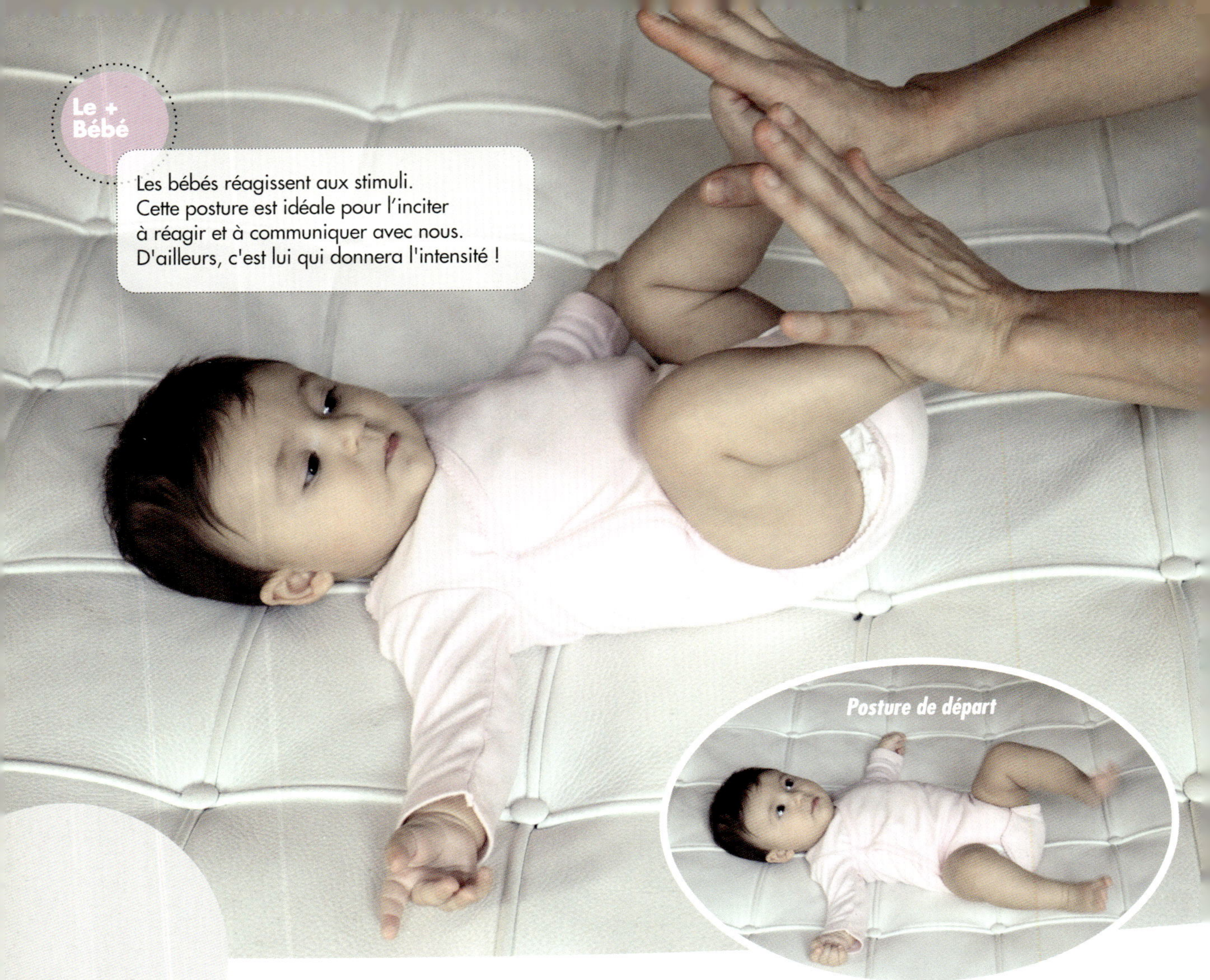

POUSSE-MAINS

Entrer dans la posture

Sollicitez les jambes de votre bébé, puis apposez vos paumes de mains contre ses plantes de pieds. Exercez une résistance simultanée sur les deux pieds, puis alternez l'un après l'autre. Le bébé comprendra vite le jeu ! Il poussera à son tour. Sentez sa force et son énergie !

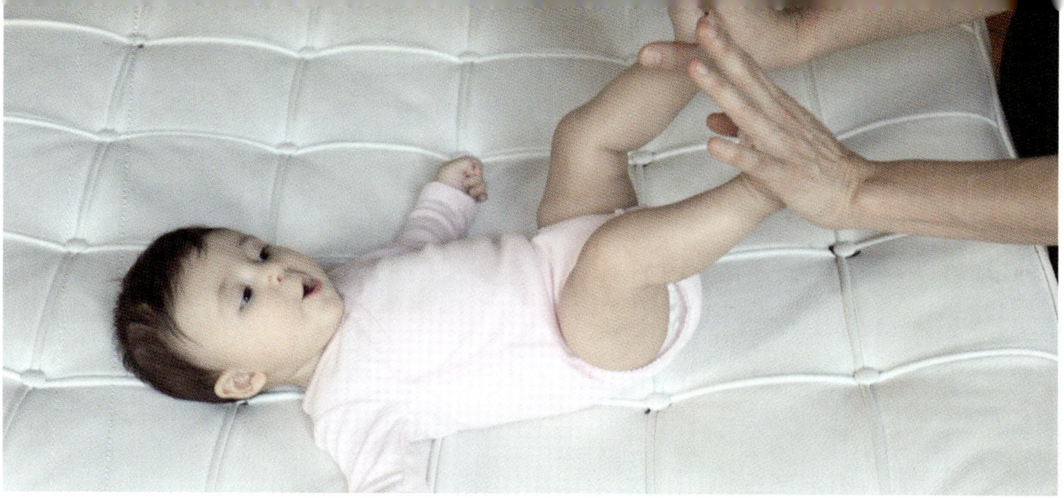

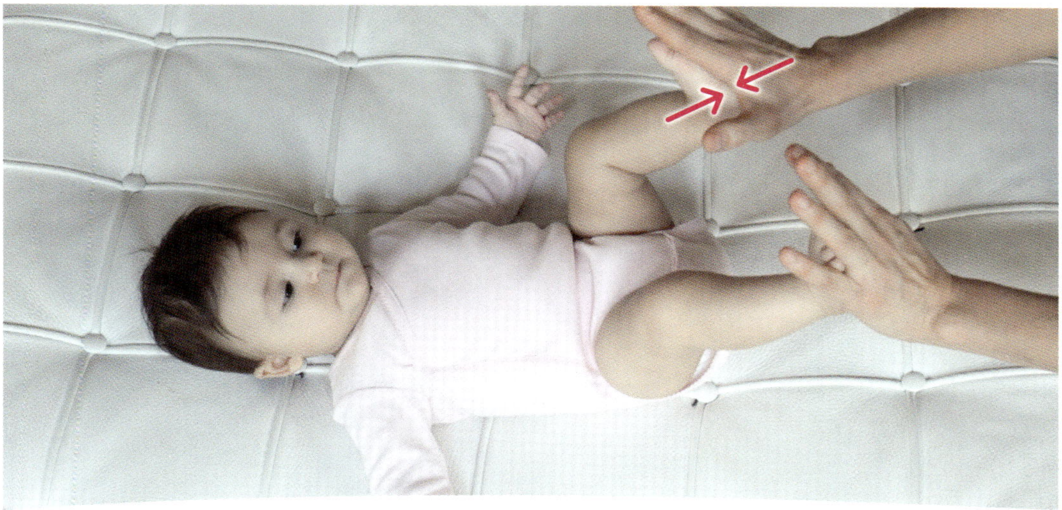

Bienfaits

- Tonifie les muscles et les articulations des jambes.
- Le contact plantes des pieds/paumes des mains permet de connecter bébé à votre énergie.
- Ça défoule !
- L'enfant est vraiment actif dans cette posture, ce qui l'amuse en général beaucoup.

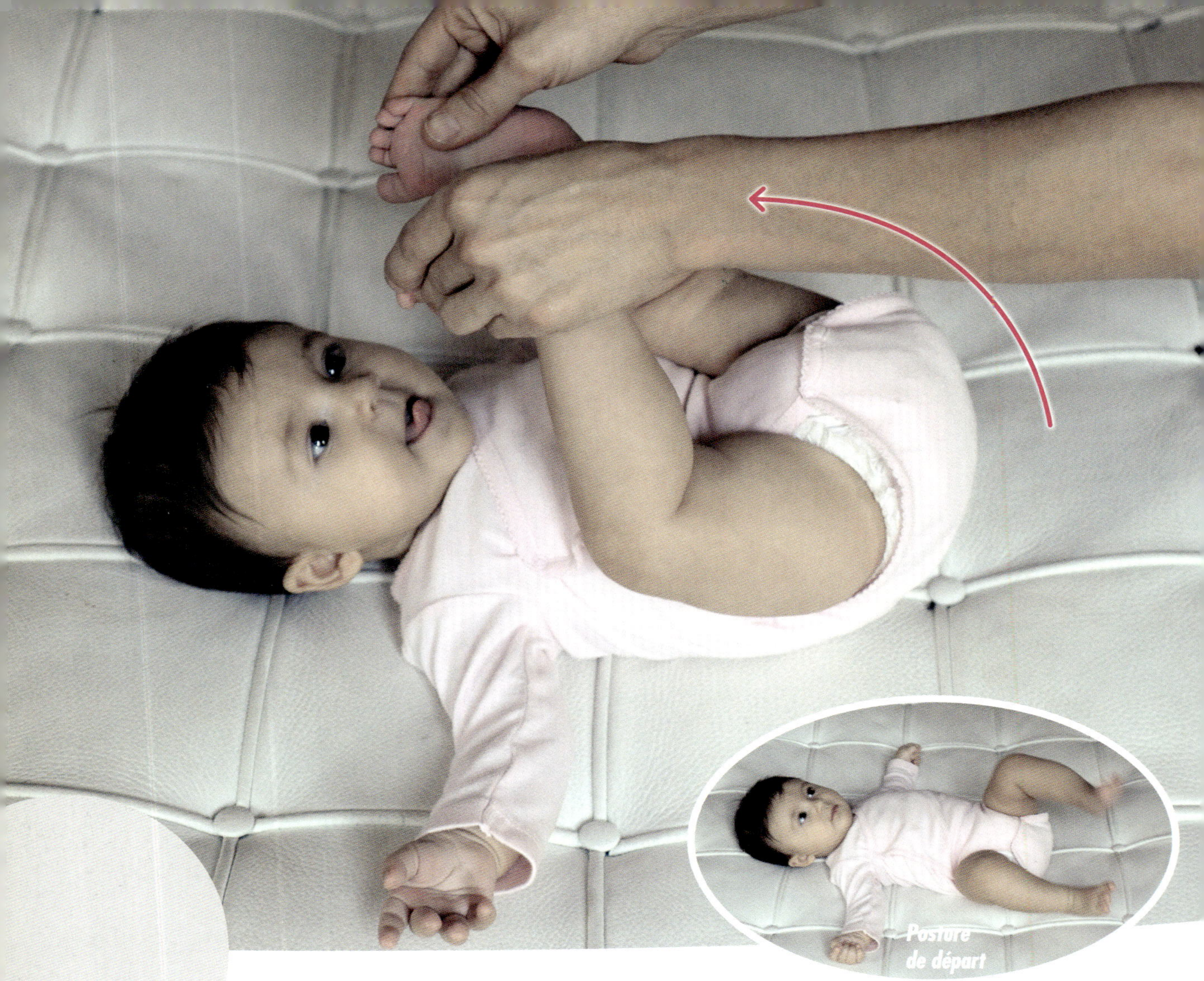

ÉTIREMENT-RELÂCHEMENT

Entrer dans la posture

Cette posture est tonique puisque votre bébé y participe de façon « active » ! Accompagnez-le avec la voix. Soulevez les jambes de votre bébé en lui tenant les pieds, puis lâchez-les. Commencez tout en bas puis montez au fur et à mesure. Les jambes vont retomber d'elles-mêmes et plus l'enfant va grandir, plus il va « contrôler » la descente ou tout simplement se laisser aller au relâchement.

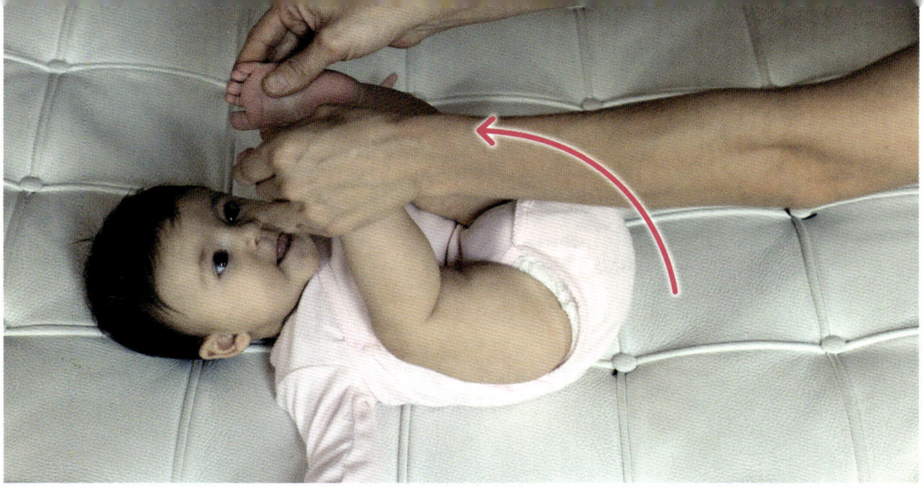

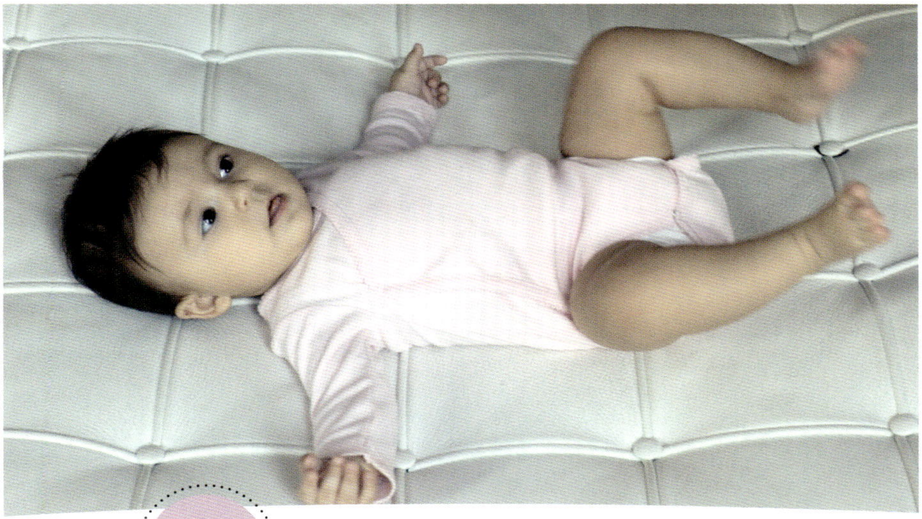

Le + Bébé

Bébé découvre qu'il peut contrôler ses jambes. Peu à peu, la posture se dynamise.

Points importants

Respirez assez fort de manière à ce que votre bébé vous entende inspirer et souffler. Inspirez en montant les jambes, soufflez en relâchant. Cette posture est à réaliser en fin de session de postures ces jambes.

Bienfaits

- Tonifie et étire les muscles des jambes et du dos.

BRAS QUI MONTENT

Entrer dans la posture

Tenez les mains de votre bébé et faites-les remonter, bras tendus, au-dessus de sa tête. Ne forcez pas ! Si vous rencontrez une résistance de la part de votre bébé, n'insistez pas et proposez-lui la posture avec les bras écartés, plus facile à réaliser. Accompagnez votre enfant par la respiration, peu à peu, il vous imitera. Vous pouvez commencer par étirer les bras du bébé vers le bas, pour le détendre. Vous pouvez aussi effectuer de légères pressions dans les paumes des mains.

Respiration et répétition

Inspirez sur la montée, expirez sur la descente. Répétez la posture cinq ou six fois.

Bienfaits

- Assouplit les articulations des épaules.
- Tonifie, renforce et étire les muscles du dos et des bras.
- Ouvre la cage thoracique.

Bon à savoir

Les muscles sollicités sont ceux qui lui serviront à s'asseoir et à se mouvoir plus tard. Cette posture anticipe les futures actions du bébé ! Ce qui explique aussi pourquoi les bébés yogis sont parfois en avance sur les autres !

Au début de sa vie, le bébé replie naturellement ses jambes et ses bras, c'est la mémoire de sa posture intra-utérine… Souvent, le fait d'étirer les bras du bébé le fait rire, car il est surpris par cette nouvelle possibilité. Il n'a pas encore l'habitude d'étirer les bras aussi largement. Tout comme dans l'étirement total, cela participe à la coordination des mouvements et à la prise de conscience de son corps.

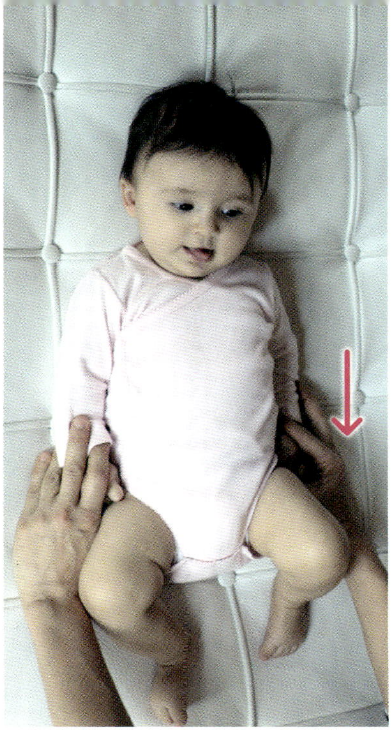

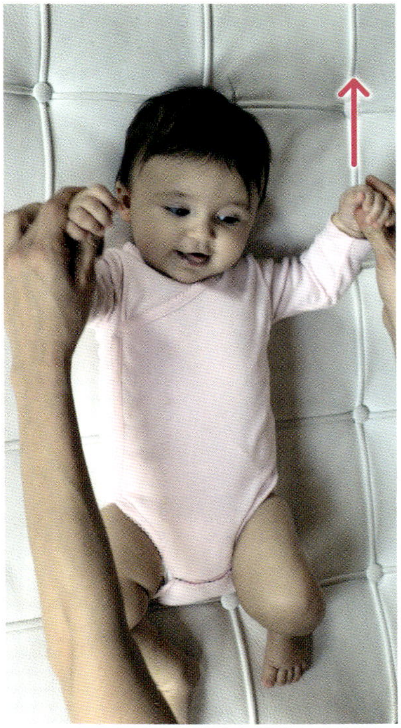

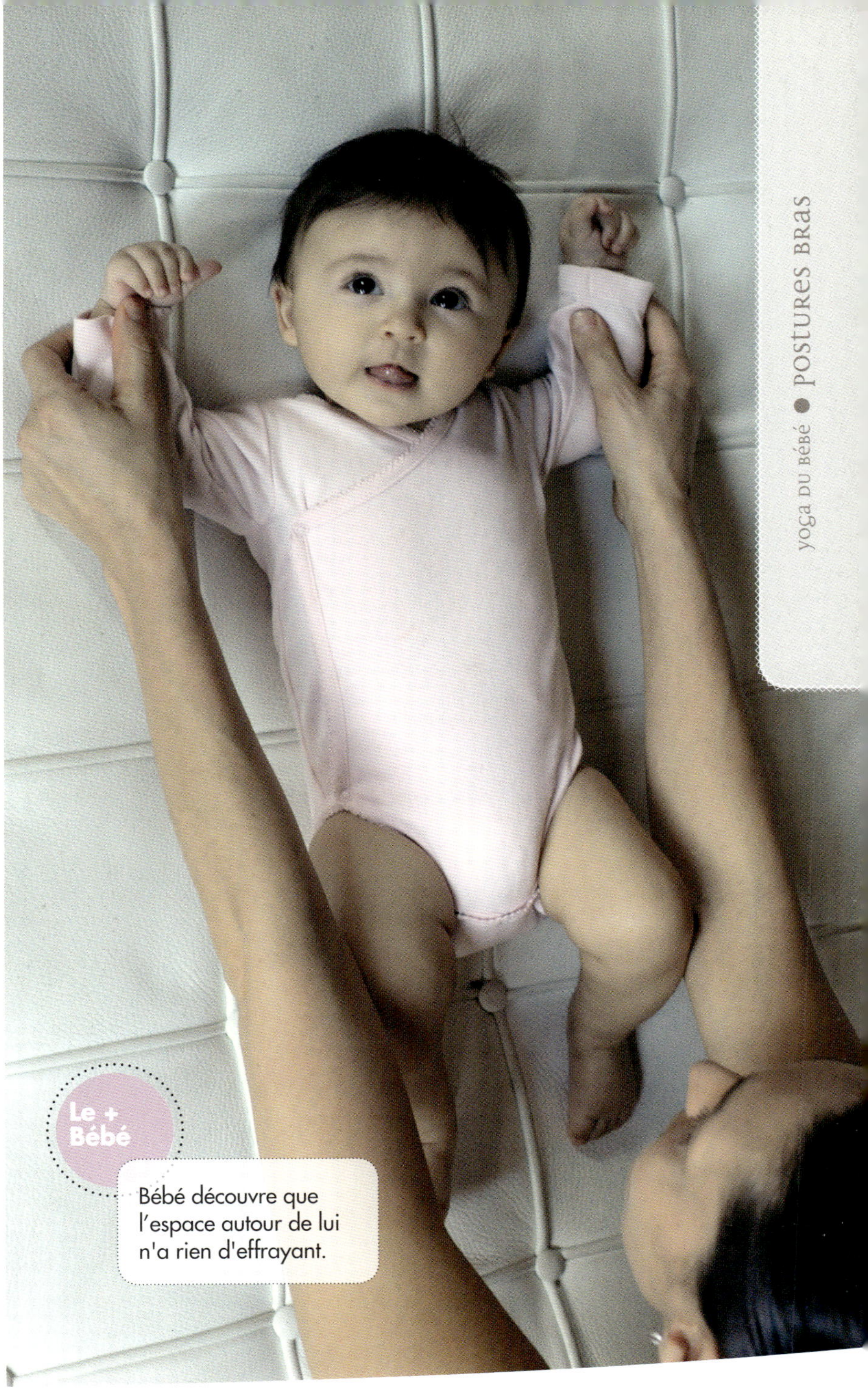

Le + Bébé

Bébé découvre que l'espace autour de lui n'a rien d'effrayant.

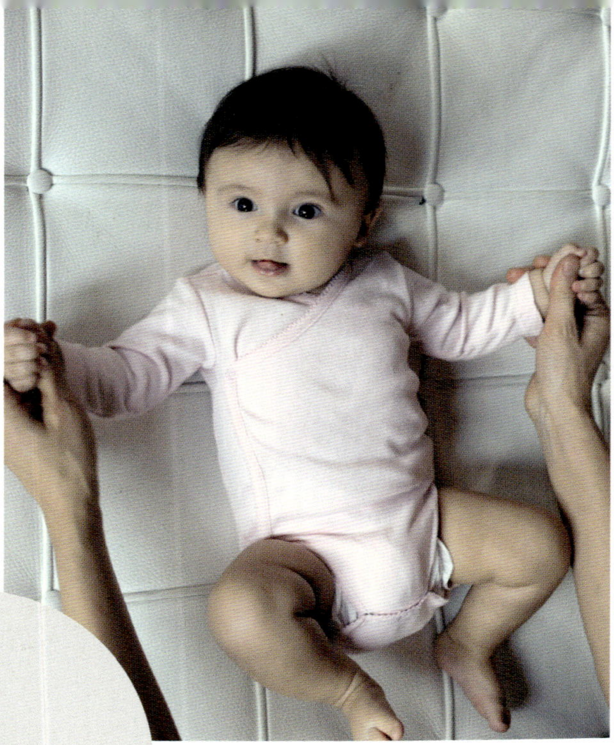

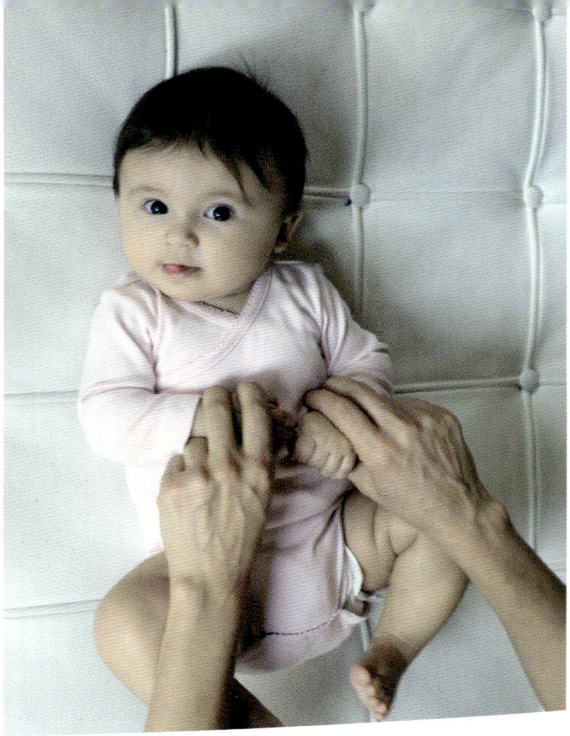

BRAS ÉCARTÉS

Entrer dans la posture

Sur l'expiration, ramenez les bras de votre bébé sur sa poitrine en lui tenant les mains. Écartez-les latéralement en inspirant profondément. Puis, en expirant, croisez les bras l'un au-dessus de l'autre en revenant à la poitrine.

Bienfaits

- Assouplit les articulations des épaules et des coudes.
- Tonifie, renforce et étire les muscles du haut du dos et des bras.
- Ouvre la cage thoracique.

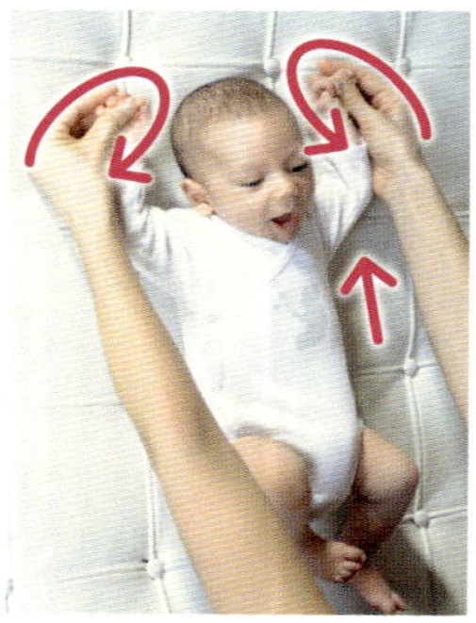

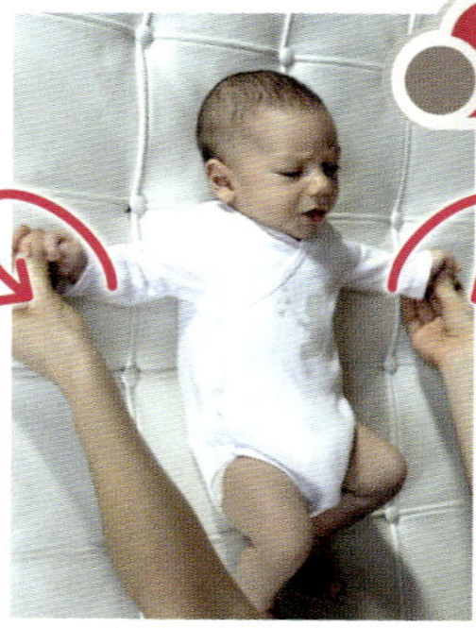

VARIANTE

Une dernière variante consiste à effectuer des cercles dans un sens puis dans l'autre.

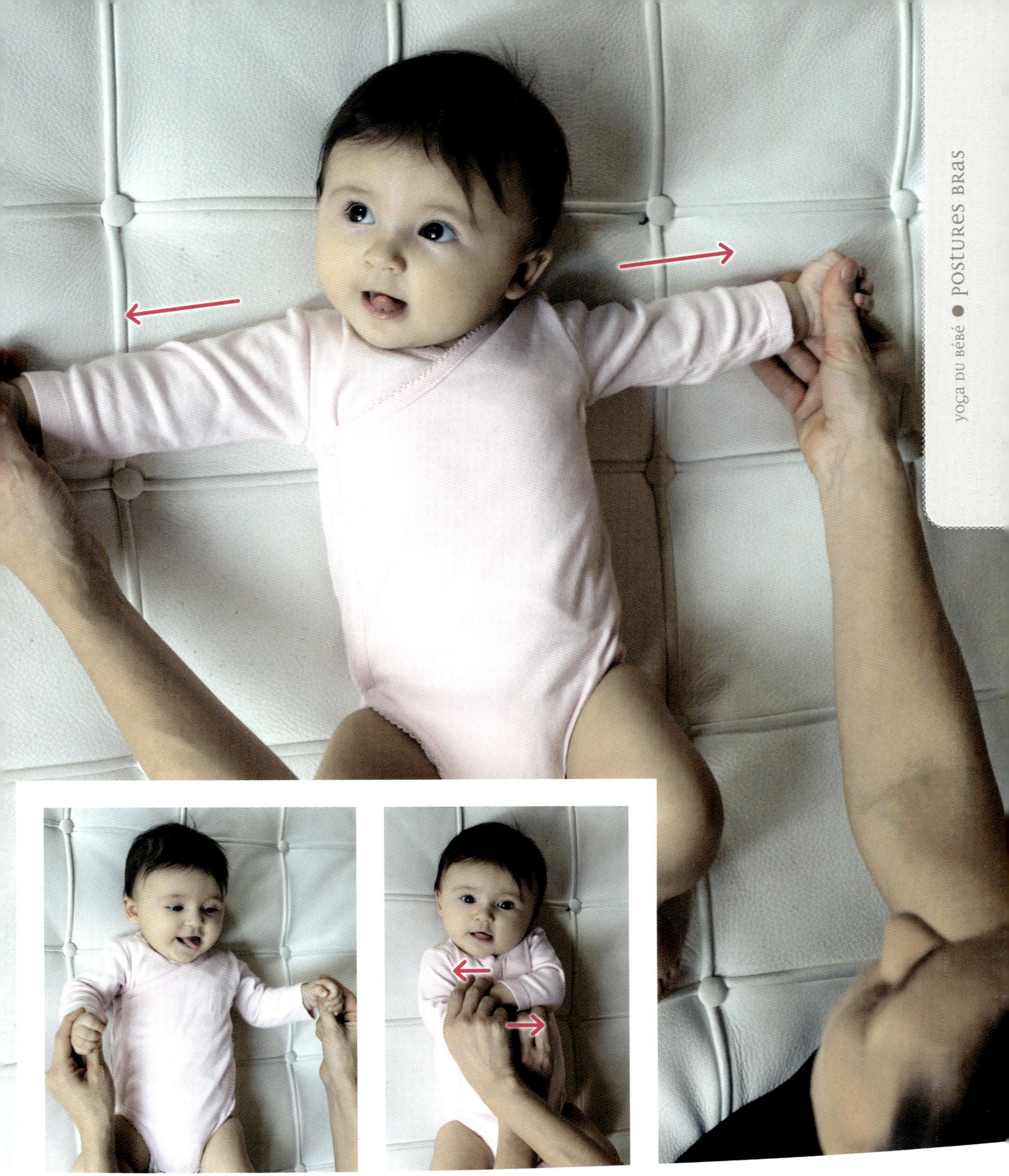

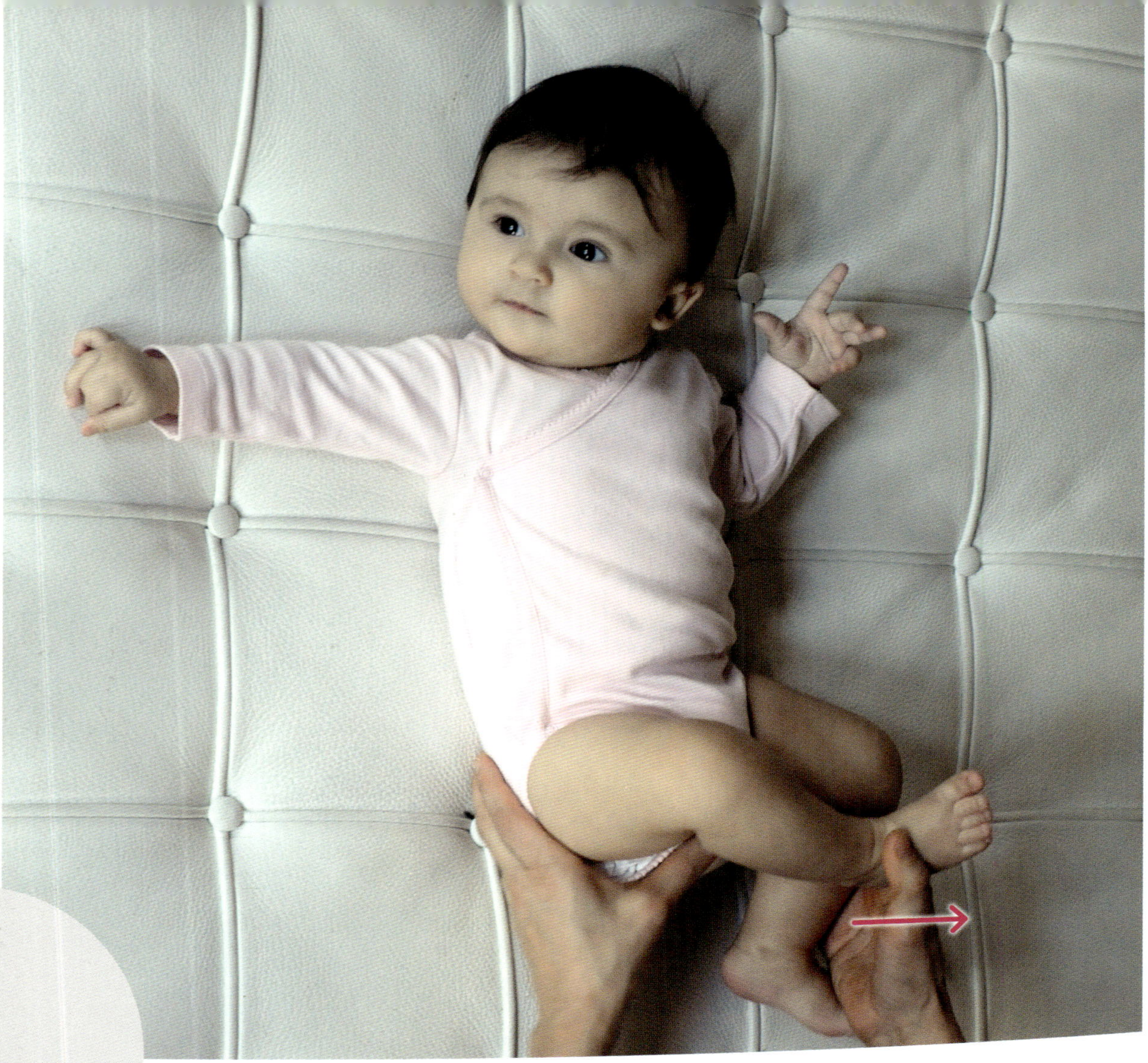

TORSION

Entrer dans la posture

Cette posture existe pour les adultes (voir la posture du Crocodile, p. 54), à la seule différence que nous devons tourner la tête du côté opposé aux jambes. Ici, la tête de bébé reste libre. Étirez le bras gauche sur le côté, étirez la jambe gauche vers le côté opposé. Ainsi, tout le flanc gauche se trouve étiré. Restez le temps d'une ou deux respirations. Faites la même chose du côté droit. Vous pouvez garder les jambes repliées ou les étirer selon ce que préfère l'enfant. Le haut du corps reste collé au sol durant la posture car ce sont essentiellement les hanches qui bougent.

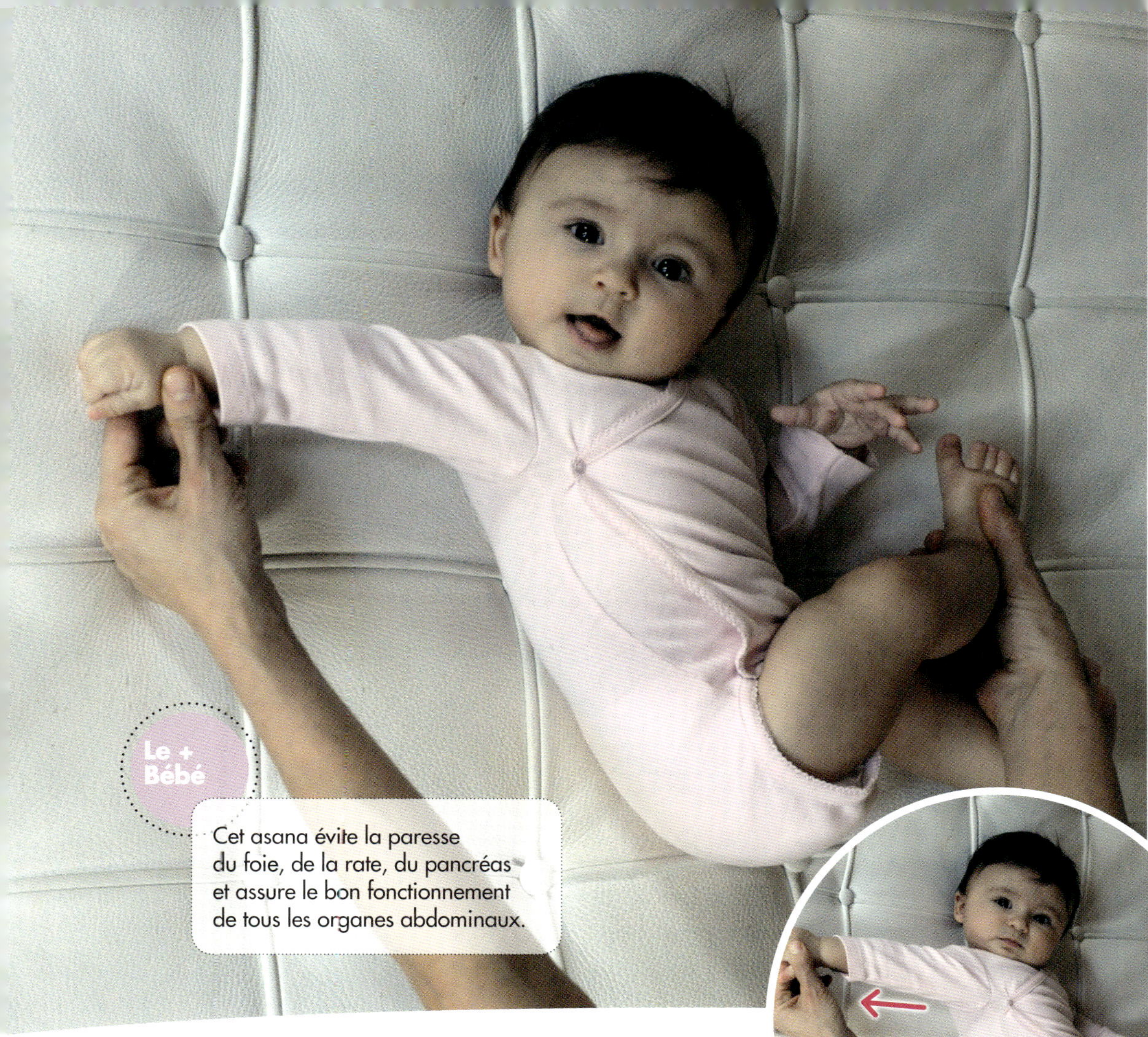

Le + Bébé

Cet asana évite la paresse du foie, de la rate, du pancréas et assure le bon fonctionnement de tous les organes abdominaux.

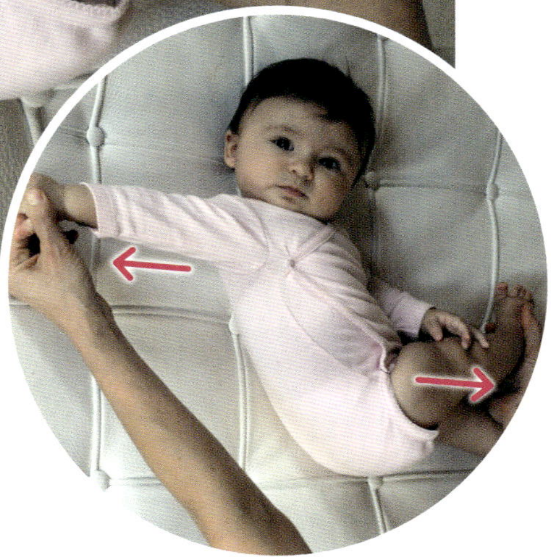

Bienfaits

- Tonifie la région spinale et donc les muscles du dos.
- Tonifie les abdominaux.
- Détend les hanches.
- Étire le torse.

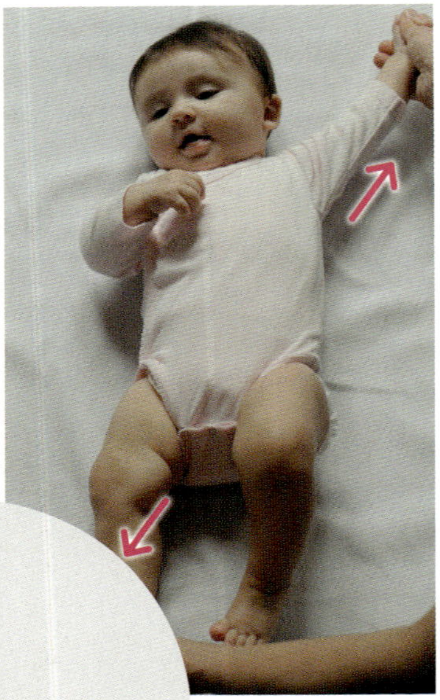 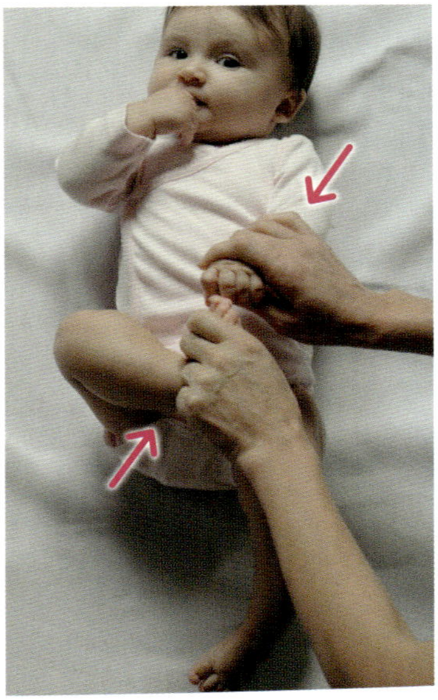 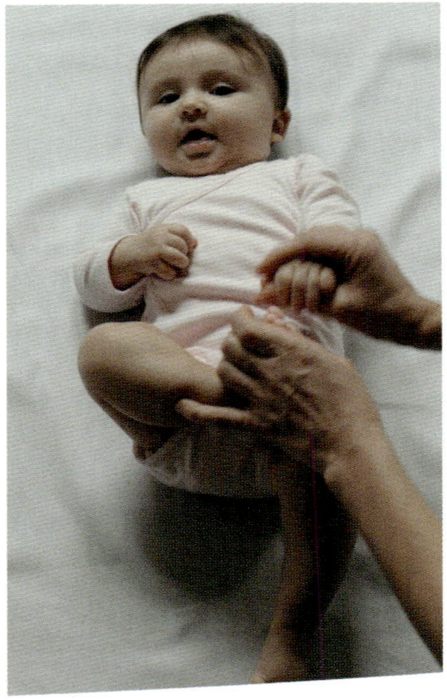

ÉTIREMENT DIAGONAL

Entrer dans la posture

Prenez simultanément la main et le pied opposé de votre bébé et étirez doucement tout son corps. Puis repliez le bras et la jambe en diagonal à la hauteur du bassin, de façon à ce que le pied entre en contact avec la main opposée.
Étirez à nouveau, en adaptant l'ampleur du mouvement à votre bébé.

Respiration et répétition

Maintenez l'étirement sur une ou deux respirations. Recommencez deux ou trois fois puis changez de côté. Il est possible que cette posture provoque des rires… Ce qui est plutôt bon signe !

Bienfaits

- Étire tout le corps.
- Détend, apaise.
- Idéal en fin de séance.
- Booste le cerveau !
- Stimule la coordination.

Bon à savoir

Cette posture sollicite les deux côtés du corps, mais aussi les deux hémisphères cérébraux. Cela stimule donc la coordination des mouvements. Soyez patiente, la fluidité de cette posture prend parfois du temps.

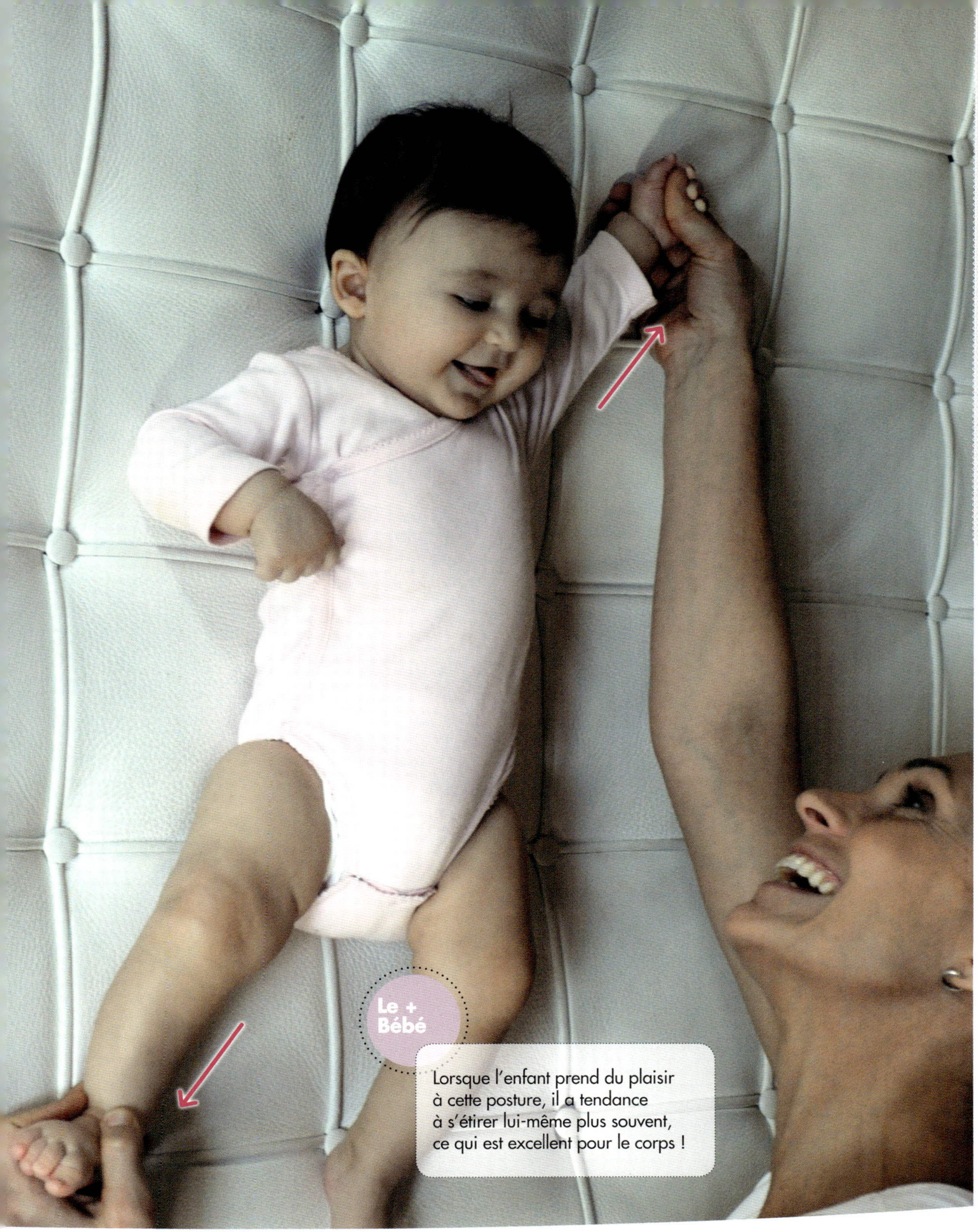

Le + Bébé

Lorsque l'enfant prend du plaisir à cette posture, il a tendance à s'étirer lui-même plus souvent, ce qui est excellent pour le corps !

TÊTE EN BAS

Entrer dans la posture

Tout d'abord, assurez-vous que bébé en a envie. Lorsque vous le manipulez et qu'il approche de la posture Tête en bas, s'il se contracte ou râle, renoncez. Proposez-lui à nouveau plus tard et n'allez jusqu'au bout que si votre bébé est détendu et coopératif. Il n'y a aucun danger à pratiquer cette posture qui devrait beaucoup amuser votre bébé mais attention à son cou lorsque vous le reposez.

Bienfaits

- Comme pour les adultes, le sang va vers le cerveau, l'irrigue, le stimule.
- Tonifie le système immunitaire.
- Calme, détend et met de bonne humeur.
- Étire la colonne vertébrale.
- On peut facilement aller jusqu'à une minute la tête en bas. C'est le temps qu'il faut pour profiter de tous les bienfaits de la posture inversée.

Bon à savoir

Cette posture impressionne facilement les gens qui n'y sont pas familiarisés. Leur attitude pourrait influencer votre bébé ou lui faire peur. Pratiquez-la d'abord tranquillement dans l'intimité. Si vous avez le moindre doute, demandez conseil à votre pédiatre.

Une fois que vous serez tous les deux habitués à cette posture inversée, les rires et l'amusement de bébé seront des arguments plus que convaincants quant aux nombreux bienfaits de cette « Tête en bas ».

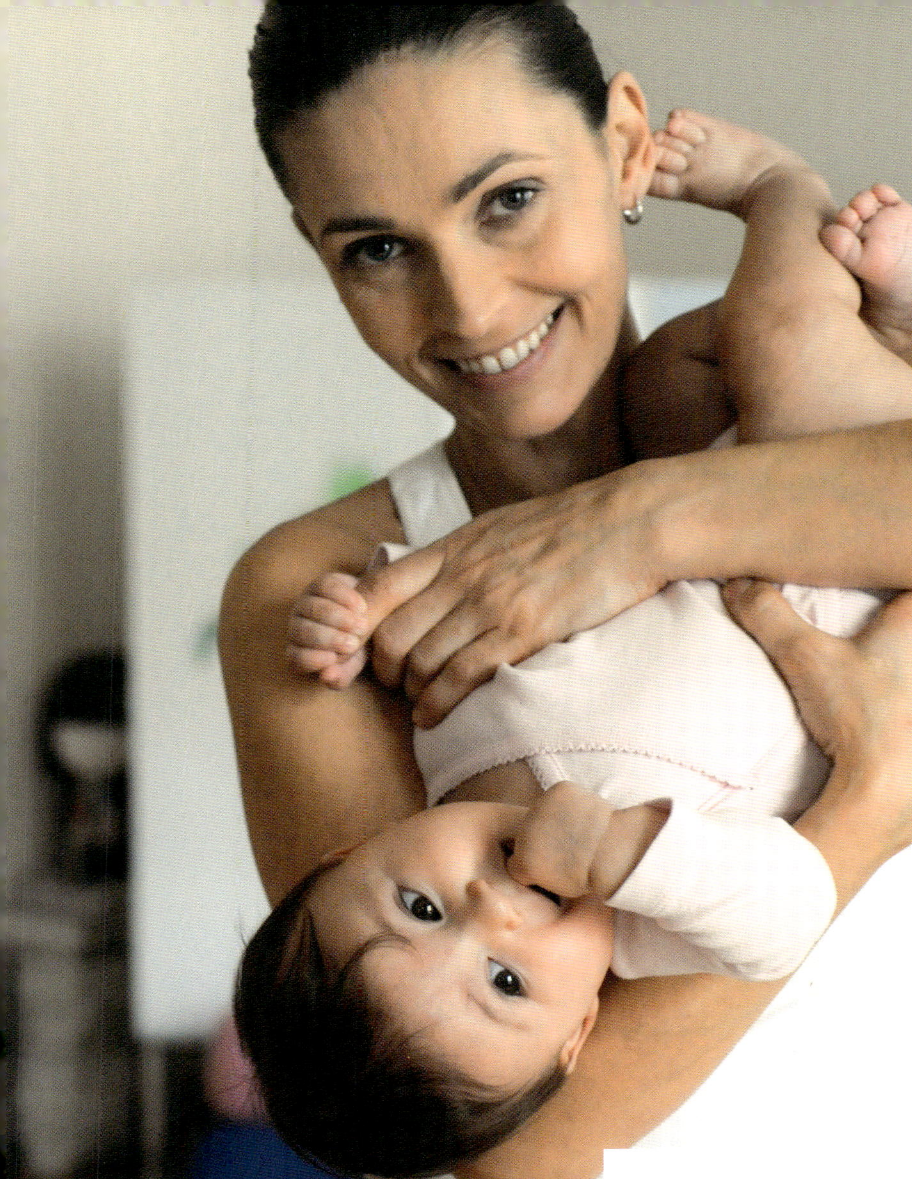

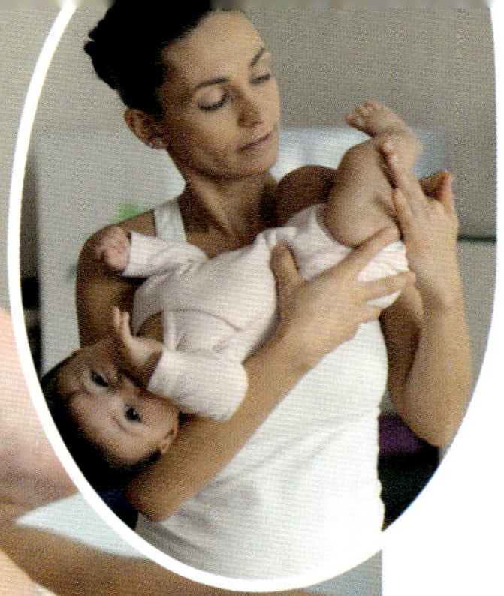

Le + Bébé

Aide à libérer les poumons du mucus si bébé est encombré des bronches.

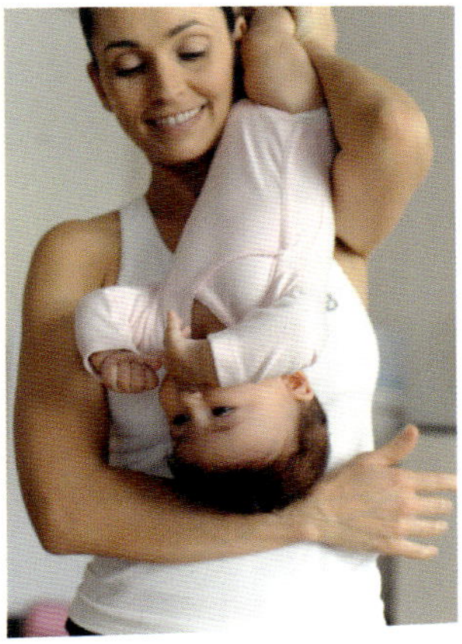

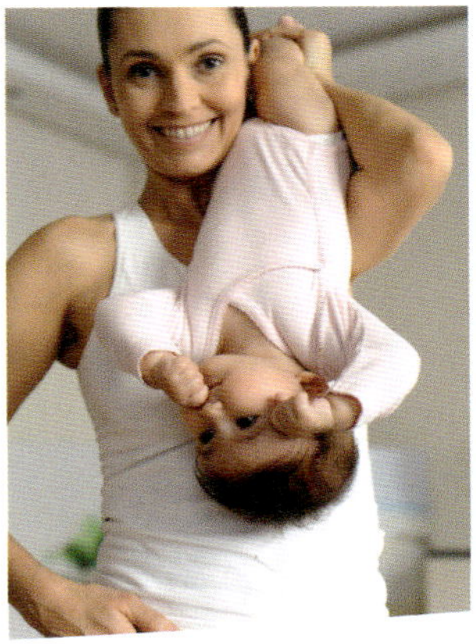

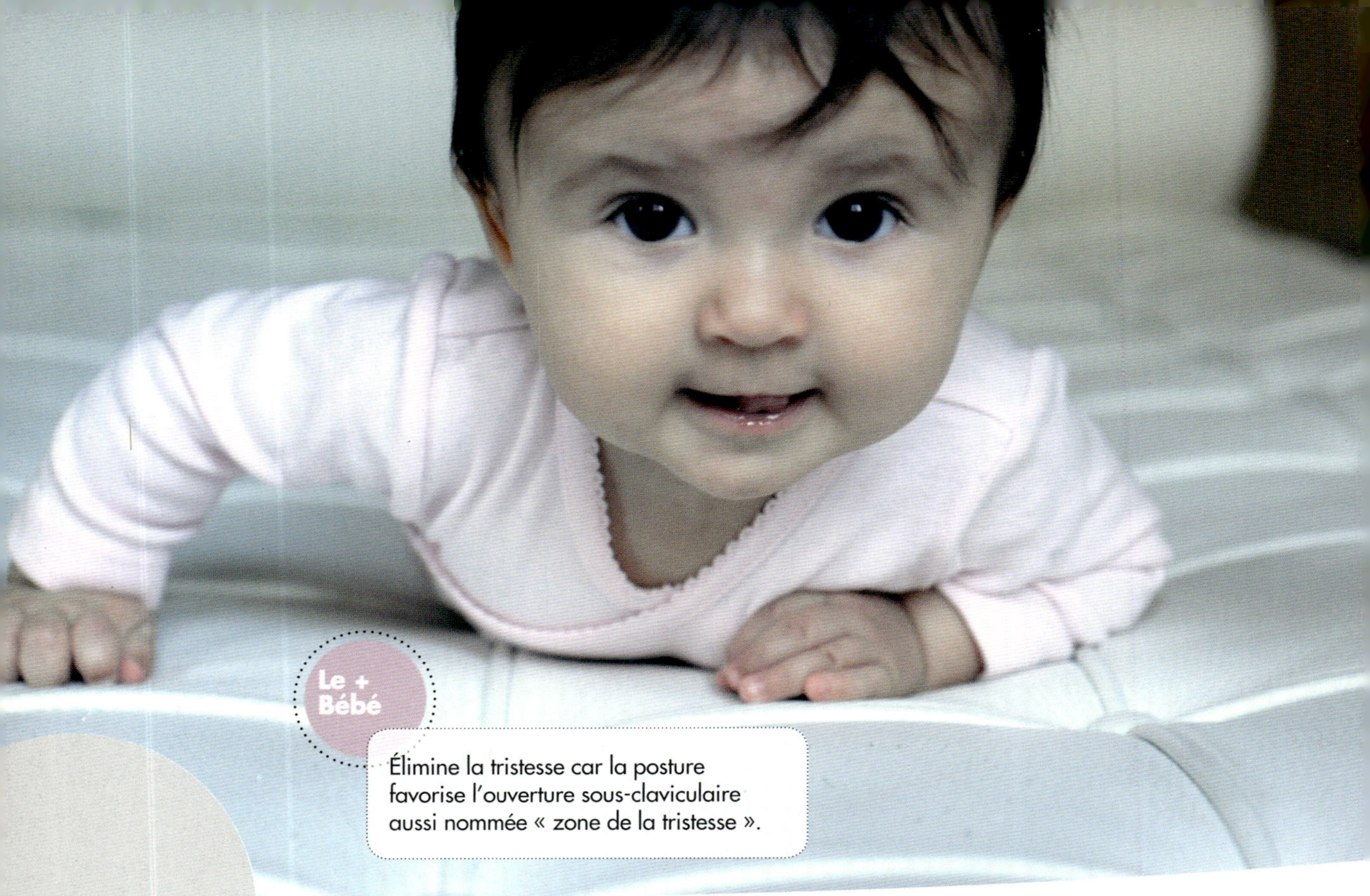

Le + Bébé

Élimine la tristesse car la posture favorise l'ouverture sous-claviculaire aussi nommée « zone de la tristesse ».

LE MINI COBRA

Entrer dans la posture

Posez votre bébé à plat ventre.

Entre deux et trois mois, laissez le bébé réaliser lui-même la posture. C'est lui qui décide et sait ce qu'il peut faire. Même si cela ne vous semble pas grand-chose, c'est beaucoup pour lui !

À partir de trois mois, il commence vraiment à lever la tête et tente de se redresser avec ses bras. Cela va lui étirer et muscler le dos, et plus ceux-ci seront étirés et musclés plus la posture va prendre de l'ampleur. Vous pouvez guider la posture en lui redressant le haut du corps par les épaules délicatement.

Bienfaits

- Étire et tonifie le dos.
- Stimule le système digestif.

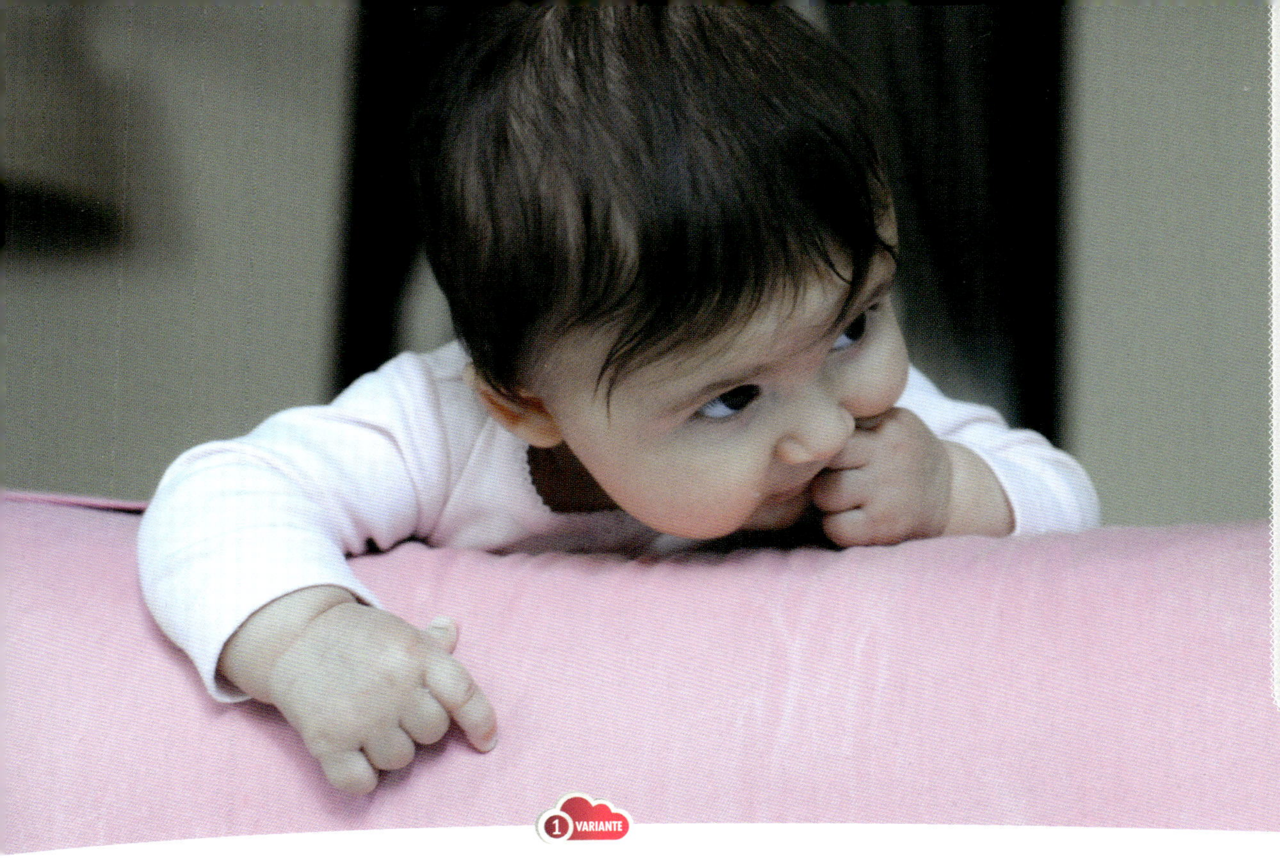

1 VARIANTE

Pour l'aider à réaliser la posture tout en s'amusant, vous pouvez poser la poitrine de votre bébé sur un bolster ou un polochon ferme. Lorsqu'il est assez « costaud », vous pouvez faire rouler doucement le bolster d'avant en arrière.

2 VARIANTE

Sinon, assise les jambes allongées, posez bébé en travers de vos cuisses. Vous pouvez ainsi interagir avec lui.

Bon à savoir

C'est aussi une très bonne contre-posture après les étirements précédents. À cet âge-là (trois mois), la tête reste lourde à porter. Ne vous étonnez pas s'il ne la relève pas encore complètement.

massage du bébé

Le massage fait partie intégrante de la séance bébé yoga !
Il peut s'improviser à tout moment pour apaiser votre bébé.

Conseils pour la pratique du massage bébé

On a tendance à oublier que la peau est l'organe le plus étendu du corps, possédant un nombre de récepteurs sensoriels incroyable. Les endroits les plus innervés de notre corps sont le visage et la pulpe des doigts (près de 2 500 récepteurs par cm^2). Tous ces récepteurs sont sensibles à différents stimuli : variation de température, douleur, toucher, etc. Toutes ces stimulations sont véhiculées jusqu'au cerveau par influx nerveux pour procurer des sensations.
À travers le massage, nous pouvons communiquer à notre bébé amour, bienveillance, détente et énergie à travers nos capteurs sensoriels, du bout des doigts !

> Des bienfaits multiples

- Le massage est un langage non verbal millénaire qui permet une connexion dès la naissance. (Idéal pour le papa qui peut se sentir exclu de la bulle maman-bébé, ou pour les grands frères et sœurs.)
- Permet, à travers la détente et la complicité, de renforcer le lien parent-enfant.
- Aide l'enfant à prendre conscience de son corps plus rapidement.
- Encourage les parents à se faire confiance et à connaître leur bébé.
- Dès lors que l'enfant est sollicité, cela stimule son corps, son développement psychomoteur, sa coordination ainsi que son développement cérébral et l'ouvre sur le monde.
- L'attention exclusive qu'on porte à bébé le fait sentir unique et renforce sa confiance en lui.
- Apaise et détend (détend aussi celui ou celle qui le prodigue). Il aide à lutter contre le stress. Les gens qui ont eu l'habitude d'être massés sont à l'aise toute leur vie avec cette pratique et accèdent rapidement à un état de lâcher-prise. Les ondes alphas (les ondes de la détente cérébrale) sont libérées lors des massages.
- Ciblé, il soulage les maux de ventre, gaz, constipation, et favorise la digestion.
- Stimule les muscles, les articulations, la peau, la circulation sanguine (en aidant le sang à aller jusqu'aux extrémités).

- Améliore la souplesse.
- Régularise le sommeil.
- Stimule le système immunitaire grâce à l'augmentation de la circulation lymphatique.
- Peut aussi tempérer un mauvais caractère !

Nous vous proposons ici un enchaînement de gestes doux et simples pour optimiser ce moment privilégié. Le geste souple ressemble au départ à une caresse, voire à un effleurement du bout des doigts. Plus votre bébé grandit et se fortifie, plus vous pouvez accentuer la pression des mouvements. En étant à l'écoute de votre enfant, il est assez facile de bien « doser », faites-vous confiance ! Par ailleurs, plus le massage est doux, plus il détend ; plus il est « ferme », plus il contribue à relâcher les tensions musculaires. Quant aux étirements, ils aident à l'assouplissement du corps, sollicitent les articulations… et les rires !

> À partir de quel âge ?

Dès les premiers jours ! Certains préfèrent attendre que le cordon soit tombé. Commencer à la clinique permet de demander conseil et d'échanger sur le sujet avec les puéricultrices.
Pour ma part, j'ai commencé le deuxième jour, cela m'a permis de faire plus ample connaissance avec la petite personne que je venais de mettre au monde.

> Jusqu'à quel âge ?

Pas de limite ! Je masse encore ponctuellement mon fils ado lorsqu'il en ressent le besoin.

> Comment s'y prendre ?

PRÉPARATION : installez-vous tranquillement sur votre lit ou sur le sol avec une serviette ou un petit tapis. Veillez à ce que la température ambiante soit confortable et l'environnement sonore propice à la décontraction. Frottez vos mains l'une contre l'autre pour les réchauffer et y faire circuler l'énergie. (Vous pouvez les frotter avec de l'huile ou de la crème pour qu'elle prenne la température de vos mains).

CONNEXION : avant de commencer, prévenez votre bébé en lui parlant doucement pour lui expliquer ce que vous allez faire et en lui touchant le plexus solaire pour prendre contact avec lui. Approchez votre visage à 30 cm de lui pour qu'il puisse vous voir distinctement. C'est la distance idéale pour que le nouveau-né puisse vous fixer. **À partir de 30 cm, bébé vous voit nette**. Souriez-lui.

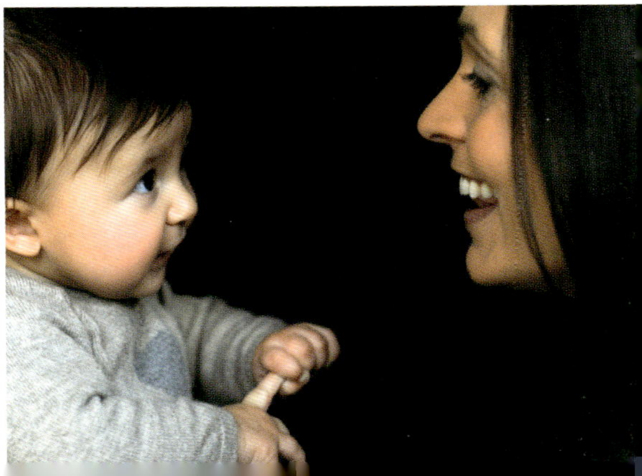

MASSAGE : commencez par de doux effleurements ou des caresses. Lorsque votre bébé grandit, à partir de quelques mois et selon sa personnalité, vous pouvez passer de l'effleurement au « pétrissage » ou « palpage ».

> La pratique, le cheminement des mains

- Les mains commencent par effleurer le sommet du crâne, puis descendent sur les tempes délicatement et glissent jusqu'aux épaules, puis on masse les bras ainsi que les mains.
- Elles se rejoignent sur le torse, passent sur le ventre, les hanches. Elles vont lentement sur les cuisses que l'on masse sur le devant, les côtés et l'arrière, puis le bas des jambes de la même façon.
- On effectue de petites rotations avec les pieds, l'un après l'autre, dans un sens puis dans l'autre. Cela a pour but d'assouplir l'articulation des chevilles, de favoriser le retour veineux et d'aider les jambes à se redresser (rappelons-nous la position intra-utérine).
- Une fois les deux chevilles assouplies, on s'intéresse à la plante des pieds. En maintenant doucement la jambe de bébé d'une main, on peut s'occuper de la plante des pieds et cibler des zones particulières selon les besoins de l'enfant. Il s'agit là des premiers pas vers la réflexologie.

Les pieds sont une zone importante.
De nombreux points de réflexologie y sont situés
dont voici les principaux :

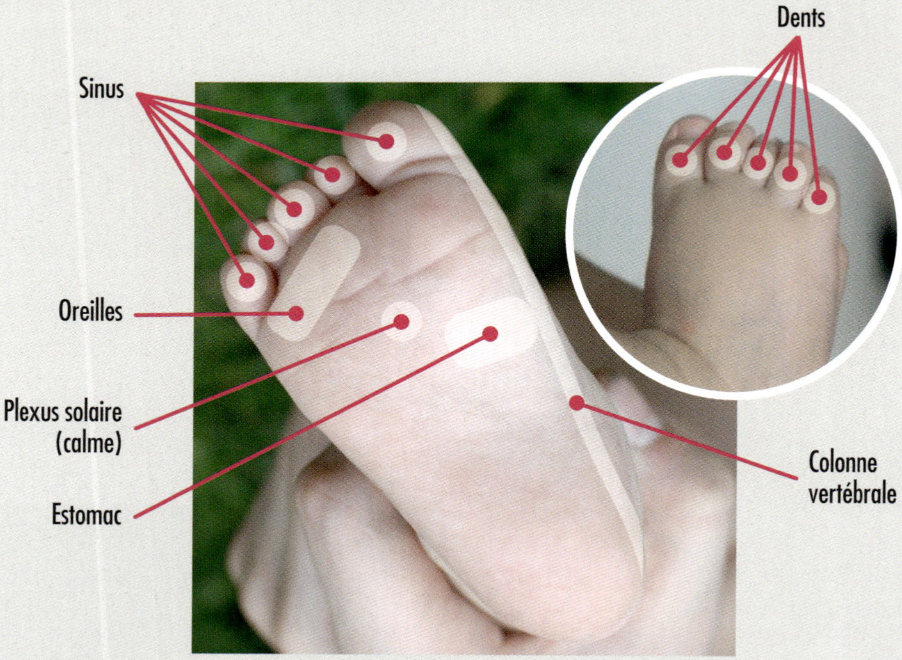

Pour stimuler un point, il suffit de le masser avec la pulpe du pouce.

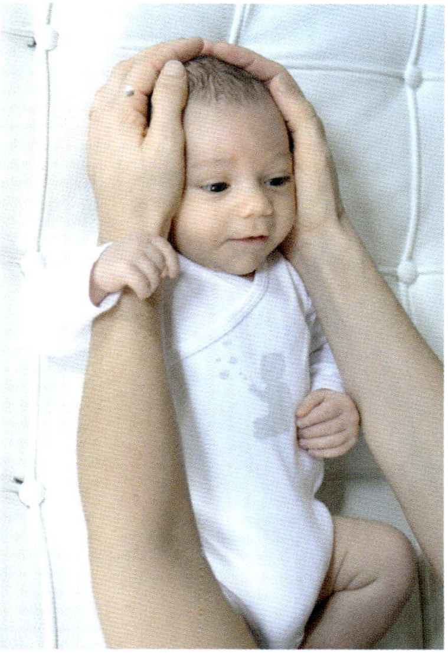

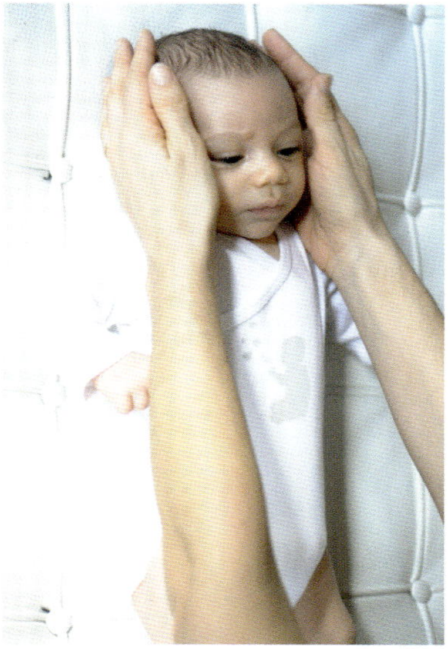

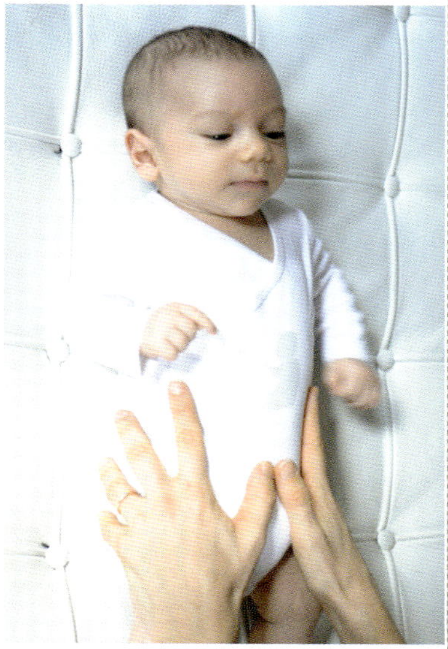

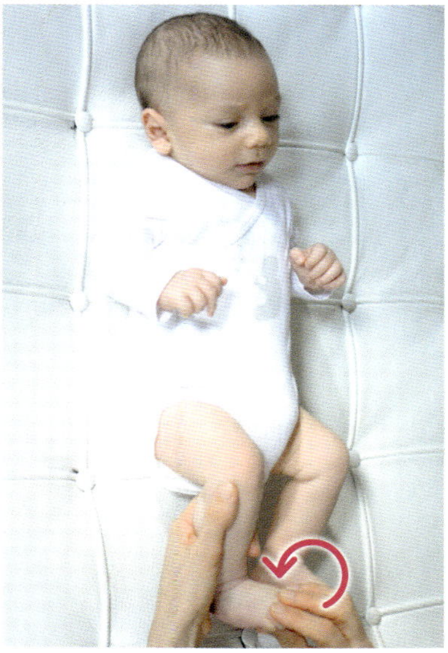

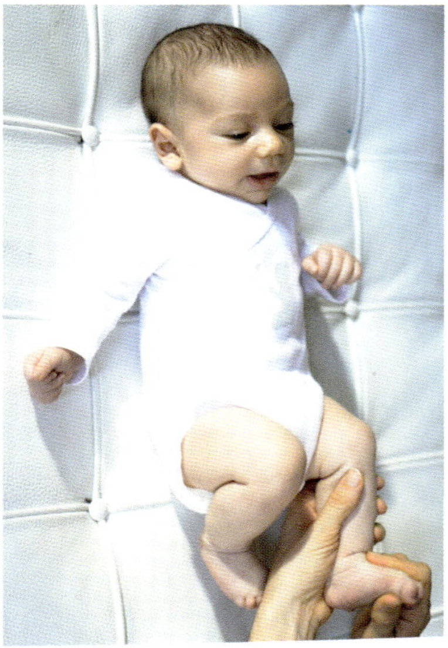

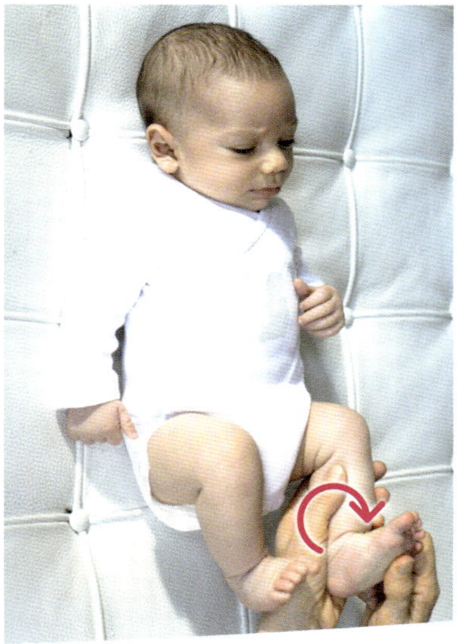

Le + Bébé

Le contact peau à peau est important pour le nouveau-né. N'hésitez pas à lui parler doucement lors du massage. Tout est si nouveau pour lui, tout sauf maman…

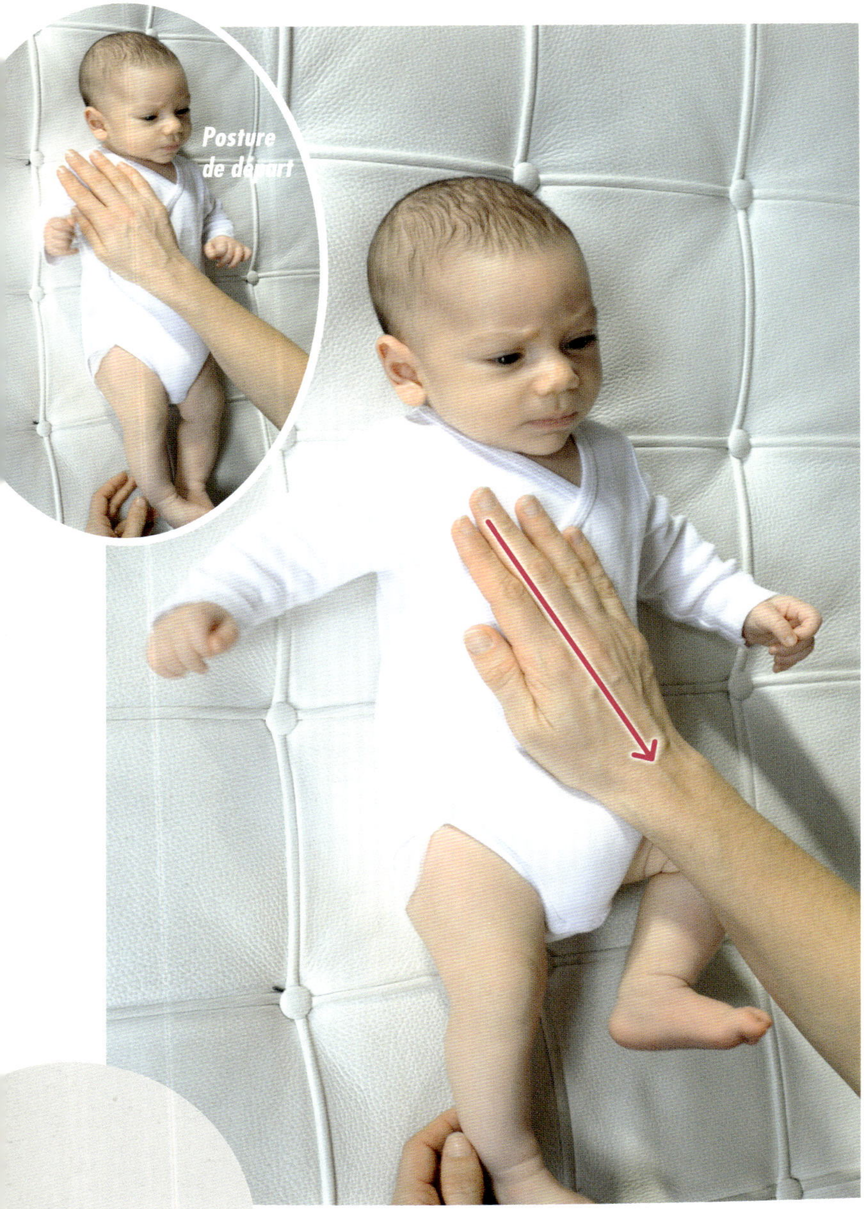

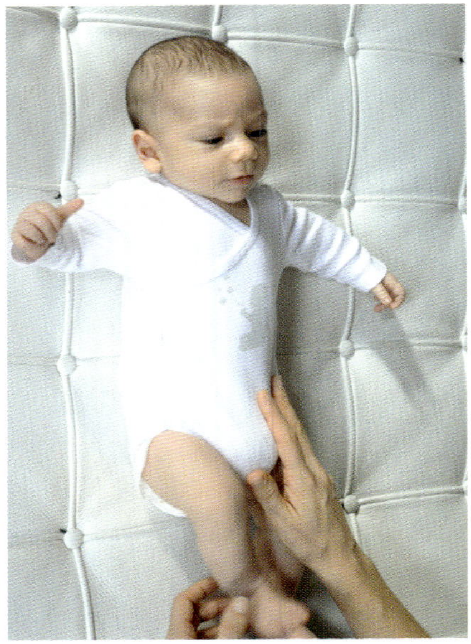

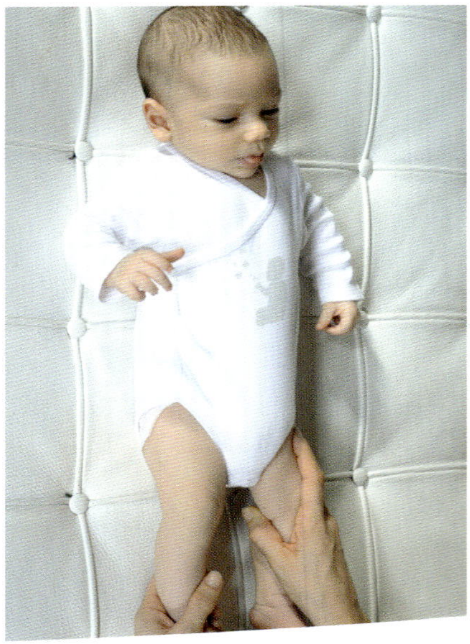

MASSAGE DIAGONAL

Vous pouvez soit répéter l'enchaînement précédent une nouvelle fois, soit y apporter une variante. En repartant de la tête, lorsque vous arrivez à hauteur des épaules, effectuez un geste en diagonal qui va de l'épaule jusqu'à la hanche opposée.

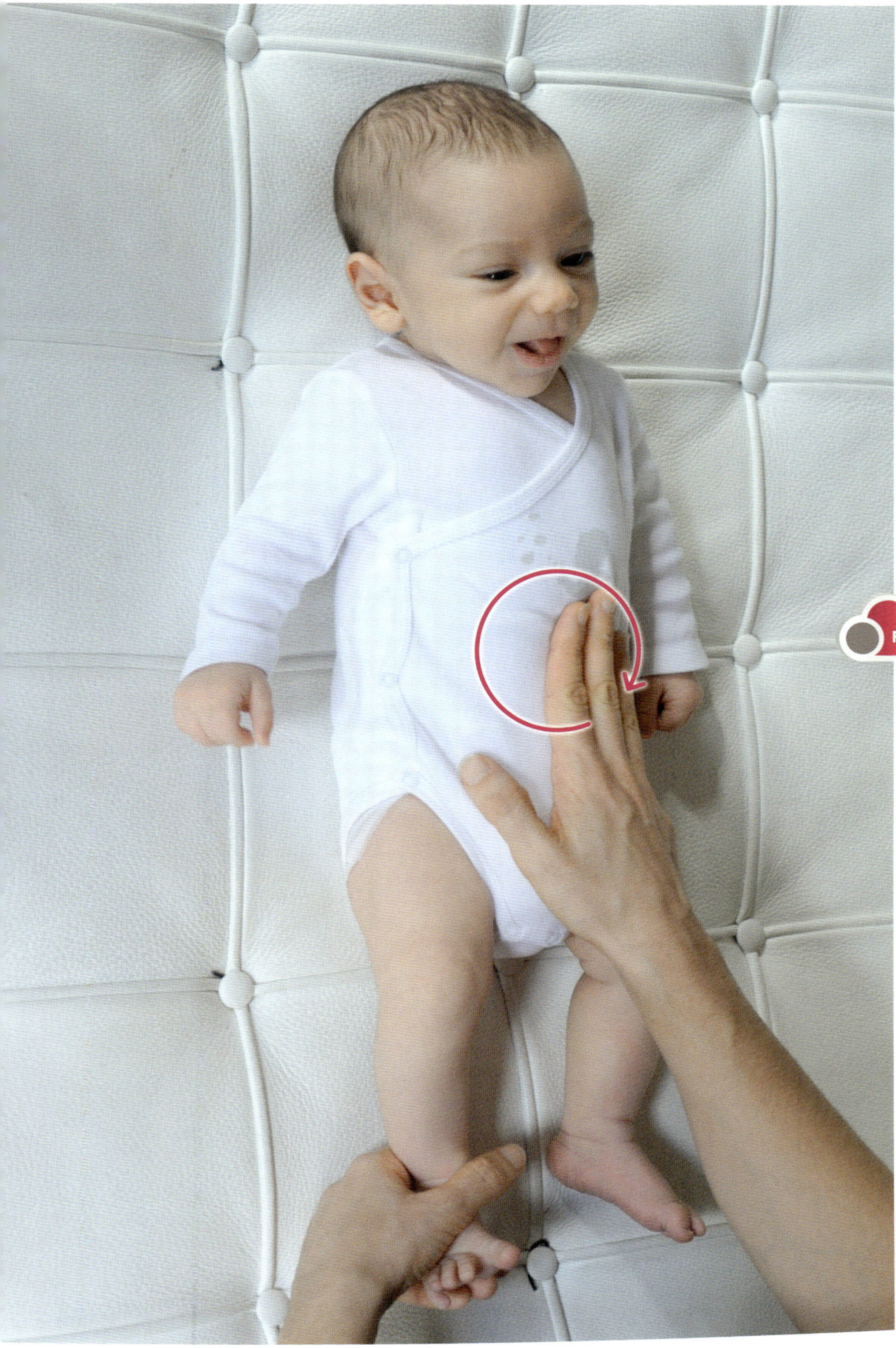

FOCUS

Vous pouvez aussi vous attarder sur le ventre en le massant de façon circulaire, toujours dans le sens des aiguilles d'une montre. C'est très bon pour la digestion et tous les maux de ventre. Le massage se fait en cercles concentriques.

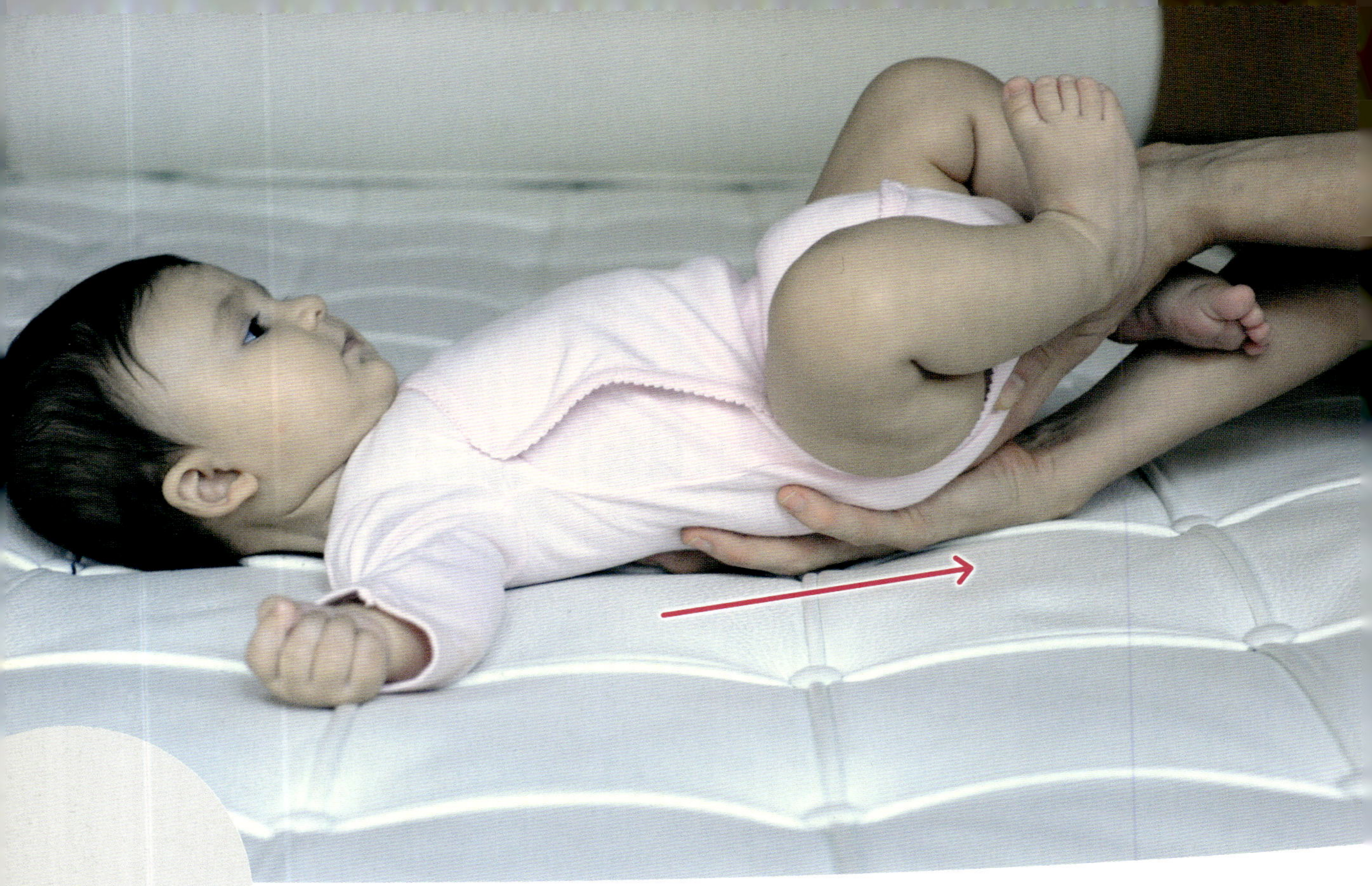

LA PATTE D'OURS

À partir d'un mois et demi, vous pouvez réaliser la « technique » de la Patte d'ours. Pour ce faire, glissez vos mains l'une après l'autre sous le bassin de votre bébé et soulevez-le doucement tout en descendant vers les fesses. Enchaînez le geste, qui lui masse le bas du dos, le détend et l'amuse. Plus il grandit, plus il aime qu'on lui élève le bassin.

Durée

Il n'y a pas vraiment de règle ! Mais cinq minutes seront suffisantes pour être efficaces. Certains bébés apprécieront les prolongations, dans ce cas-là, n'hésitez pas, tandis que d'autres auront rapidement envie d'autre chose : ne forcez pas au risque de les braquer.
La régularité paye. Alors, pour que le massage puisse porter ses fruits, instaurez un rituel, comme un rendez-vous qui n'appartient qu'à vous deux ! L'enfant le gardera en mémoire longtemps !

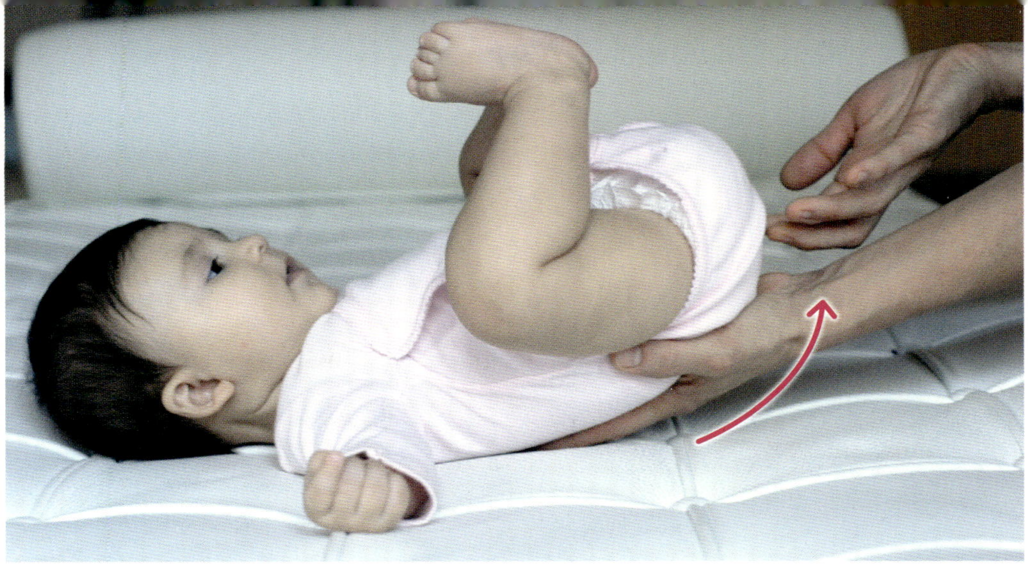

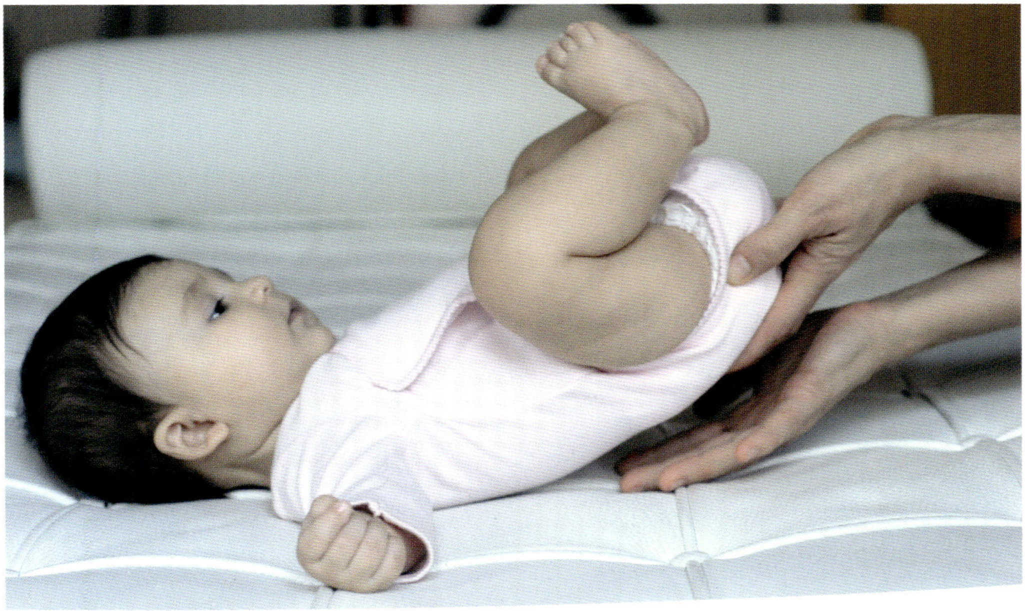

En conclusion

Ce moment de détente restera gravé dans la mémoire du corps de votre enfant pour le restant de sa vie. Ainsi, le massage sera toujours pour lui un moment privilégié de relaxation. Pour calmer une crise de larmes, un enfant qui a du mal à trouver le sommeil ou simplement pour faire un câlin, le massage est accessible à tout moment… et jusqu'à l'adolescence !